Les flambeurs : trajectoires d'usagers de cocaïne

Collection « Criminologie »

Les flambeurs : trajectoires d'usagers de cocaïne

Serge Brochu et Isabelle Parent

Les Presses de l'Université d'Ottawa

Catalogage avant publication Bibliothèque et Archives Canada

Brochu, Serge

Les flambeurs : trajectoires d'usagers de cocaïne / Serge Brochu et Isabelle Parent.

(Criminologie)
Comprend des réf. bibliogr.
ISBN 2-7603-0588-0

1. Cocaïnomanie. 2. Toxicomanes – Attitudes. 3. Comportement criminel. 4. Drogues et criminalité. 5. Toxicomanie et criminalité. 6. Cocaïnomanie – Traitement. I. Parent, Isabelle II. Titre. III. Collection: Criminologie (Ottawa, Ont.)

HV5810.B75 2005 362.29'8 C2005-900375-8

Cet ouvrage a été publié grâce à une subvention de la Fédération canadienne des sciences humaines de concert avec le Programme d'aide à l'édition savante, dont les fonds proviennent du Conseil de recherches en sciences humaines du Canada.

Les Presses de l'Université d'Ottawa remercient le Conseil des Arts du Canada et l'Université d'Ottawa de l'aide qu'ils apportent à leur programme de publication.

Nous reconnaissons l'aide financière du gouvernement du Canada par l'entremise du Programme d'aide au développement de l'industrie de l'édition (PADIE) pour nos activités d'édition.

Révision linguistique : François Roberge
Correction d'épreuves : Marie-Claude Rochon (Scribe Atout)
Mise en pages : Interscript
Maquette de la couverture: Pierre Bertrand

ISBN 2-7603-0588-0

542, avenue King Edward, Ottawa (Ontario) K1N 6N5
press@uottawa.ca www.uopress.uottawa.ca
Imprimé au Canada

Table des matières

Liste des tableaux

Liste des figures

Préface

Louise Nadeau

SERGE BROCHU n'en est pas à son premier ouvrage sur les questions relatives à la prise de drogues et au crime. C'est par contre le premier qui met au cœur du texte les propos des toxicomanes eux-mêmes. Serge Brochu et Isabelle Parent analysent des discours, ceux des 42 hommes interviewés et dont on a cherché à entendre et à comprendre ce qu'ils ont dit. À cause de la méthode de recherche utilisée, qui en est une d'analyse d'entrevues qualitatives, le lecteur arrive à saisir la complexité des enjeux mis en cause dans la relation entre la consommation de substances illicites et les activités criminelles. Les auteurs arrivent à mettre en mots, et à faire sentir au lecteur, les multiples facteurs en relation synergique dans l'initiation, le maintien, les sorties et les rechutes qui forment les étapes de la trajectoire de consommation des usagers de cocaïne. Comme les thèmes des entretiens étaient fixés à l'avance, les différences de perspectives et d'opinions entre ces hommes, dont les rapports à la cocaïne étaient divergents, ont pu être entendues. Il se dégage de l'ouvrage un tableau diversifié des trajectoires de consommation, qui est avant tout descriptif et voulu comme tel par les auteurs. À chacune de ces étapes, le lecteur est en mesure de mettre en parallèle les propos des participants et l'interprétation apportée par les auteurs aux faits rapportés. L'analyse présentée lui permet de mettre en parallèle les propos et l'interprétation qui en est faite. Cette étroite relation entre le texte des participants eux-mêmes et le commentaire des auteurs est sans aucun doute la plus grande richesse de cet ouvrage.

Depuis l'Antiquité, on a cherché à réglementer la consommation de substances psychoactives. La cocaïne n'y a pas fait exception. L'idée selon laquelle la consommation d'une substance psychoactive peut affecter négativement les consommateurs et perturber l'ordre social n'est donc pas nouvelle, et elle continue d'être très puissante. Dès le XVIIIe siècle avant notre ère, dans le premier document qui nous soit parvenu sur la question, Hammourabi, le plus illustre des rois de Babylone, proposait déjà des règles pour les marchands de vin et de bière et pour les tenanciers de tavernes. De tout temps, les sociétés ont établi des règles pour aller chercher leurs parts de profit dans la mise en marché des substances psychoactives et ont cherché à contrôler la consommation par divers règlements. Le rapport actuel des consommateurs à la cocaïne s'inscrit dans cette longue histoire de commerce et de trafic ainsi que dans le cadre du rapport à la loi, au sens propre comme au sens figuré.

Quant au rapport cocaïne-crime, qui est également examiné dans cet ouvrage, il s'inscrit également dans l'histoire et se situe dans la filiation directe du rapport à l'alcool et au crime mis de l'avant par les ligues antialcooliques du XIXe siècle. En proposant la prohibition de l'alcool, ces mouvements ont constitué une répétition générale de ce qui devait se passer avec les opiacés, le cannabis et la cocaïne au XXe siècle. En effet, les positions des ligues antialcooliques sont presque identiques à celles mises actuellement de l'avant par de nombreux pays et par certains organismes internationaux. C'est la substance qui est perçue comme l'agent causal responsable des conséquences néfastes liées à la consommation et c'est elle qui fait l'objet de restrictions visant sa fabrication et sa vente. Il suffit de changer le mot alcool par le mot cocaïne, et la similitude devient frappante. Au XIXe siècle, ces mouvements ont invariablement soutenu que l'alcool (la cocaïne) affaiblissait ou éliminait le contrôle de l'usager sur ses comportements, cette substance pouvant libérer ou augmenter les appétits, les passions et les désirs, tout en réduisant la sensibilité morale. L'alcool (la cocaïne) était également perçu comme la cause d'un grand pourcentage des problèmes sociaux, particulièrement le crime, la pauvreté et les foyers brisés. À cause de l'alcool (de la cocaïne), les grands consommateurs perdaient leur discipline personnelle, leur force et la raison qui leur étaient nécessaires pour prospérer économiquement. Tout au cours du XIXe siècle, la solution qui s'est imposée aux ligues antialcooliques fut que chacun abandonne la consommation d'alcool. Aujourd'hui encore, la même solution prohibitionniste est proposée pour répondre aux problèmes liés à la cocaïne. Constatant le poids de l'histoire, le discours des participants de cette étude ne peut être dissocié des représentations sociales de la cocaïne dans un contexte prohibitionniste et des interdits dans lesquels s'inscrit la consommation.

Outre cette conception morale de la consommation et la mise de l'avant d'une solution prohibitionniste pour éliminer les conséquences néfastes causées par la substance, le XIXe siècle est aussi à l'origine d'une autre notion centrale à cet ouvrage: celle de trajectoire dans la consommation. Le texte fondateur de Benjamin Rush de 1785, et notamment son célèbre thermomètre de l'intempérance, dont l'influence a été déterminante sur toutes les idées subséquentes en matière d'addiction, décrit l'évolution du processus d'alcoolisation. Ce thermomètre est fondé sur l'idée d'une progression vers la folie ou la mort, ce qui est incompatible avec la notion de trajectoire proposée dans cet ouvrage. Cela dit, Rush a eu l'idée de conceptualiser la consommation comme un processus qui évolue dans le temps avec des étapes qui se succédaient, ce qui fait partie des idées défendues dans ce texte. Selon ce médecin américain du XVIIIe siècle, boire commençait par un acte de la volonté, se transformait en habitude et dégénérait en nécessité.

En ce qui a trait à la phase d'initiation, les idées de Rush impliquaient le libre arbitre des individus au début du processus d'alcoolisation : les buveurs choisissaient de boire à l'excès. Comme ils étaient jugés comme essentiellement responsables de leurs actes, c'est-à-dire coupables et blâmables, les buveurs qui dérogeaient à la norme étaient traités de criminels par le système judiciaire et de pécheurs à convertir par les prêtres et les pasteurs. De là à ce que les alcooliques soient traités de pervers par la psychiatrie, il n'y avait qu'un pas à franchir et il le fut, au XXe siècle, dans plusieurs facultés de médecine. Selon Rush, dans la phase ultime du processus d'alcoolisation, celle de la dépendance physique, il y avait « nécessité » de consommer. Or, cette idée de nécessité est le fondement de la notion d'addiction. Pour reprendre le mot heureux du regretté Pierre Fouquet, le buveur avait alors perdu la liberté de s'abstenir. Selon Rush, on constatait alors, chez les ivrognes (*drunkards*), un divorce entre la volonté et le désir, une détérioration, sinon la perte, de la raison et une tendance tyrannique vers l'autodestruction.

Le texte que nous présentent S. Brochu et I. Parent permet de reconsidérer et de rectifier, à partir de l'expérience des consommateurs, les idées de Rush qui ont influencé Jellinek et tous les mouvements qui proposent les douze étapes. Par opposition à une vision uniforme de l'évolution de la consommation de substances, cet ouvrage présente la multiplicité des circonstances qui viennent modifier la trajectoire de consommation, dont le devenir n'est pas une progression inexorable vers la folie ou la mort, tandis que les participants conservent leur capacité de faire des choix. Les propos de ces hommes permettent de se rendre compte que le modèle de causalité univoque emprunté au jeu de billard – où la baguette frappe la blanche qui, à son tour, frappe la boule témoin qui sera alors empochée – ne correspond pas à l'expérience des participants de cette étude. À n'importe quel moment de la trajectoire de consommation, les motivations sous-jacentes des consommateurs de cocaïne sont multiples. Le jeu complexe des entrées et des sorties est mis en évidence à la fois par la diversité des récits et par le découpage des entrevues en étapes de consommation : le lecteur comprend alors que ces consommateurs sont des personnes, par opposition à des robots dépossédés d'eux-mêmes par les substances, comme certains écrits ont pu le laisser sous-entendre. De fait, l'évolution des trajectoires est un jeu entre des déterminants sociaux – le réseau social et les systèmes juridique et pénal, notamment –, entre des facteurs psychologiques, comme le recours à la cocaïne pour le soulagement de la détresse psychologique, et des événements critiques heureux ou malheureux.

Ces récits mettent également en évidence la grande difficulté de plusieurs participants à s'engager dans une nouvelle vie, alors que l'ancienne a été structurée par la consommation. On oublie souvent que, lorsque se retire le raz-de-marée qui accompagne la prise excessive de produits, il faut procéder au nettoyage de la masse de débris qui jonchent la grève, telles ces plages couvertes de pétrole lourd après le déversement accidentel provenant d'un navire-citerne. Refaire sa vie veut dire, par exemple, reconstituer ses relations interpersonnelles (lorsque c'est encore possible) et rembourser ses dettes. Ensuite, il faut rebâtir : développer la confiance en soi d'abord, puis celle des proches, des employeurs potentiels et des diverses institutions; se trouver et garder un logis; faire ou refaire une formation professionnelle; obtenir et conserver un emploi; découvrir de nouveaux intérêts et y prendre plaisir. Pour ceux et celles qui n'ont pas de formation professionnelle, pas de réseau de soutien et dont les moyens intellectuels sont limités, la nouvelle vie présente des perspectives fort limitées. Le contraste avec la vie antérieure est parfois insoutenable. Certains hommes de cette étude arrivent à faire sentir au lecteur la différence entre ces deux styles de vie et la détresse qui accompagne les choix à faire. Les travaux en neuropsychologie nous permettent d'apprécier l'instabilité d'humeur d'origine biologique que peuvent ressentir ceux et celles qui ont consommé des substances sur de longues périodes, instabilité à laquelle s'ajoutent la dépression et l'anxiété engendrées par l'entrée dans une nouvelle vie. On comprend alors les propos de certains hommes de cette étude pour qui le défi de cette reconstruction semble insurmontable. Plutôt que de blâmer, cet ouvrage permet de comprendre de l'intérieur ces trajectoires où les rémissions succèdent aux rechutes.

Cet ouvrage a également le mérite de raconter la crise éthique, les conflits d'ordre moral que vivent les consommateurs devenus dépendants de la cocaïne. Ces hommes racontent, dans leurs mots, les malaises qu'ils ressentent, dégageant ainsi une des questions fondamentales du mésusage de substances. Plusieurs participants ne se reconnaissent pas dans les trahisons successives et les méfaits qu'ils font subir à leurs proches, dans les crimes contre la propriété qu'ils commettent, dans la vente de drogue à des prix exorbitants, sachant que les enfants de leurs clients feront les frais de l'achat de la drogue. Ils agissent d'une façon qui ne correspond pas à la manière dont ils se perçoivent, à ce qu'ils veulent être, à ce qui est leur code de valeurs. Un des bons moments du livre est la description de la manipulation qui est faite par un des participants. Il décrit à merveille le double jeu par lequel il a fait semblant d'adhérer au code de valeurs d'un proche afin de lui soutirer de l'argent. La description de cette imposture manifeste permet au participant d'exposer à l'interviewer les tiraillements et les contradictions qui sont les siens et qui sont partagés par de nombreux participants de cette étude. Dans un autre texte fondateur, daté de 1902, *Varieties of Religious Experiences*, William James, en cherchant à comprendre comment certaines expériences de transcendance peuvent amener un changement radical, décrit l'état de déséquilibre intérieur que pouvaient vivre les grands buveurs dont il décrit les expériences de conversion. Il a fait état d'une fissure fondamentale de l'être – *the divided self*: le sujet est divisé, écartelé entre sa soif, devenue inextinguible, et sa raison. Le sujet est devenu déraisonnable et agit d'une manière contraire à celle que lui dicte sa raison. Bill W., un des fondateurs des Alcooliques anonymes, reprendra cette idée pour décrire le bas-fond qui amène les alcooliques à vouloir changer. Lorsque la personne touche ainsi ce bas-fond, la déchéance est tout autant morale et spirituelle que physique et matérielle. De même, plusieurs participants de cette étude disent dans leurs mots les conflits intérieurs liés à cette rupture entre leurs valeurs personnelles et leur conduite et disent aussi combien ils se blâment pour plusieurs de leurs comportements. Or, cette désapprobation de soi constitue une expérience douloureuse pour les personnes aux prises avec une dépendance, plus douloureuse encore que les atteintes corporelles et le sevrage qui font souvent l'objet d'une plus grande attention.

Au terme du livre, le lecteur a le sentiment qu'on a rendu justice à ces hommes qui ont consenti à parler de leur vie. L'ouvrage est sobre tout en évitant une théorisation simpliste de la relation des consommateurs au produit. Ce devoir de réserve exprime le respect dans lequel ce travail de recherche a été conduit. Il colle aux propos des participants tout en permettant au lecteur de sentir que cette parole témoigne d'une réalité intérieure complexe. Il me reste à souhaiter aux lecteurs autant de bonheur que j'en ai eu moi-même à lire ce livre.

Sources

Blumberg, L. (1977), « The Ideology of a Therapeutic Social Movement : Alcoholics Anonymous », *Journal of Studies on Alcohol,* 38(11), 2122-2143.

Fouquet, P. (1951), « Réflexions critiques et thérapeutiques sur l'alcoolisme », *Évolution psychiatrique,* 11, 231-251.

James, W. (1902), *The Varieties of Religious Experience. A Study in Human Nature,* New York, Londres et Bombay, Modern Library.

Jellinek, E.M. (1946), « Phases in the Drinking History of Alcoholics. Analyses of a Survey Conducted by the Official Organ of Alcoholics Anonymous », *Quarterly Journal of Studies on Alcohol,* 7, 1-88.

Kurtz, E. (1982), « Why A.A. Works : The Intellectual Significance of Alcoholics Anonymous », *Journal of Studies on Alcohol,* 43(1), 38-80.

Levine, H. (1978), « The Discovery of Addiction : Changing Conceptions of Habitual Drunkenness in American History », *Journal of Studies on Alcohol,* 39(1), 143-174.

Nadeau, L. (1990), *Vivre avec l'alcool : la consommation, les effets, les abus,* Montréal, Éditions de l'Homme.

Rush, B. (1934), « An Inquiry Into the Effects of Ardent Spirits Upon the Body and Mind », dans Y. Henderson (dir.), *A New Deal in Liquor : A Plea for Dilution,* New York, Doubleday, Doran & Co.

Remerciements

UN OUVRAGE D'UNE TELLE AMPLEUR ne peut se réaliser sans le soutien des gens de notre entourage. Nous tenons donc à offrir un merci tout particulier à Diane Duplessis pour son soutien et ses encouragements constants. Nous avons eu le bonheur de travailler avec une équipe de recherche formidable et nous tenons également à les remercier pour leur aide très importante. Nous pensons d'abord à Marie-Marthe Cousineau, chercheure au Centre international de criminologie comparée (CICC) de l'Université de Montréal, pour ses commentaires fort judicieux et très précieux qui nous ont permis d'améliorer la rédaction du manuscrit. Nous sommes également redevable à Nathalie Baron, à Éric Chartrand, à Lyne Chayer, à Mélanie Plante, à Virginie Weisz et à Noé White, assistants au Groupe de recherche et d'intervention sur les substances psychoactives – Québec (RISQ), qui ont tous contribué à leur manière à nous aider dans la compréhension des propos des usagers de cocaïne rencontrés. Nous devons beaucoup à Nicole Pinsonneault, secrétaire de direction au CICC, pour la mise en page finale du document. Nous désirons également remercier les institutions qui nous ont permis d'avoir accès aux répondants.

Enfin, nous dédions ce livre à toutes les personnes qui ont bien voulu partager avec nous leur expérience de vie.

Cette étude a été réalisée grâce à une subvention du Conseil de recherche en sciences humaines du Canada.

Introduction

APRÈS AVOIR ÉTÉ LA DROGUE DE NOTORIÉTÉS telles que Edison, Jules Verne, Émile Zola et même le pape Léon XIII ou Freud, et par la suite la drogue des gens riches et célèbres qui y référaient comme le « champagne des drogues » ou la « poudre des stars », la cocaïne s'est « démocratisée » dans les années 1980 en Amérique du Nord et on retrouve maintenant des consommateurs dans toutes les strates sociales[1] (Rosenzweig, 1998). C'est, entre autres, ce qui a poussé le National Institute on Drug Abuse (NIDA) à déclarer cette drogue comme le plus grand problème de santé nationale en 1984 (Friedman, Lipton et Stimmel, 1991). Cette drogue est-elle à la hauteur de sa réputation? C'est ce que nous allons essayer de déterminer dans ce livre. D'abord voyons un peu l'histoire de cette substance psychoactive que l'on a redécouverte au cours du dernier quart de siècle et dont on discute tant.

En fait, le nom « coca » vient du terme *khoca* ou *khoka*, qui signifie « arbre par excellence » selon le peuple aymara qui vivait sur les rives du lac Titicaca, longtemps avant la civilisation des Incas (2 000 ans avant notre ère) (Domic, 1996; Rosenzweig, 1998). Ce sont pourtant ces derniers qui, bien malgré eux, nous ont fait connaître ce produit lors de l'arrivée des premiers Européens en Amérique. Les Incas croyaient alors que la coca était d'origine divine, un don des dieux, et ils lui octroyaient un rôle central dans leurs cérémonies religieuses (Gold, 1984; Rosenzweig, 1998). Selon la légende rapportée par Boudreau (1972, p. 140) :

> [...] quand l'Empire des Incas fut bien établi, les enfants du dieu Soleil firent cadeau au peuple du coca afin d'apaiser leur faim, d'augmenter leur vigueur et apporter un soulagement à leurs maux.

Par la suite, sa consommation gagne en popularité auprès des autochtones qui mâchaient régulièrement la feuille de coca (Domic,

1996; Reinarman, 1979; Rosenzweig, 1998). Elle était alors mastiquée puis mélangée avec de petites quantités d'alcalis (chaux vive, cendres de pommes de terre, de céréales ou de bananes aromatisées de cannelle) pour en constituer une chique que les autochtones calaient entre les gencives et la joue pendant deux à quatre heures pour en extraire le jus (Negrete, 1992). Cette pratique était appelée « coqueo » (Domic, 1996) :

> L'alcaloïde cocaïne est alors solubilisé et gagne lentement le sang par les muqueuses, dans de très petites quantités, car une bonne partie est détruite avant d'arriver dans le système sanguin (Rosenzweig, 1998, p. 90).

La personne éprouvait alors une sensation d'anesthésie locale dans la muqueuse buccale et dans l'œsophage; mais cette pratique servait surtout à tromper l'appétit et à fournir l'énergie nécessaire à de durs labeurs (Bonnardeaux, 1983; Boutot, 1982; Domic, 1996; Gold, 1984; Negrete, 1992; Rosenzweig, 1998; Stephens, 1987). Cette forme de consommation s'accentue après la conquête étant donné les conditions de travail particulièrement pénibles imposées par les Espagnols[2] (Domic, 1996). Toutefois, cette pratique de consommation est condamnée par l'Église qui attribue à la coca des propriétés sataniques (Rosenzweig, 1998).

À la fin du XIXe siècle, la cocaïne circule dans un environnement non réglementé. Elle est alors utilisée en médecine sous forme d'infusion ou de décoction. Le jeune Sigmund Freud, encore peu connu, en aurait ingurgité 1/20 gramme diluée dans de l'eau. Ce 30 avril 1884, il en ressenti de l'euphorie et cru que cette « drogue magique » recelait des propriétés thérapeutiques importantes (Wisotsky, 1986). Quelques mois plus tard, Freud écrit l'opuscule *Uber Coca*[3] dans lequel il présente les résultats d'une recension des écrits scientifiques sur le sujet (Platt, 1997; Reinarman, 1979). Il rapporte les conclusions de ces études en mentionnant que ce produit peut produire des effets positifs pour le traitement des désordres digestifs, de l'asthme, de l'alcoolisme, et même de la morphinomanie. Il ajoute que la cocaïne peut également agir en tant que stimulant, aphrodisiaque et anesthésique local (Platt, 1997). Freud n'étant pas le seul médecin de sa génération à croire aux vertus de la cocaïne, son utilisation thérapeutique à partir de 1885 s'accentuera. On s'en servira alors comme anesthésique local, substitut pour les morphinomanes, remède contre le rhume, la fièvre des foins, l'asthme, les rages de dents, les maux de gorge, les troubles digestifs (Domic, 1996; Musto, 1992; Platt, 1997; Schneeberger, 2000).

Mentionnons, entre autres, le rôle central d'Angelo Mariani qui a popularisé la cocaïne en Europe. En effet, ce chimiste corse a mis en marché des pastilles à la coca, du thé à la coca et surtout son vin Mariani (Platt, 1997). Cette boisson fabriquée à partir de vin de Bordeaux, d'alcali et de deux onces de feuilles de coca a vite fait de conquérir un grand nombre d'adeptes, dont le clergé qui vantait ses abondants mérites (Musto, 1992).

Les consommateurs américains ne sont pas en reste puisque, au XIXe siècle, la cocaïne est également utilisée en Amérique du Nord en tant que stimulant dans diverses boissons, élixirs ou toniques aux vertus thérapeutiques. Mentionnons ici le très populaire Coca-Cola[4] créé par John S. Pemberton, un pharmacien d'Atlanta, et mis en marché pour satisfaire la demande des Américains qui souhaitaient une boisson à base de cocaïne qui ne donne pas prise aux critiques des ligues de tempérance qui s'insurgeaient déjà contre le vin Mariani (Platt, 1997; Rosenzweig, 1998).

Cette commercialisation de la cocaïne sous toutes ces formes a contribué à une augmentation importante de son usage (Norton, Weinrath et Bonin, 2001). Selon Michaël Tonry (1996), la première décennie du XXe siècle constitue l'époque durant laquelle l'Amérique du Nord connaît sa plus importante consommation de cocaïne par personne. L'utilisation de cocaïne ne se fait par ailleurs pas sans problème (Wisotsky, 1986). Cette situation fait en sorte que certains médecins, différents groupes de pression (représentants des médecins et des pharmaciens), ainsi que des entrepreneurs moraux (associés en particulier aux mouvements de tempérance), en viennent à définir l'usage de la cocaïne comme un problème social d'importance, au même titre que la consommation d'alcool ou de morphine (Reinarman, 1979; Wisotsky, 1986). Ces groupes unissent alors leurs efforts dans le but de forcer les gouvernements à imposer des lois limitant son accès[5] (Wish, 1991). La relative tolérance que l'Amérique avait connue jusqu'alors s'égrène ainsi peu à peu. La liberté de choix du consommateur, jusque-là considéré comme légèrement déviant, se restreint imperceptiblement. L'État accepte petit à petit de s'engager dans un domaine jusque-là réservé à la morale.

Ainsi, des restrictions légales au commerce de la cocaïne sont imposées au Canada en 1911, puis aux États-Unis trois ans plus tard (O'Brien, Cohen, Evans et Fine, 1992). Entre autres, le Harrison Act de 1914 oblige les personnes qui manipulent ce produit à être enregistrées officiellement, les autres pouvant encore obtenir la cocaïne par voie de prescription médicale (Platt, 1997; Wish, 1991). En 1922, le Congrès américain définit la cocaïne comme un stupéfiant et met un terme à l'importation légale des feuilles de coca dans ce pays (Platt, 1997). Par la suite, l'usage de cocaïne en Amérique du Nord aurait presque disparu, au cours des années 1930[6], pour réapparaître durant les années 1970 dans les milieux les plus fortunés (ministère de l'Intérieur, France, 1997; Norton, Weinrath et Bonin, 2001; Schneeberger, 2000).

Au Canada, actuellement, la cocaïne compte parmi les drogues les plus souvent injectées. L'abus de cocaïne se retrouve parmi les motifs fréquents d'admission dans les hôpitaux (Single, Glicksman et Lecavalier, 2000). Cette drogue est très souvent consommée par les jeunes de la rue et les contrevenants (Pernanen, Cousineau, Brochu et Sun, 2002; Single, Glicksman et Lecavalier, 2000). On a donc tendance à se forger une image très précise et négative du consommateur de cocaïne. Qu'en est-il réellement?

Cet ouvrage est consacré au parcours de vie des usagers réguliers et fréquents de cocaïne. Plus spécifiquement, nous nous fixons deux objectifs. Un premier consiste à mieux comprendre la trajectoire des consommateurs coutumiers de cocaïne en analysant les dynamiques qui sous-tendent ce processus. Cela fait, nous pourrons alors approfondir la relation qui existe entre la consommation habituelle de cocaïne et la criminalité, ce qui constitue notre deuxième objectif. Ce livre ne vise pas tant à décrire les phases de la trajectoire de consommation de cocaïne qu'à essayer de comprendre les raisons de cet itinéraire. En outre, les trajets de vie étant apparus tellement diversifiés, nous avons préféré définir les étapes qui les marquent selon des catégories très spacieuses: 1) initiation à un parcours d'usage de substances psychoactives illicites; 2) consommation régulière de cocaïne; 3) efforts pour mettre fin à un itinéraire d'usage de drogues.

Le premier chapitre sonde les savoirs scientifiques actuels afin de mieux connaître la cocaïne et ceux qui en consomment: la coca et son périple vers les pays consommateurs; les façons usuelles d'en faire usage en Amérique du Nord et en Europe; et enfin ses effets et ses conséquences. Nous dressons ensuite un portrait des consommateurs pour finalement discuter de la notion de dépendance en lien avec les trajectoires de consommation de cocaïne.

Le deuxième chapitre vise à faire la lumière sur nos connaissances relatives au rapport cocaïne-crime. Pour ce faire, nous nous intéressons d'abord à la criminalité liée à l'intoxication de ceux qui en font usage. Nous abordons ensuite la criminalité des utilisateurs dépendant de cette drogue coûteuse. Enfin, nous mettons l'accent sur la criminalité associée au système de distribution illicite de la cocaïne. Tout au long de ce chapitre, il sera important de conserver un regard critique sur les connaissances acquises et surtout sur les généralisations qui en découlent. Ainsi, selon le mode de consommation (prisée, en *freebase*, par injection ou sous forme de crack), les revenus disponibles et la trajectoire de vie des consommateurs, la relation cocaïne-crime peut prendre différents aspects qui ne peuvent se limiter à une relation causale unique ou universelle (Brochu, 1995).

Le troisième chapitre s'attarde à décrire la façon utilisée pour rejoindre les usagers de cocaïne, recueillir leurs propos, les analyser. Enfin, un portrait sommaire des participants sera fourni de façon à permettre au lecteur de mieux connaître qui sont ces usagers de drogues sur lesquels s'appuie notre analyse des trajectoires de consommation.

Les trois chapitres suivants laissent la parole aux consommateurs de cocaïne pour leur permettre de décrire leur initiation à leur parcours de consommation (chapitre 4), leurs trajectoires comme telles (chapitre 5), et leurs tentatives pour y mettre un terme (chapitre 6), et ce, à partir de leurs propres perceptions. Il paraît extrêmement important, à la lecture de ces chapitres, de se libérer d'une conception traditionnelle de l'usager de cocaïne afin de plutôt se le représenter dans son périple personnel de vie et d'analyser ses rapports à la société selon l'étape de son itinéraire et la signification qu'il attribue aux gestes qu'il pose.

Au chapitre 7, nous mettons en relation la consommation de cocaïne et la criminalité manifestée par les participants à l'étude, le cas échéant. Ainsi, le chapitre est-il consacré à l'analyse spécifique du rapport cocaïne-crime. Nous observerons alors l'occurrence et les transformations de ces liens à travers la trajectoire des consommateurs.

Enfin, le dernier chapitre (Synthèse et conclusion) fournit l'occasion d'intégrer les connaissances acquises par l'analyse du récit que font les participants de leurs trajectoires (présentées aux chapitres 4, 5, 6 et 7) aux connaissances déjà existantes (chapitres 1 et 2).

En somme, cet ouvrage cherche à mieux comprendre les trajectoires de vie des consommateurs réguliers et fréquents de cocaïne. Il se situe dans le prolongement de nos travaux antérieurs (Biron, Brochu et Desjardins, 1995; Brochu et Douyon, 1995; Brochu, Desjardins, Douyon et Forget, 1992) qui ont permis de récolter un certain nombre d'informations aussi bien quantitatives que qualitatives sur les relations drogue-crime. Cette démarche empirique jumelée à des analyses critiques des écrits scientifiques (Brochu, 1994) avait permis de tracer l'esquisse d'un modèle conceptuel de la relation drogue-crime (Brochu, 1995). Ce livre fait suite à l'exercice conceptuel publié en 1995.

Notes

1. Le crack est maintenant souvent considéré comme la drogue des pauvres.
2. Cette façon de consommer la coca est encore populaire présentement dans les pays andins. Il est estimé qu'entre trois et cinq millions de personnes dans le monde, surtout en Bolivie et au Pérou, utilisent aujourd'hui la feuille de coca pour la consommer par mastication (Rosenzweig, 1998).
3. *Sur la coca*; selon Reinarman (1979), il s'agit d'une des meilleures études décrivant les effets de la cocaïne chez la personne humaine.
4. Le Coca-Cola contenait alors 2,5 mg de coca par 100 ml ainsi qu'une certaine quantité de caféine qui en augmentait les propriétés stimulantes (Musto, 1992). Toutefois, depuis 1904, cette célèbre boisson gazeuse n'utilise plus de cocaïne dans sa fabrication (Boudreau, 1972).
5. Selon certains analystes, dont Beauchesne (1991) et Reinarman (1979), ces lois ont été instituées sur des motifs raciaux visant à limiter l'accès de certains groupes ethniques aux rares emplois alors disponibles et d'effectuer un meilleur contrôle de la minorité afro-américaine.
6. L'introduction des amphétamines en 1932 apportait une solution de rechange légale et bon marché aux consommateurs à la recherche d'une drogue aux propriétés stimulantes (Wisotsky, 1986).

Chapitre 1

La cocaïne

1. La coca et son périple vers les pays consommateurs

LA COCAÏNE provient d'un arbrisseau, le cocaïer[1], au tronc blanchâtre et rugueux. Il pousse de façon naturelle en altitude dans des régions qui se situent entre 300 et 2 000 mètres de hauteur et dans un climat humide[2]. Plus précisément, le cocaïer pousse en Amérique du Sud, dans la région des Andes, donc essentiellement en Colombie[3], au Pérou et en Bolivie (Bonnardeaux, 1983; Rosenzweig, 1998). Cette plante est connue et utilisée par les Indiens d'Amérique du Sud depuis plusieurs centaines d'années.

Il existe plus de 200 variétés de cocaïers en Amérique du Sud. L'analyse chimique des feuilles de ce petit arbrisseau[4] révèle qu'elles sont riches en vitamine C, en thiamine ainsi qu'en riboflavine. Selon Rosenzweig (1998), la feuille de coca constitue un complément nutritif pour une population souvent sous-alimentée.

Deux espèces sont particulièrement riches en alcaloïdes[5,6]. Trois récoltes ont lieu par année : en juillet, en novembre et en mars. Les feuilles mûres sont alors desséchées et assemblées en balles de 30 à 50 kilogrammes par les cultivateurs qui les vendront alors aux trafiquants locaux (Goldstein, Brownstein et Ryan, 1992; Rosenweig, 1998). La Colombie, le Pérou et la Bolivie cultiveraient près de 200 000 hectares de cocaïers, fournissant près de 300 000 tonnes métriques de feuilles de coca et près de 1 000 tonnes métriques de cocaïne (United Nations Office for Drug Control and Crime Prevention, 2000). La culture totale de ces pays représente 98 % de la production mondiale; ce marché représente, pour la Colombie, une somme supérieure à l'ensemble des exportations légales du pays (Hankins, 1999; Schneeberger, 2000).

On attribue la découverte de l'alcaloïde de coca, la cocaïne, à des chimistes allemands, Gaedeke et Niemann au milieu des années 1800 (Boudreau, 1972; Domic, 1996; Rosenzweig, 1998). La cocaïne, cette fine poudre blanche floconneuse et cristalline consommée dans nos salles de séjour ou nos ruelles, a subi quelques transformations et la consommation nord-américaine n'a plus rien à voir avec le *coqueo* andin. En effet, il existe une différence fondamentale entre la consommation d'une plante psychoactive telle la feuille de coca, qui contient moins de 2 % de cocaïne, et l'usage de chlorhydrate de cocaïne, qui peut renfermer jusqu'à 90 % de cocaïne. De plus, une plante à l'état brut est habituellement absorbée par voie orale, ce qui dégrade les agents actifs, tandis qu'un produit raffiné, tel le chlorhydrate de cocaïne, est souvent consommé par des voies plus directes de façon à le faire pénétrer plus rapidement et sans perte (Rosenzweig, 1998).

Bien sûr, la cocaïne est encore utilisée pour son action vivifiante et énergisante et peut ainsi favoriser de longues heures de travail. Toutefois, d'une drogue douce qu'elle était lorsqu'on en mâchait les feuilles, elle est devenue une substance beaucoup plus puissante par les procédés chimiques qu'on lui fait subir avant son arrivée dans les pays importateurs. Ainsi, les feuilles de coca séchées sont placées pendant trois jours et écrasées dans des barils contenant une combinaison de kérosène, d'acide sulfurique et de chaux, de façon à former une « pâte[7] » brunâtre, la pâte de coca, qui sera séchée pendant huit heures au soleil (Schneeberger, 2000). Cette pâte, qui renferme maintenant une forte proportion de cocaïne (entre 40 % et 70 %), traverse ensuite un nouveau processus d'épuration au cours duquel on additionne de l'acide chlorhydrique pour produire ce que l'on connaît de la cocaïne en Amérique du Nord et en Europe, soit une poudre blanche inodore : le chlorhydrate de cocaïne. La transformation aura permis d'obtenir une drogue d'un volume beaucoup moins encombrant que la pâte de coca (Gold, 1984; Rosenzweig, 1998). En somme, la cocaïne connaît, dans sa contrée d'origine, un processus de purification et de concentration qui lui permettra d'être plus difficilement repérée lorsqu'elle traversera les frontières illégalement.

Pure à 92 % à son départ des régions exportatrices, la cocaïne suivra un processus inverse de coupe lors de son arrivée dans les différents pays consommateurs. Cette opération se pratique afin d'accroître son volume commercial et les profits qui en découlent (Rosenzweig, 1998). On y ajoutera alors une variété de substances mimétiques moins coûteuses tels du bicarbonate de soude, du lactose, de l'aspirine, du paracétamol, d'autres drogues illicites (de la phencyclidine entre autres), des anesthésiques locaux (lidocaïne, procaïne) ou des amphétamines (Boutot, 1982; Rosenzweig, 1998). On la retrouvera donc dans nos villes et nos banlieues avec un degré de pureté variant entre 40 % et 80 % (Chevalier et Laurin, 1999; Observatoire européen des drogues et des toxicomanies, 1999; Office of National Drug Control Policy, 2001).

La cocaïne aura alors passé entre les mains de plusieurs échelons de trafiquants (Chartrand, 1999). Se retrouvent au pinacle de cette organisation illicite les importateurs et les distributeurs principaux. Un deuxième niveau regroupe les distributeurs régionaux, les fournisseurs et les gérants. Au plus bas échelon du trafic se retrouvent les vendeurs, lesquels sont habituellement relativement jeunes (moins de 25 ans). Pour un grand nombre de ces vendeurs, qui se trouvent au bas de la pyramide de la distribution illicite des drogues, l'implication dans ce commerce constitue un moyen rapide d'empocher des revenus substantiels tout en se procurant pour eux-mêmes une drogue de bonne qualité à bas prix (Chartrand, 1999).

2. Les façons usuelles d'en consommer

La cocaïne peut être consommée par voie orale; elle a alors une saveur amère et engourdit la langue ainsi que le palais. Comme 70 % à 80 % de la substance est alors détruite par le foie avant d'atteindre le cerveau, il ne s'agit certes pas de la façon la plus utilisée par le consommateur en recherche de sensations puissantes (Giroux, 1994).

Plus communément, la cocaïne sous forme de poudre blanche (neige) est inspirée par le nez, prisée ou « sniffée », à l'aide d'un billet de banque roulé, d'une paille ou d'un quelconque cylindre; c'est ce que les consommateurs appellent « faire une ligne de coke ». La cocaïne sera absorbée à travers les tissus nasaux pour atteindre ensuite le flot sanguin. On estime toutefois que seulement 20 % à 30 % de la dose prisée rejoindra le sang pour ensuite atteindre le système nerveux central (Boutot, 1982; Boys, Marsden, Griffith et Strang, 2000; Ingold, 1992; Ingold et Toussirt, 1996; National Institute on Drug Abuse, 1999; Schneeberger, 2000; Stephens, 1987).

La cocaïne (sous forme de chlorhydrate) est facilement décomposée par la chaleur et ne peut donc pas être fumée sans une perte importante. La solution consiste alors à transformer le produit sous forme de cocaïne épurée plus connue sous le nom de base libre (*freebase*) par l'ajout d'ammoniaque (base) et d'éther (Jacobs et Ghodse, 1988)[8]. En effet, la base de cocaïne se concentre alors dans la portion éther du mélange. En chauffant le mélange et en le laissant s'évaporer jusqu'à ce qu'il se présente en agglomérats et en cristaux d'alcaloïde, on peut recueillir la *freebase*[9] pouvant contenir jusqu'à 90 % de cocaïne (Giroux, 1994; Rosenzweig, 1998). Ces cristaux, une fois chauffés, dégageront une vapeur ou une fumée qui sera inhalée. L'absorption de la fumée par les poumons permet alors à la drogue d'atteindre rapidement le flot sanguin (National Institute on Drug Abuse, 1999). Les consommateurs peuvent ainsi ressentir un effet beaucoup plus vif (Fagan et Chin, 1990). Toutefois, ce procédé s'avère fort onéreux (Siegel, 1982).

Le crack[10] constitue une solution de rechange à la consommation de cocaïne en base libre (Fagan et Chin, 1990; Giroux, 1994; Ingold et Tissirt, 1996)[11]. Sous cette forme, on pourra fumer la cocaïne à l'aide d'une pipe à eau ou d'un mécanisme remplissant des fonctions similaires (bouteille de plastique, crayon...) (Schneeberger, 2000). Le mot «crack» réfère au son entendu lorsque la substance est fumée (National Institute on Drug Abuse, 1999). L'inhalation du crack en fait un produit puissant puisque la substance psychoactive parvient directement dans le sang par les poumons en quelques secondes. Les effets sont alors prompts, violents, mais brefs, incitant certains consommateurs à en fumer toutes les 20 minutes de façon compulsive (Brain, Parker et Bottomley, 1998; Rosenzweig, 1998)[12].

Un autre mode de consommation possible de la cocaïne, bien que celle-ci soit peu soluble dans l'eau, réside dans l'injection. En effet, on peut néanmoins chauffer un mélange cocaïne/eau pour se l'injecter en solution par voie intraveineuse[13]. Le mélange produira alors des effets intenses très rapidement, en 30 secondes, et 100 % du produit sera absorbé par l'organisme (Giroux, 1994; Richard et Senon, 1996).

Enfin, on peut noter certains modes de consommation moins fréquents ou même marginaux. En effet, la cocaïne peut s'administrer par injection intramusculaire. Elle peut être absorbée par les muqueuses de l'œil, de la bouche ou des parties génitales... et ainsi rejoindre le flux sanguin. Elle peut être chauffée sur une feuille d'aluminium et aspirée par un tube, ou encore être bouillie et inhalée avec une pipe pour haschich[14]. Enfin, on peut en faire une application sous-cutanée, *pumpin skin*, en pratiquant une petite incision dans la peau et en appliquant par la suite la cocaïne sur la chair vive avant de rabattre la peau par-dessus (Schneeberger, 2000; Tuteleers et Hebberecht, 1998).

La rapidité ainsi que la puissance des effets de la consommation de la cocaïne sont fonction des voies d'administration utilisées. Par ailleurs, même si son effet psychoactif n'est plus ressenti depuis longtemps par le consommateur, une analyse urinaire permettra de détecter des traces de cocaïne pour une période allant de 24 à 48 heures après son utilisation (Richard et Senon, 1996).

3. Ses effets

La cocaïne constitue un produit qui soulève appréhensions et inquiétudes. Un sondage de l'Observatoire français des drogues et des toxicomanies (Beck et Peretti-Watel, 2000a et b) indique qu'il s'agirait de la deuxième drogue illicite en importance (après l'héroïne) que craignent les Français pour sa dangerosité. Bien plus, 84 % des personnes sondées estiment que cette dangerosité se manifeste « dès qu'on essaie ». Il en est de même au Québec où une majorité des personnes sondées (près de 60 %) par Hamel, Cloutier et Roberge (2001) estiment que l'usage de cocaïne pourrait causer un dommage immédiat pour la santé, et ce, dès la première consommation. Qu'en est-il réellement de cette drogue qui provoque tant de frayeur?

La cocaïne constitue un agent pharmacologique complexe qui agit en tant qu'anesthésique local, tout en ayant les propriétés d'un stimulant du système nerveux central :

> Une fois ingérée, la cocaïne pénètre dans le cerveau et se lie aux transporteurs de la dopamine, de la noradrénaline et de la sérotonine. Ces transporteurs assurent le recaptage des neurotransmetteurs libérés dans la fente synaptique permettant de diminuer leur concentration active et de tempérer ainsi leur action physiologique. En inhibant l'action des transporteurs, la cocaïne augmente la concentration de neurotransmetteurs, ce qui potentialise leurs effets (Barbeau, Brabant et Lauzon, 2000, p. 184).

La consommation de cocaïne a pour effet d'augmenter la dopamine ainsi que la noradrénaline[15]. L'élévation en dopamine lors de la consommation de cocaïne est responsable d'un état d'euphorie[16] et d'indifférence à la douleur et à la fatigue, alors que la noradrénaline est associée à des sensations de vivacité et de perspicacité ressenties par le consommateur. Ainsi, dans les minutes qui suivent sa consommation, la cocaïne provoque un *flash* jouissif, induit une jubilation fébrile et cause une exaltation frétillante. La consommation de cocaïne stimule la vigilance, produit un sentiment de force physique, procure une grande assurance et, dans bien des cas, fournit une sensation de bien-être. Rien n'apparaît alors trop difficile, trop fatigant ou trop inquiétant pour le consommateur qui ressent une vitalité et un dynamisme lui permettant de relever tous les défis qui se présentent à lui. La cocaïne produit donc une sensation d'énergie tant mentale que physique. Elle a, de plus, la propriété d'écarter la fatigue et la faim ainsi que d'augmenter les intérêts sexuels (Bonnardeau, 1983; Boutot, 1982; Gold, 1984; Hammersley et Ditton, 1994; Léonard et Ben Amar, 2000).

La cocaïne est de nos jours beaucoup associée à la sexualité. Toutefois, cette association ne date pas d'hier (Hammersley et Ditton, 1994; Khalsa, Kowalewski, Anglin et Wang, 1992). On a pu retracer, sur des vases incas, côte à côte la plante de coca et différents comportements sexuels. La pâte de coca aurait aussi été utilisée par certains peuples indigènes de l'Amérique du Sud lors de rituels de défloration. Aujourd'hui encore, la cocaïne est fréquemment utilisée en application locale sur les organes génitaux et d'autres zones érogènes dans le cours de jeux sexuels (Champagne, 1994). Toutefois, la cocaïne n'a pas que des conséquences positives puisque certaines études (Carlson et Siegal, 1991; MacDonald, Waldorf, Reinarman et Murphy, 1988; Richard et Senon, 1996) rapportent que l'action dopaminergique de la cocaïne peut entraîner diverses dysfonctions sexuelles telles qu'une éjaculation spontanée et qu'un usage compulsif peut conduire à l'impuissance, à la frigidité ou à des problèmes d'anorgasmie. De même, Weatherby et coll. (1992) indiquent que, même s'il est possible d'observer une augmentation des activités sexuelles et une diversification des partenaires sexuels chez les usagers de crack, il apparaît que leur désir sexuel ainsi que leur performance diminuent: paradoxal, n'est-ce pas? La relation cocaïne/sexualité semble donc plus complexe qu'elle n'apparaissait au départ. Serait-il possible que la cocaïne soit tant associée à la sexualité dans l'esprit de certains consommateurs, car les deux comportements répondent bien à leur quête incessante d'euphorie?

Quoi qu'il en soit, c'est habituellement le sentiment de surcapacité physique et mentale extraordinaire que le consommateur recherche par son usage de cocaïne (Bonnardeaux, 1983). Toutefois, toute bonne chose a généralement une fin, car l'organisme métabolise très rapidement la cocaïne. Lorsqu'elle est prisée, la cocaïne procure un effet qui se poursuit environ 30 à 60 minutes (Boutot, 1982; Giroux, 1994; Stephens, 1987; Rosenzweig, 1998). La période qui suit l'euphorie se révèle relativement désagréable puisque, une fois le bassin de dopamine et de norépinéphrine vidangé, il en résulte une réduction importante de la stimulation du consommateur, ce qui lui fait prendre cruellement conscience de son état de fatigue et de lassitude (Brody, 1990). Une réduction du niveau de sérotonine rend ombrageux, irritable et parfois même agressif; cet état pouvant durer jusqu'à 24 heures après la consommation (Boutot 1982; Brody, 1990; Gold, 1984).

On fait souvent usage de cocaïne avec d'autres drogues licites ou illicites. Entre autres, comme cette substance donne soif, certaines personnes accompagneront leur consommation de cocaïne d'un verre d'alcool, croyant ainsi se désaltérer. Cette dernière substance psychoactive possède également d'autres propriétés et c'est ainsi qu'elle est souvent utilisée avec la cocaïne de façon à calmer le consommateur trop agité ou à échapper à une partie des effets secondaires négatifs de la « descente » (Schneeberger, 2000), mais elle est surtout consommée avant la cocaïne de façon à en rehausser les effets.

On consomme également un « mariage » de cocaïne et d'héroïne (Sueur, 1993). On nomme ce mélange *speed ball* (Domic, 1996; Platt, 1997; Schneeberger, 2000). Il s'agit encore ici d'une disposition pour atténuer les séquelles de la stimulation que procure la cocaïne (Platt, 1997). Plusieurs consommateurs indiquent que cette pratique permet d'éviter les sentiments dépressifs qui suivent la période d'intoxication à la cocaïne. Cette façon de procéder n'est toutefois pas sans danger, car, selon Platt (1997), l'action de la cocaïne pourrait intensifier l'effet de l'héroïne sur le système respiratoire. Plus rarement, certains vont sniffer les deux substances à la fois, ou encore fumer une combinaison de cocaïne et d'héroïne.

La cocaïne est souvent frelatée, coupée ou mélangée à d'autres produits neutres ou encore à des substances qui accroissent ou potentialisent ses effets.

Quoique plusieurs consommateurs de cocaïne rapportent être généralement satisfaits de leur condition de santé, les usagers réguliers peuvent ressentir un état d'angoisse, de nervosité et d'anxiété accompagné de troubles des rythmes cardiaque et respiratoire ainsi que de la pression sanguine (Boutot, 1982; Cohen et Sas, 1994; Erickson et Weber, 1994; Ingold, 1992; National Institute on Drug Abuse, 1999). La prise régulière de cocaïne peut aussi causer des saignements, induire des congestions nasales ou détériorer et perforer les parois nasales. Elle est également associée à une réduction des capacités olfactives et à une difficulté à avaler (Boutot, 1982; National Institute on Drug Abuse, 1999). Étant donné que la consommation de cocaïne est associée à une perte d'appétit, plusieurs usagers réguliers négligent leur alimentation et perdent du poids (National Institute on Drug Abuse, 1999). Notons enfin que, selon Platt (1997), la consommation régulière de cocaïne pourrait induire un phénomène de tolérance qui fera en sorte que les doses initiales ne procurent plus les effets recherchés, favorisant ainsi un usage accru du produit (National Institute on Drug Abuse, 1999). Plusieurs prises successives de cocaïne ont pour effet d'épuiser l'organisme (Boutot, 1982; Erickson et Weber, 1994). Une forte consommation peut provoquer une grande instabilité de l'humeur, induire des attaques de panique, des sentiments paranoïdes (notamment en réaction aux bruits) ou même carrément la paranoïa, et provoquer des hallucinations chez les personnes les plus fragiles (Erickson et Weber, 1994; Hammersley et Ditton, 1994; Reinarman, Murphy et Waldorf, 1994). Une consommation compulsive rend l'atterrissage (le *crash*) plus déprimant, ce qui incite à son tour à la répétition de l'usage (Boutot, 1982).

Les effets négatifs de la consommation de cocaïne se retrouvent plus spécifiquement chez les utilisateurs qui en consomment de grandes quantités hebdomadairement (plus de 2,5 grammes), chez ceux qui l'utilisent avec d'autres substances psychoactives, de même que chez les personnes qui font appel à des modes de consommation à risques élevés (Cohen et Sas, 1996; Hammersley et Ditton, 1994; Harrison, 1994).

Bien que les tentatives de suicide, les surdoses et les comas soient moins fréquents parmi les consommateurs de cocaïne que parmi les usagers d'héroïne (Ingold, 1992; Observatoire européen des drogues et des toxicomanies, 1999), Travers (voir Schneeberger, 2000) rapportait en 1998, dans un article de journal, qu'une personne par jour serait morte d'une surdose de cocaïne en Colombie-Britannique. Aussi, parmi l'ensemble des drogues illicites consommées aux États-Unis, c'est la cocaïne qui serait associée au plus grand nombre d'admissions dans les urgences des hôpitaux (172 014 admissions en 1998) (Dorsey et Zawitz, 2000).

Parmi les principales menaces de santé associées à la consommation de cocaïne se trouvent des problèmes d'arythmie ventriculaire, d'ischémie myocardique et d'accidents vasculaires cérébraux. Dans plusieurs cas, il peut s'agir également de problèmes liés aux impuretés du produit ou à certains modes de consommation de la substance (Giroux, 1994).

On a souvent discuté des problèmes occasionnés aux nouveau-nés lorsque la mère consommait de la cocaïne durant la grossesse. On pense, entre autres, aux naissances prématurées, au petit poids des enfants, à leur petite circonférence de tête. Il s'avère toutefois très difficile d'attribuer de façon certaine ces problèmes à la consommation d'une drogue en particulier puisque, dans la majorité des cas, plusieurs produits sont consommés et que cet usage de substances psychoactives s'accompagne fréquemment d'un style de vie général (manque de repos et de sommeil, régime alimentaire déficient, problèmes de santé variés, etc.) pouvant lui-même contribuer à de telles complications (National Institute on Drug Abuse, 1999). On s'est longtemps référé, dans divers médias, à la « génération perdue » que constituaient les *crack babies*. Toutefois, selon le National Institute on Drug Abuse

(1999), la majorité des bébés qui ont été exposés à la consommation de crack de leur mère durant la grossesse semblent normaux.

Les modes de consommation, plus que le produit lui-même parfois, peuvent entraîner un ensemble de problèmes sanitaires. À cet effet, notons que la substance psychoactive qui apparaît au premier rang chez les utilisateurs de drogues par injection dans la plupart des villes canadiennes est la cocaïne. L'injection de la cocaïne suscite une préoccupation particulièrement importante puisque certaines personnes qui s'en administrent le font jusqu'à 20 à 30 fois par jour, d'où l'augmentation des dangers causés par le partage de seringues contaminées. Nous pensons ici aux risques de transmissions de problèmes hépatiques ou du SIDA. Ces dangers sont effectivement bien présents chez les consommateurs de cocaïne qui, en grand nombre, partagent leur matériel d'injection (Bennett, 1998; Khalsa, Kowalewski, Anglin et Wang, 1992). Toutefois, il faut noter ici que le mal n'est pas intrinsèque à la substance, mais plutôt à son contexte d'utilisation.

En soi, le produit du cocaïer n'est pas dangereux, les feuilles de coca mastiquées constituent plutôt un apport précieux aux personnes qui doivent combattre le mal des hauteurs dans les Andes. Des dangers sont néanmoins clairement associés à la consommation de cocaïne, mais ceux-ci se trouvent plutôt dans la quantité et la fréquence des usages, de même que dans ses modes d'utilisation. La cocaïne constitue une source fantasmatique importante pour le citoyen nord-américain. Bien entendu, certains fantasmes s'alimentent à la réalité même des consommateurs. Voyons ce qu'il en est.

4. Les consommateurs

En Amérique du Nord, après avoir eu une certaine popularité auprès de minorités afro-américaines et des artistes au début du XXe siècle, la consommation de cocaïne réapparaît à la fin des années 1960 et au début des années 1970 parmi la classe sociale relativement aisée :

> Les consommateurs de la première heure appartiennent à des milieux socioéconomiques aisés. De par leurs activités professionnelles et sociales, ils mènent une vie intense, vie de l'oisiveté mondaine : spectacle, jeux, fêtes nocturnes, etc. L'acte de priser de la cocaïne est réservé à cette catégorie sociale qui exhibe performances, renommée et richesses. Le grand public commence à entendre la rumeur que propage une certaine presse à propos de l'usage qu'en font quelques vedettes du spectacle ou du sport (Domic, 1996, p. 4).

Par la suite, au début des années 1980, la cocaïne s'est « démocratisée » et compte des consommateurs dans toutes les classes de la société américaine (Platt, 1997). Il faut dire que la venue du crack et son relatif faible coût ont contribué à cette popularité. En Amérique du Nord, la cocaïne sous toutes ses formes se trouve la deuxième drogue illicite la plus fréquemment consommée, après le cannabis. Elle s'arroge ainsi la réputation réservée au cours des années 1960 à l'héroïne (Nadelmann, 1988).

En dépit d'une accessibilité plus grande en Amérique du Nord depuis les années 1980[17] (Klein, Maxson et Cunningham, 1991), la très grande majorité des Américains n'ont jamais consommé de cocaïne, sous quelque forme que ce soit au cours de leur vie (Alexander, 1994). Ainsi, son taux de prévalence s'avère bien inférieur à celui du cannabis.

Si on se fie aux grandes enquêtes nationales[18], la consommation de cocaïne aux États-Unis se serait stabilisée depuis 1992 (Office of National Drug Control Policy, 2001). Moins de 1 % (0,7 %) de la population âgée de 12 ans et plus rapporte en avoir consommé dans le cours du mois qui a précédé l'enquête[19] (Substance Abuse and Mental Health Service Administration, 2000). Cela s'explique par le fait que près de la moitié (47 %) des adolescents américains croient que l'usage, même expérimental, de cocaïne est associé à de grands risques pour leur santé (Office of National Drug Control Policy, 2001).

Les appréhensions vis-à-vis la cocaïne de même que les taux de prévalence ne sont pas les mêmes selon les groupes d'âge. Ainsi, ce sont les personnes appartenant au groupe des 18 à 25 ans qui rapportent le plus fort taux de consommation actuelle[20] (Substance Abuse and Mental Health Service Administration, 2000). Déjà à l'école secondaire, aux États-Unis, 6 % des élèves interviewés affirment en avoir consommé dans les 12 mois précédant l'entrevue et 2 % indiquent l'avoir fait dans le mois précédant[21] (Dorsey et Zawitz, 2000; Dorsay, Zawitz et Middleton, 2001; Office of National Drug Control Policy, 1999)[22]. La moitié (48 %) des élèves fréquentant une école secondaire aux États-Unis affirment qu'il leur serait relativement facile de se procurer de la cocaïne s'ils le désiraient (Dorsey et Zawitz, 2000), et ce, malgré les politiques actuelles américaines qui s'appuient sur la tolérance zéro et sur la répression. Certains jeunes Américains sont plus susceptibles que d'autres de consommer de la cocaïne; c'est le cas des jeunes contrevenants. Ainsi, une étude effectuée auprès des adolescents admis dans un centre de détention en Floride indique que 10 % d'entre eux présentaient des traces de cocaïne dans leur urine (Dembo, Williams et Schmeidler, 1992). Des tests d'urine réalisés dans six villes importantes des États-Unis indiquent que la cocaïne serait la deuxième drogue en importance, après le cannabis, détectée chez les jeunes contrevenants arrêtés. Cette drogue serait repérée dans 3 à 16 % des tests (National Institute of Justice, 2000).

Au Canada, entre 4 % et 6 % de la population aurait déjà consommé de la cocaïne au cours de leur vie (Addiction Foundation of Manitoba, 1997; Centre canadien de lutte à la toxicomanie, 1999; Santé Québec 1995). Près de 2 % en aurait consommé dans l'année précédant l'enquête (Eliany, Giesbrecht, Nelson et Worthley, 1992; Institut de la statistique du Québec, 2000; Santé Québec, 1995). Les jeunes hommes célibataires âgés de 20 à 34 ans sont les plus nombreux à rapporter une consommation de cocaïne (Norton, Weinrath et Bonin, 2001). Ils se retrouvent davantage dans les grandes villes de la Colombie-Britannique et du Québec.

Selon une étude ontarienne, on estime que près de 4 % des élèves du secondaire auraient consommé de la cocaïne dans l'année précédant l'enquête[23] (Centre for Addiction and Mental Health, 1999). Cela sans compter que 2,4 % des élèves rapportent avoir consommé du crack durant la même période à l'étude. Un élève sur cinq croit qu'il est facile de se procurer de la cocaïne[24]. Comme pour les adultes, les garçons sont plus nombreux que les filles à rapporter une consommation de cocaïne. Enfin, les élèves plus âgés avouent consommer en plus grand nombre.

Une étude de Brochu et Douyon (1995) indique que le taux d'expérimentation de substances psychoactives est encore plus élevé dans une population d'adolescents placés en centre d'hébergement pour jeunes en difficultés d'adaptation que dans la population juvénile en général. En effet, la moitié (52 %) de ces jeunes déclaraient avoir déjà consommé de la cocaïne. Par ailleurs, les trois quarts (73 %) des jeunes de la rue à Montréal affirment avoir déjà consommé de la cocaïne, et la moitié (52 %) révèlent avoir consommé du crack (Gendarmerie royale du Canada, 1994). Plus important encore, 13 % feraient une consommation hebdomadaire de cocaïne. À cela s'ajoute un autre 5 % de jeunes qui consommaient ce produit au quotidien (Haley et Roy, 2001).

Entre 10 % et 25 % des consommateurs de cocaïne au Québec le feraient par voie intraveineuse (Émond et Trottier, 2000; Haley et Roy, 2001). Vu autrement, ces consommateurs représentent 88 % de l'ensemble des utilisateurs de drogues par voie intraveineuse (Émond et Trottier, 2000).

Avec un certain décalage mais ce depuis les années 1980[25], la cocaïne a gagné en popularité en Europe[26], sans pour autant atteindre chez les jeunes l'engouement que produisent les drogues synthétiques moins onéreuses (Ingold, Toussirt et Goldfarb, 1995; Observatoire français des drogues et des toxicomanies, 2002; Ramsay et Partridge, 1999; United Nations Office for Drug Control and Crime Prevention, 2000). Il reste qu'il s'agit d'un marché facile d'accès pour le consommateur, particulièrement dans les grands centres urbains (Goulden et Sondhi, 2001). Après avoir été en chute, son prix est maintenant relativement stable et on peut trouver facilement sur le marché européen une drogue d'une pureté se situant entre 50 % et 70 % (Espagne, Allemagne, Suisse) (Tuteleers et Hebberecht, 1998; United Nations Office for Drug Control and Crime Prevention, 2000). Il n'est donc pas surprenant d'apprendre que le nombre d'adeptes de la cocaïne en Europe de l'Ouest a maintenant dépassé le nombre de consommateurs d'héroïne[27] (United Nations Office for Drug Control and Crime Prevention, 2000).

Il est possible d'affirmer que la cocaïne s'est maintenant taillée une place dans la vie nocturne des jeunes habitants des grandes villes européennes (Ramsay, Baker, Goulden, Sharp et Sondhi, 2001; Observatoire européen des drogues et des toxicomanies, 2001). La majorité des consommateurs de cocaïne en Europe le font en effet de façon récréative à l'occasion de festivités ou dans les bars où elle est principalement prisée (sniffée) (Observatoire français des drogues et des toxicomanies, 2002). Toutefois, l'expérimentation et, encore plus, l'usage actuel demeurent relativement limités alors que la proportion d'expérimentateurs à vie de cocaïne se serait stabilisée entre 1 % à 3 % des adultes de l'Union européenne[28] (Beck et Peretti-Watel, 2000; Observatoire européen des drogues et des toxicomanies, 1998, 1999, 2000 et 2001). Tout comme en Amérique du Nord, les jeunes Européens de 16 à 24 ans, particulièrement les garçons, présentent la plus forte prévalence de consommation (de 1 % à 9 %) (Ramsay, Baker, Goulden, Sharp et Sondhi, 2001). C'est principalement lors de grandes fêtes de danse que se trouvent les taux de prévalence les plus élevés (65 %) (Beck, Legleye et Peretti-Watel, 2000; Boys, Marsden, Griffith et Strang, 2000; Martineau et Gomart, 2001; Observatoire français des drogues et des toxicomanies, 2000; Ramsay et Partridge, 1999). Il faut aussi savoir qu'un grand nombre de personnes itinérantes ont déjà consommé de la cocaïne au cours de leur vie (jusqu'à 40 % à Londres) ou au cours de la dernière année (jusqu'à 18 % à Londres) (Goulden et Sondhi, 2001).

Même si les grandes enquêtes auprès des populations indiquent une stabilité de la proportion de consommateurs à vie de cocaïne, on observe une augmentation des saisies de cocaïne en Europe (ministère de l'Intérieur, France, 1997). En effet, alors qu'une seule tonne de cocaïne avait été saisie en 1985, ce chiffre s'élevait à 19 tonnes en 1990 et à 38 tonnes en 1997[29]. Fait intéressant, depuis 1987, les quantités de cocaïne saisies dans les pays de l'Union européenne dépassent de six fois les volumes d'héroïne interceptés (Observatoire européen des drogues et des toxicomanies, 2000). Toutefois, les saisies de cocaïne en Europe se situent loin derrière celles effectuées en Amérique du Nord, et plus particulièrement aux États-Unis.

La cocaïne constitue souvent, dans le pays de l'Union européenne, la deuxième drogue illicite en importance pour laquelle les consommateurs demandent à être admis en traitement, mais elle se trouve très loin derrière l'héroïne[30] (Observatoire européen des drogues et des toxicomanies 2000 et 2001; United Nations Office for Drug Control and Crime Prevention, 2000) et on note une augmentation récente des admissions à l'hôpital à la suite d'une consommation de cocaïne.

Les pays membres de l'Union européenne se distinguent sur plusieurs points des pays nord-américains en ce qui concerne la consommation de cocaïne. Ainsi, comparativement aux États-Unis, les pays européens présentent 1) une faible quantité de cocaïne saisie; 2) de maigres niveaux de violence liée à la consommation de cocaïne et 3) une faible demande de traitement par les consommateurs de cocaïne : Europe, 3 %; États-Unis, 29 % de toutes les demandes d'admission en traitement (United Nations Office for Drug Control and Crime Prevention, 2000).

5. La dépendance

La cocaïne, contrairement à l'héroïne, est caractérisée par l'irrégularité et les hautes fréquences de consommation (Schneeberger, 2000). Ainsi, certains auteurs rapportent des prises nasales à un rythme de deux fois l'heure ou de 20 à 30 injections répétées au cours d'une même journée (Chevalier et Laurin, 1999; Ingold et Toussirt, 1996). Toutefois, la consommation de cocaïne se maintient rarement à un tel niveau.

La plupart des personnes qui ont déjà pris de la cocaïne ne l'ont fait qu'une seule ou quelques fois (Alexander, 1994). En fait, contrairement à une certaine croyance qui prévaut :

> En bref, la plupart des enquêtes statistiques menées au Canada et aux États-Unis indiquent qu'une très faible proportion des gens qui consomment de la cocaïne, même plusieurs fois, développent une

dépendance. Au total, ces enquêtes démontrent qu'il y a moins de 1 chance sur 10 que le fait d'avoir pris de la cocaïne porte à en consommer jusqu'à une centaine de fois. D'autres séries de données laissent entrevoir que de nombreuses personnes ayant consommé de la cocaïne plus de 100 fois n'en sont pas devenues dépendantes, ou alors temporairement, auquel cas elles ont été capables, sans intervention extérieure, de s'en abstenir ou de revenir à un usage contrôlé (Alexander, 1994, p. 13).

D'autres résultats indiquant qu'une majorité d'usagers de cocaïne n'en deviennent pas dépendants ont également été rapportés à la suite d'études effectuées à Amsterdam, à Anvers et à Toronto (Cohen et Sas, 1996; Decorte, 2002; Ditton et coll., 1991; Erickson, Adlaf, Murray et Smart, 1987) :

> La principale découverte de la présente étude concerne les individus qui contrôlent leur consommation, c'est-à-dire ceux qui n'ingèrent pas plus de drogue que ce qu'ils veulent, et dont le modèle de consommation ne cause aucun dysfonctionnement dans les fonctions et les responsabilités de leur vie quotidienne. La plupart des individus interrogés à Anvers étaient capables de maintenir un contrôle à long terme, les autres faisant alterner de très hauts niveaux avec une consommation contrôlée... Les données que nous avons recueillies montrent que la consommation de cocaïne (et sans doute de n'importe quelle drogue) implique à la fois des valeurs et des règles de conduite qui définissent quand et comment la drogue doit être prise (prescription sociale) et qui dessinent des modes de comportements obligatoires et stylisés autour de la consommation de drogue (rituels sociaux) (Decorte, 2002, p. 49).

Ainsi, d'après les résultats obtenus, même si une carrière d'usage de cocaïne se développe sur une décennie, elle ne dégénère pas inévitablement en une consommation incontrôlée ou en dépendance (Decorte, 2002; Hammersley et Ditton, 1994; Weiss, Mirin et Bartel, 1994). Même si plusieurs consommateurs expérimentent des périodes de perte de contrôle, ils sont généralement capables de réguler leur usage de façon à ce qu'il n'interfère pas avec les activités qu'ils jugent prioritaires comme le travail ou la vie familiale (Decorte, 2002). En définitive, non seulement la consommation contrôlée de cocaïne est-elle possible, mais il s'agit bien de la norme dans la société actuelle (Harrison, 1994) :

> Il est évident que la consommation de drogue ne mène pas toujours à la déchéance. Les histoires que nous avons recueillies ne suggèrent pas que la consommation de cocaïne implique inévitablement des effets négatifs. Qu'un consommateur fasse l'expérience d'un ou plusieurs de ces effets négatifs dépend de sa personnalité, de la durée et du modèle de sa consommation, des caractéristiques du lieu, de l'environnement ou du groupe dans lequel il en prend, etc. (Decorte, 2002, p. 48.)

Plus précisément, selon la Substance Abuse and Mental Health Service Administration (2000), près du quart (21 %) seulement des usagers actuels de cocaïne aux États-Unis en seraient dépendants[31]. C'est aux États-Unis que l'on retrouve le plus de personnes dépendantes à la cocaïne (United Nations Office for Drug Control and Crime Prevention, 2000). En outre, contre toute attente, les États-Unis ont connu à la fin des années 1990 une réduction du nombre de toxicomanes dépendants de la cocaïne, malgré la stabilisation de son marché et même une réduction des prix.

On constate par ailleurs que la majorité des utilisateurs réguliers consomme la cocaïne moins d'une fois par semaine (Ingold, 1992). Ainsi, les propriétés moins dépendogènes de la cocaïne feraient en sorte que ses usagers connaissent généralement une situation socio-économique moins précaire que les consommateurs d'héroïne (Ingold, 1992). Néanmoins, les usagers réguliers de cocaïne deviennent rapidement conscients que leur usage comporte un certain nombre de pièges : risque d'escalade étant donné le phénomène de tolérance; difficulté de décrocher, sentiment de manque quelquefois obsessionnel, conflits avec l'entourage, abaissement de la qualité ou de la quantité du travail fourni, complications médicales (Decorte, 2002). Ce sont les usagers qui usent de cocaïne comme mode d'adaptation qui tendent généralement à en faire une consommation plus intensive et à mentionner davantage d'effets négatifs pour leur santé (White et Bates, 1993).

En somme, la dépendance physique caractérisée par un syndrome d'abstinence ou de sevrage s'observe rarement avec la cocaïne. Toutefois, le désir ou la compulsion à consommer à nouveau s'avère bien présent chez une certaine proportion d'usagers (Richard et Senon, 1996; Rosenzweig, 1998). La dépendance psychologique aux effets euphorisants semble ici plus présente que la dépendance physique.

Il n'existe pas actuellement de médicaments pour traiter la cocaïnomanie. Néanmoins, plusieurs molécules[32], entre autres le selegeline, se trouvent, au moment d'écrire ces lignes, en stade d'expérimentation. Le disulfiram, un produit parfois utilisé dans le traitement de l'alcoolisme, a été employé avec succès dans certaines études cliniques (National Institute on Drug Abuse, 1999). Certains antidépresseurs, entre autres la désipramine, semblent également présenter des résultats cliniques intéressants alors qu'ils atténuent les symptômes dysphoriques associés au sevrage (Barbeau, Brabant et Lauzon, 2000). Il a également été possible de vacciner des animaux afin que leur système développe des anticorps immunisants contre les effets de la cocaïne ou réduisant ses propriétés euphorisantes et contrant ainsi les résultats recherchés de la consommation de la substance (Barbeau, Brabant et Lauzon, 2000). Toutefois, bien que ces procédés puissent paraître attrayants pour plusieurs, il n'en demeure pas moins que de nombreuses étapes restent à franchir avant que cet arsenal médical devienne éventuellement accessible au niveau clinique et plusieurs questions restent sans réponses. Ainsi, dans l'optique d'une mise en marché de tels vaccins, combien de temps leur effet durera-t-il? Les patients devront-ils se soumettre à des injections répétées pour le reste de leur vie? Dans la pratique courante, le traitement qui semble produire le plus de résultats positifs auprès de clients qui éprouvent des problèmes à gérer leur consommation de cocaïne s'appuie actuellement sur des principes psychosociaux (Landry, Guyon et Brochu, 2001).

6. Les trajectoires des consommateurs de cocaïne

Il n'est pas facile de connaître et de comprendre la trajectoire de consommation des utilisateurs de cocaïne. En effet, la grande majorité d'entre eux n'auront jamais de contact avec les services de traitement de la toxicomanie ou les institutions judiciaires en relation avec leur usage de drogues (Harrison, 1994); les autres, que nous connaissons davantage par les études scientifiques, présentent probablement un parcours très différent, voire caricatural, en comparaison avec l'ensemble des consommateurs de cocaïne (Chitwood et Morningstar, 1985). Il existe certes des études sur les trajectoires des alcooliques et des héroïnomanes non judiciarisés et non en traitement pour leur toxicomanie, mais peut-on vraiment postuler que leur parcours est similaire à celui des usagers de cocaïne? Voyons néanmoins comment le peu d'études en ce domaine nous éclaire.

D'entrée de jeu, soulignons que très peu de consommateurs s'initient aux drogues illicites par la cocaïne (Mugford, 1994). Le tabac, l'alcool et le cannabis constituent des drogues plus facilement accessibles pour le jeune adolescent en quête de nouvelles expériences

(Dobinson, 1989; Erickson et Weber, 1994; Hammersley et Ditton, 1994; Harrison, 1994; Mugford, 1994).

Pour certains, la consommation d'une substance psychoactive en particulier satisfera un attrait ou répondra à des besoins; ils en répéteront l'expérience et étendront éventuellement leur pratique à d'autres produits (Carpenter, Glassner, Johnson et Loughlin, 1988; Mugford, 1994; Reinarman, Murphy et Waldorf, 1994; Waldorf, Reinarman et Murphy, 1991). Quelques consommateurs s'initieront ainsi, souvent par l'entremise d'amis, à l'usage de cocaïne (Waldorf, Reinarman et Murphy, 1991).

Plusieurs aimeront la sensation subtile d'euphorie, ainsi que la sociabilité et l'énergie que la drogue leur procure (Erickson et Weber, 1994; Waldorf, Reinarman et Murphy, 1991). D'autres, par contre, ressentiront peu d'effets lors de leur première expérience, n'apprécieront pas la sensation d'anesthésie au fond de leur gorge, se sentiront trop remués tant au plan physique que psychologique ou encore n'aimeront pas la période post-stimulation, le *crash* de la fin, et se demanderont pourquoi cette substance se transige à des prix si élevés. Ces derniers risquent fort de ne pas poursuivre l'expérience (Erickson et Weber, 1994; Waldorf, Reinarman et Murphy, 1991; Weiss, Mirin et Bartel, 1994). Un certain nombre parmi ceux qui ont bien apprécié leurs premiers contacts avec la cocaïne tenteront de s'en procurer à nouveau. L'aspect séduisant de la drogue jumelé au phénomène de tolérance, pour ceux qui en consomment fréquemment, fera en sorte que certains usagers pourront avoir tendance à augmenter légèrement les quantités consommées (Waldorf, Reinarman et Murphy, 1991). Toutefois, le peu d'argent dont ils disposent pour se procurer la drogue, les craintes pour leur santé ou la peur de la dépendance viendront limiter leur usage (Harrison, 1994; Mugford, 1994).

La consommation de cocaïne ne constitue pas un symbole du rejet des valeurs de l'époque, comme ce fut le cas dans les années 1970 avec d'autres substances psychoactives. Bien au contraire, un grand nombre de consommateurs de cocaïne s'y adonnent afin d'augmenter leur niveau d'énergie, de favoriser les interactions sociales, de travailler plus intensément, par exemple en vue de préparer un examen jusqu'à tard dans la nuit (Reinarman, Murphy et Waldorf, 1994; Weiss, Mirin et Bartel, 1994); en un mot pour répondre davantage et d'une façon plus performante aux valeurs dominantes de notre société occidentale. Plusieurs consommateurs nord-américains paraissent en effet bien enracinés dans une idéologie capitaliste (Bourgois, 1989). L'argent apparaît pour plusieurs comme un outil de promotion sociale et personnelle (Carlson et Siegal, 1991; Lecavalier, 1992; Sterk et Elifson,

1990). On est donc loin de la description du hippie consommateur de LSD des années 1970 ou de l'héroïnomane malade des années 1980.

L'étude des trajectoires des consommateurs de cocaïne indique qu'une fois la phase expérimentale passée, certains deviendront des usagers réguliers. Pourtant, la majorité d'entre eux assument des responsabilités qui les empêchent de se diriger vers une véritable dépendance et ils reviendront vers une consommation plus irrégulière après un temps plus ou moins long (Cohen et Sas, 1996; Erickson et Weber, 1994; Harrison, 1994). Par contre, ceux qui présentent des troubles psychologiques (particulièrement une personnalité antisociale) ou ceux qui sont mal insérés dans la société courent plus de risques d'expérimenter des difficultés à bien gérer leur consommation, d'éprouver des troubles associés à cette consommation (hépatites, VIH, SIDA, criminalité, etc.) et d'en devenir dépendants (Compton, Cottler, Shillington, Price, 1995; Inciardi et coll., 1991).

Il semble que les personnes les plus marginalisées, celles qui utilisent les formes les plus dures de consommation et celles qui mélangent plusieurs types de drogue (en particulier des opiacés) risquent davantage de continuer à consommer malgré le dysfonctionnement personnel et social que cela entraîne (Brain, Parker et Bottomley, 1998; Erickson et Weber, 1994; Harrison, 1994; Weiss, Mirin et Bartel, 1994). Les autres ne subordonneront pas leur vie sociale à leur consommation de drogue, mais s'imposeront plutôt des règles d'usage (Cohen et Sas, 1994; Harrison, 1994; Reinarman, Murphy et Waldorf, 1994). Dans bien des cas, leur style de vie, les normes du groupe ainsi que les contrôles informels exercés par leur entourage vont soutenir les règles que l'individu s'impose afin de s'opposer à l'attrait psychopharmacologique de la substance.

De façon générale, après un usage excessif, la personne retournera à une consommation plus contrôlée et moins intensive de la substance (Cohen et Sas, 1994; Harrison, 1994; Reinarman, Murphy et Waldorf, 1994). Plusieurs stratégies de gestion du produit s'offrent au consommateur régulier: contrôle strict des doses; sécurisation des modes d'absorption; périodes d'abstinence imposées pour réduire l'emprise de la cocaïne; dégagement d'un budget maximal; évitement du milieu de la drogue; consommation dans des contextes très limités (Loonis, 1999). On le constate, cette variété de moyens constitue une preuve de la difficulté que pose une bonne gestion de la consommation pour ceux qui en ont fait un abus dans le passé.

Les personnes qui quittent définitivement ce mode de vie cocaïnomane sont souvent motivées par des problèmes financiers, des difficultés vécues au travail ou des pressions familiales (Reinarman, Murphy et Waldorf, 1994). Très peu de consommateurs réguliers de cocaïne mentionnent que la peur d'être arrêtés par les policiers ou traduits en justice constitue une raison suffisante pour mettre un frein ou endiguer leur consommation (Erickson et Weber, 1994; Reinarman, Murphy et Waldorf, 1994).

Abandonner définitivement la consommation régulière de cocaïne et le style de vie qui l'accompagne n'est pas un processus facile à réaliser. Ce processus d'abandon de la consommation se fait toutefois avec plus ou moins de facilité selon l'intégration sociale (dans un cercle autre que celui des usagers de cocaïne) de la personne, et les méthodes employées. Parmi les procédés qui semblent les plus efficaces, on doit noter le changement radical de régime de vie : éviter certains endroits de consommation ou certains amis consommateurs, trouver de nouveaux champs d'intérêt. Selon Reinarman, Murphy et Waldorf (1994), peu d'usagers de cocaïne quittent cette habitude avec l'aide de traitements spécialisés; ils vont plutôt quérir l'appui nécessaire auprès du conjoint, de la famille ou encore auprès d'amis.

À l'intérieur de sa trajectoire de consommation, l'usager tend à fixer celle-ci selon un mode relativement constant. Waldorf, Reinarman et Murphy (1991), de même que Reinarman, Murphy et Waldorf (1994), identifient quatre « styles » de consommation de la cocaïne.

Le premier style de consommation consiste à faire usage de grandes quantités de substances sur une base quotidienne ou presque. Il s'agit d'une façon de consommer plus répandue parmi les usagers de crack et de cocaïne en base libre, de même que chez les personnes qui s'injectent le produit. Ce premier groupe est ordinairement constitué des jeunes qui grandissent dans des conditions de vie difficiles, pour qui la famille n'est pas parvenue à faire apparaître les racines de la socialisation, qui s'adaptent difficilement aux exigences du système scolaire et qui préfèrent vivre des expériences alternatives remplies de sensations fortes avec leurs copains qui partagent des contextes de vie similaires (Brochu, 1995). En somme, ces jeunes qui se retrouvent dans des ghettos socioéconomiques risquent, plus que les autres, d'éprouver d'énormes difficultés à bien gérer leur consommation de drogue (Inciardi, 1987). La marginalité associée à certains quartiers socialement défavorisés fait bon ménage avec la consommation de drogues dures; la pauvreté s'accommode bien du crack (sensation forte à bas prix) et de l'injection (bon rapport qualité/prix). Plusieurs de ces jeunes entameront, plus ou moins à leur insu, un parcours qui les conduira vers la dépendance (Brain, Parker et Bottomley, 1998). Ce qui différencie principalement ces personnes qui deviendront cocaïnomanes des trois autres groupes, c'est leur exposition à un grand nombre de facteurs de risque et leur peu d'investissement dans une vie relativement conventionnelle (étude, travail, famille, etc.) (Reinarman, Murphy et Waldorf, 1994). Ces jeunes n'ont rien à perdre (parfois tout à gagner) à se défoncer! Ces consommateurs ressentent généralement plus de problèmes liés à la cocaïne que les trois autres types d'usager.

Il y a ensuite les personnes qui consomment de petites quantités de cocaïne sur une base quotidienne ou presque. Ces consommateurs adoptent des règles qui les guident dans leur usage. Pour eux, la consommation est généralement associée à des moments spécifiques (certains soirs ou certaines fins de semaine, des fêtes, etc.) et à des fonctions précises (relations sexuelles, travail intensif). Ils essaient de bien gérer leur consommation de façon à tirer le maximum des effets recherchés tout en minimisant les conséquences négatives. Dans ces circonstances, ils ne considèrent pas leur consommation de cocaïne comme étant problématique. D'ailleurs, peu de personnes appartenant à ce groupe vont éventuellement passer dans la première catégorie de consommateurs (Waldorf, Reinarman et Murphy, 1991). L'usage de cocaïne fait alors partie d'un mode de vie intégré en remplissant des fonctions spécifiques (Loonis, 1999).

Un troisième groupe d'utilisateurs de cocaïne se trouvent à mi-chemin entre les deux précédents. Il s'agit des personnes qui en consomment d'importantes quantités (parfois de manière intensive durant toute une nuit), mais de façon irrégulière. Celles-ci alternent habituellement entre des périodes ou des cycles d'abstinence (une semaine ou plus) et des occasions de forte consommation. Ces personnes tentent habituellement de ne pas faire usage de cocaïne lorsqu'il leur apparaît que la consommation pourrait affecter négativement leurs performances sociales (Reinarman, Murphy et Waldorf, 1994). Certaines d'entre elles apprécient néanmoins le plaisir associé aux risques et aux dangers de la consommation intensive (Loonis, 1999).

Enfin, il y a les personnes qui consomment plutôt rarement, uniquement dans des circonstances spéciales, voire exceptionnelles (une graduation, un mariage, etc.). Il se peut toutefois que ces occasions particulières s'étendent sur une certaine période, les identifiant temporairement ainsi à de forts consommateurs. Mais cela ne durera qu'un temps. Il semblerait que cette catégorie regroupe la majorité des Nord-Américains qui rapportent, lors d'études de prévalence, avoir consommé au cours des 12 mois précédant l'enquête (Reinarman, Murphy et Waldorf, 1994). Toutefois, un bon nombre des personnes qui appartiennent à ce groupe ont fait l'expérience d'une consommation autre (une des trois catégories précédente) dans le passé (Waldorf, Reinarman et Murphy, 1991).

En somme...

La cocaïne constitue un produit aux mille visages. Déjà, avant de parvenir aux narines des consommateurs, elle aura pris plusieurs formes: feuille, pâte, base de cocaïne et sel de cocaïne. Sur le marché illicite, elle revêt différentes apparences: sel de cocaïne, base de cocaïne, crack-cailloux ou crack-galette.

Après avoir été intégrée dans les habitudes de vie des citoyens des pays andins, avoir été commercialisée par les Occidentaux sous des formes de plus en plus dures, avoir connu une période de léthargie à la suite d'un contrôle de sa mise en marché, la cocaïne est revenue en force au début des années 1980, sous la forme d'un démon moderne aux propriétés asservissantes.

Une analyse des écrits scientifiques sur ce produit le fait paraître sous un jour très différent. Bien sûr, la consommation de cocaïne n'a pas que des conséquences positives et plusieurs usagers sont aux prises avec d'importants problèmes sanitaires et sociaux. Toutefois, il faut préciser que:

1) la consommation de cocaïne demeure loin derrière celle du cannabis en matière de prévalence d'usage tant en Amérique du Nord qu'en Europe;
2) la majorité des usagers de cocaïne ne consomment que de façon irrégulière;
3) la plupart des consommateurs réguliers en font un usage relativement espacé (moins d'une fois par semaine);
4) seul une minorité en devient dépendant.

En fait, la dépendance à la cocaïne constitue une menace davantage pour ceux qui:

1) présentent une fréquence élevée de consommation;
2) en font un usage sous des formes « dures » (injection, base libre, crack);
3) l'utilisent pour tenter de compenser des problèmes psychosociaux (faible estime de soi, difficulté relationnelle, etc.);
4) n'ont pas une structure de vie qui permette de mettre un frein à la trajectoire de consommation.

Enfin, la dépendance ne constitue normalement pas un état stable. Elle représente plutôt des pertes de contrôle temporaires.

Notes

1. C'est le botaniste Lamarck qui lui donnera son nom scientifique en 1786: *Erythroxylon coca* (Domic, 1996; Rosenzweig, 1998).
2. Avec des températures moyennes de 20° C.
3. De 1995 à 1999, alors que la Bolivie, sous la pression des États-Unis, réduisait sa production de moitié, la Colombie faisait plus que doubler la sienne, de sorte que plus de 90 % de la cocaïne consommée en Amérique du Nord est maintenant produite ou transite par la Colombie.
4. À l'état sauvage, sa hauteur est d'environ 5 à 6 mètres, mais lorsqu'on le cultive, sa taille se réduit entre 50 centimètres et 2,5 mètres de façon à en faciliter la cueillette (Rosenzweig, 1998).
5. Cette pâte incorporée dans une cigarette, un joint ou une pipe est consommée depuis les années 1960 dans les pays andins sous divers noms: *pasta, basuco, buscuzo* (Rosenzweig, 1998).
6. Il faut toutefois noter que ce qui est couramment appelé *freebase* par les consommateurs québécois est plus communément du crack qu'ils fabriquent eux-mêmes.
7. Voir note 5 ci-dessus.
8. Voir note 6 ci-dessus.
9. Selon Giroux (1994), ce résidu, s'il contient encore de l'éther, constitue un produit hautement inflammable.
10. « Crack: obtenu à la suite du traitement de la poudre de cocaïne (HCl de cocaïne) en milieu aqueux, en présence de bicarbonate de soude. Sous l'action de la chaleur, la cocaïne se précipite. Ce précipité se solidifie lorsqu'on le laisse sécher: c'est le crack. » (Giroux, 1994; p. 6.)
11. On peut également fumer une pâte de coca, appelée *basuco* ou *bazooka*, mais ce mode de consommation est vraiment peu populaire en Amérique du Nord (Platt, 1997).
12. Le crack est mis en marché en petites unités dont le prix est relativement abordable: 5 à 10 $ la « roche ».
13. Parfois un jus de citron est employé (Tuteleers et Hebberecht, 1998).
14. On rencontre cette pratique à Rotterdam, entre autres (Tuteleers et Hebberecht, 1998).
15. La dopamine et la noradrénaline (aussi connue sous le nom de norépinéphrine) sont des neuromédiateurs (substances produites par un neurone et qui permettent de transmettre l'influx nerveux d'un neurone vers un autre au travers d'une synapse). La dopamine joue un rôle important dans deux activités du système nerveux central: le contrôle des mouvements et les réponses émotionnelles (incluant les émotions primaires tels le plaisir et la douleur) (Pennors et Therrien, 2000).

16. La durée de l'effet euphorique dépend du mode d'administration. Plus l'absorption se fait rapidement et plus les effets ressentis sont intenses. (National Institute on Drug Abuse, 1999).
17. On estime que 242 tonnes métriques de cocaïne sont arrivées aux États-Unis dans les six premiers mois de l'an 2000 (Office of National Drug Control Policy, 2001).
18. Les grandes enquêtes nationales s'effectuent généralement par téléphone. Ces enquêtes obtiennent ordinairement des taux de réponse de 80 %. Toutefois, elles peuvent sous-estimer l'usage réel de cocaïne étant donné que les personnes les plus susceptibles de consommer cette drogue risquent de ne pas être rejointes par ces méthodes de sondage (Norton, Weinrath et Bonin, 2001).
19. Ce qui équivaut à environ un million et demi de consommateurs (Office of National Drug Control Policy, 2001). Il est à noter que ce taux s'élevait à 3 % en 1985 (United Nations Office for Drug Control and Crime Prevention, 2000).
20. L'âge moyen d'initiation à la cocaïne se situe vers 21 ans (Office of National Drug Control Policy, 2001). Une étude parallèle menée en Australie révélait que l'âge moyen d'initiation se situait à 22 ans (Johnson, 2001). Selon cette étude, trois facteurs expliqueraient cette initiation relativement tardive à la consommation de cocaïne : son statut de drogue « dure », sa disponibilité réduite parmi la population générale et son prix élevé.
21. Ce qui est beaucoup moins élevé que les résultats d'un sondage comparable effectué en 1985 qui indiquait que 7 % des élèves du secondaire avaient consommé de la cocaïne au cours des 30 jours précédant l'enquête.
22. Il faut bien être conscient que ce type de sondage qui s'adresse aux élèves présents en classe fournissent une sous-estimation de la consommation de substances psychoactives de l'ensemble des jeunes Américains puisqu'ils ne rejoignent pas ceux les plus susceptibles de consommer : les jeunes décrocheurs, les jeunes de la rue, les jeunes contrevenants placés en centre d'accueil.
23. Ce pourcentage se situait à moins de 1,5 % en 1993, mais à 5,1 % en 1979 (Centre for Addiction and Mental Health, 1999; Norton, Weinrath et Bonin, 2001).
24. Ce pourcentage s'élevait à 13,6 % en 1991 (Centre for Addiction and Mental Health, 1999).
25. Déjà en 1989, le secrétaire général d'Interpol signait un article qu'il intitulait « La cocaïne, "drogue de l'année" en Europe ».
26. Ce constat est plus nettement perceptible au sein de populations spécifiques telles les personnes fréquentant des événements festifs (Observatoire français des drogues et des toxicomanies, 2002).

27. Toutefois, dans bien des villes européennes, la cocaïne est le plus souvent consommée en association avec de l'alcool ou du tabac et parfois même en cocktail avec d'autres drogues illicites telles que le cannabis ou l'héroïne (Observatoire français des drogues et des toxicomanies, 2002; Ramsay, Baker, Goulden, Sharp et Sondhi, 2001; Tuteleers et Hebberecht, 1998).
28. Les femmes sont toujours moins nombreuses à déclarer avoir consommé de la cocaïne (Ramsay, Baker, Goulden, Sharp et Sondhi, 2001).
29. L'Espagne est le pays où les quantités de cocaïne saisies sont les plus importantes (United Nations Office for Drug Control and Crime Prevention, 2000; Observatoire européen des drogues et des toxicomanies, 2000). Ce pays constituerait à la fois un excellent marché interne pour le trafic ainsi qu'un point de transit vers des destinations en Europe de l'Ouest. D'autres pays, tels les Pays-Bas, le Royaume-Uni, l'Italie, la Belgique, l'Allemagne et la France enregistrent également des taux élevés de saisies de cocaïne.
30. Seulement 3 % des admissions en traitement pour toxicomanies en Europe sont liées à des problèmes associés à la consommation de cocaïne. Toutefois, on peut observer de grandes disparités entre les pays. Ainsi, alors que les admissions en traitement liées à la cocaïne représentent moins de 1 % dans les pays de l'Europe de l'Est, elles comptent pour 32 % des admissions à Amsterdam (United Nations Office for Drug Control and Crime Prevention, 2000).
31. Cette proportion s'élève à 35 % pour l'héroïne et à 12 % pour le cannabis.
32. Certaines molécules miment l'effet de la dopamine, d'autres agissent sur des systèmes autres que le système dopaminique, tel le GABA.

Chapitre 2

La cocaïne et le crime

LE RAPPORT DROGUE-CRIME constitue un sujet d'un très grand intérêt social. En relation avec l'importance du problème, le dernier quart de siècle fut témoin de la publication de plusieurs centaines d'ouvrages concernant les drogues et les questions criminelles. Loin de répertorier tous les ouvrages traitant de ce thème, la banque de données de notre unité de recherche compte plus de 3 000 titres. Un grand nombre de ces travaux de recherche, essentiellement nord-américains, indiquent qu'une proportion importante d'individus judiciarisés (jeunes et adultes; hommes et femmes) consomment de façon régulière une substance psychoactive illicite (Biron, Brochu et Desjardins, 1995; Harlow, 1991; Van Hoeven, Stoneburner et Rooney, 1991; Wellisch, Anglin et Prendergrast, 1993). Le cannabis constitue généralement la substance illicite la plus fréquemment identifiée, cependant la cocaïne se trouve également parmi les drogues de choix d'une bonne partie des personnes judiciarisées (Dembo, Williams et Schmeidler, 1992; Golub et Johnson, 1999; Goulden et Sondhi, 2001; Harlow, 1991; Hays et Ellickson, 1996; Inciardi, Lockwood et Quilan, 1993; Lennings et Pritchard, 1999; McBride et Inciardi, 1993; National Institute of Justice, 2000; Slaby, Barham, Eron et Wilcox, 1994). Aux États-Unis, les contrevenants nés dans les années 1955-1969 sont souvent cités comme faisant partie de la génération des consommateurs de cocaïne/crack (contrairement à la génération précédente, caractérisée par son usage d'héroïne) puisque ce sont ces personnes nées autour des années 1960 qui présentent la prévalence de consommation de cocaïne la plus élevée au cours de leur vie (Golub et Johnson, 1999 et 2001). Des données canadiennes allant dans le même sens révèlent que plus du quart des détenus purgeant une peine dans un établissement fédéral affirment avoir consommé de la cocaïne dans les six mois précédant leur arrestation (Pernanen, Cousineau, Brochu et Sun, 2002).

Stimulant du système nerveux central, anesthésique local, vasoconstricteur puissant, la cocaïne, on l'a vu précédemment, éveille les sens, entraîne un plaisir intense, mais peut également être la source d'irritabilité, d'agitations psychomotrices, de confusion et d'appréhensions irrationnelles et même de délires paranoïdes. Enfin, on dit que le *crash,* survenant à la fin d'une période d'intoxication, rend parfois les usagers irritables, coléreux et brutaux (Goldstein, 1998). Comme la cocaïne se transige à des prix élevés, cette drogue n'est pas à la portée de toutes les bourses. Enfin, son système de distribution est bien souvent le théâtre de conflits entre les groupes mafieux qui le contrôlent. On a donc tôt fait d'associer la cocaïne, de diverses façons, à la criminalité.

La relation cocaïne-crime peut en effet prendre plusieurs physionomies au gré des cultures, des politiques mises en place, ainsi que des contextes socioéconomiques. Certaines dispositions répressives font du simple consommateur un criminel au sens de la loi. En effet, au Canada, la peine maximale pour la possession de cocaïne est de 2 000 $ d'amende et/ou un an d'emprisonnement pour une infraction sommaire, et de sept ans d'emprisonnement pour une poursuite par voie de mise en accusation. Une condamnation peut être assortie de l'emprisonnement à vie pour la personne trouvée coupable de trafic ou de possession en vue de trafic. Un tel milieu prohibitionniste a certainement pour effet de graduellement pousser le consommateur vers les franges inconfortables de la société.

Dans un tel contexte, les risques d'emprisonnement doivent être compensés, notamment par des profits pécuniaires escomptés et l'augmentation du prix des drogues qui favorise, à son tour, le recours à la criminalité chez certaines personnes parmi les plus dépendantes afin qu'elles se procurent leur produit de consommation. Toutefois, il faudrait éviter de généraliser l'expérience des personnes les plus marginales à l'ensemble des consommateurs; peut-on croire que l'usage de cocaïne mène nécessairement à la criminalité? Voyons ce que nous apprennent les études scientifiques en réponse à cette question.

1. Comprendre la relation cocaïne-crime

Certains usagers de cocaïne ne se compromettront jamais dans la criminalité autrement que par leurs démarches pour se procurer leur drogue (achat) en vue de leur consommation personnelle. D'autres, s'impliqueront beaucoup plus intensivement dans différentes formes d'activités criminelles. Comment alors comprendre la relation drogue-crime?

Plusieurs modèles conceptuels ont été développés afin d'organiser la connaissance scientifique en un tout cohérent et de saisir la relation drogue-crime. Ces explications ont surtout été développées en fonction de l'intoxication à l'alcool ou de la dépendance à l'héroïne et, trop souvent, ne fournissent qu'une conceptualisation partielle du rapport entre la consommation de cocaïne et les activités criminelles. Goldstein (1985) fut le premier à développer un modèle conceptuel qui tente de décrire, de façon globale, les différentes facettes de la relation drogue-crime. Ce modèle triparti s'appuie à la fois sur les propriétés psychopharmacologiques de la substance, sur son coût d'acquisition élevé et sur les caractéristiques du marché illicite de la drogue.

1.1 Les propriétés psychopharmacologiques de la cocaïne

Au Canada, parmi les hommes, 12 % des détenus sous responsabilité fédérale[1] ont déclaré avoir consommé de la cocaïne peu avant de commettre leur infraction la plus grave, tandis qu'une proportion légèrement supérieure (16 %) du côté des détenus sous responsabilité provinciale disait de même. La cocaïne était plus souvent mentionnée par les femmes détenues dans les institutions correctionnelles du Québec (27 %) (Pernanen, Cousineau, Brochu et Sun, 2002). Ces chiffres concordent relativement bien avec les résultats provenant d'études américaines. En effet, aux États-Unis, 15 % des détenus des prisons rapportent avoir consommé de la cocaïne au cours de la journée de leurs crimes, mais des tests d'urine effectués auprès d'un échantillon aléatoire de personnes arrêtées dans 20 grandes villes américaines rapportent des traces de cocaïne dans le tiers des tests (Dorsey, Zawitz et Middleton, 2001)[2].

Certains soupçonnent que l'état d'intoxication provoqué par la consommation de ce stimulant jouerait un rôle important dans la perpétration de délits, et ce, particulièrement dans une criminalité de nature violente (Giannini, Miller, Loiselle et Turner, 1993). Les recherches ne sont cependant pas très explicites en ce qui concerne les processus vraisemblablement impliqués qui pourraient expliquer l'action criminelle par l'état d'intoxication. Ainsi, on trouve à travers les écrits scientifiques des hypothèses concernant la désinhibition[3], l'amenuisement du contrôle de soi, la détérioration des fonctions cognitives, l'induction d'irritabilité et d'impulsivité, la production d'idées paranoïdes ou la formation d'un sentiment d'omnipotence, conduisant éventuellement à la perpétration d'un délit (Miller et Potter-Efron, 1989). Toutefois, peu d'éléments empiriques permettent de soutenir de telles hypothèses (Roth, 1994; Wish et Johnson, 1986).

Après avoir rencontré plus de 600 jeunes contrevenants de la région de Miami et de Dade County, Inciardi (1990) estime que la violence induite par la consommation de cocaïne ne se retrouve que dans 5 % des cas étudiés. Une recherche effectuée auprès de 320 patients cocaïnomanes révèle également que seule une minorité de ces personnes exhibe des comportements violents et que celles qui les manifestent présentaient des tendances agressives préalablement à leur consommation (Denison, Paredes et Booth, 1997). Une autre étude conduite auprès de 1 003 consommateurs de drogues « dures », aux États-Unis, présente des résultats similaires en indiquant toutefois que le trafic de cocaïne est, quant à lui, bien associé à la violence (Johnson, Golub et Fagan, 1995). La cocaïne ne fait donc pas surgir des attitudes et des comportements violents qui n'étaient pas déjà présents chez les consommateurs, si ce n'est qu'en rapport à son marché illicite.

De plus, même si la nature de l'association postulée était soutenue empiriquement par des études corrélationnelles effectuées auprès de contrevenants accusés de délits de violence, rien ne prouverait qu'un mécanisme psychopharmacologique précis a bel et bien été mis en action au cours du délit. En effet, diverses substances psychoactives ont acquis la réputation d'être associées à la criminalité. Certaines personnes pourraient alors utiliser ces drogues de façon fonctionnelle afin de s'engager dans des conduites délinquantes, tout en se libérant de leur « responsabilité » personnelle (Goldstein, 1987). Le comportement criminel serait associé à une signification symbolique et culturelle attribuée à la substance, plutôt que dans ses propriétés psychopharmacologiques. Ainsi, ces études corrélationnelles pourraient tout aussi bien supporter une conception « attente/excuse » visant à amoindrir la culpabilité ressentie par certains contrevenants envers un acte socialement réprouvé pour l'attribuer à un objet externe : la cocaïne.

1.2 Les aspects liés au coût d'achat élevé

Consommer régulièrement de la cocaïne peut devenir une habitude fort coûteuse (Reinarman, Murphy et Waldorf, 1994). Le prix de la cocaïne varie selon la position du consommateur dans le réseau du commerce de la drogue. Il est toutefois possible d'estimer le prix d'un gramme de cette drogue sur la rue à un peu moins de 100 $CAN dans plusieurs grandes villes européennes et nord-américaines (Tuteleers et Hebberecht, 1998). Même la consommation de roches de crack à 10 $CAN l'unité peut devenir une habitude coûteuse pour l'usager compulsif.

Au Canada, les cocaïnomanes en traitement à Montréal peuvent dépenser l'équivalent de 500 à 800 $CAN par semaine pour s'approvisionner en cocaïne[4] (Lecavalier, 1992). Il a été estimé qu'en 1997, en Angleterre, la facture moyenne annuelle en drogue d'un consommateur régulier de cocaïne s'élevait à 20 000 £ (Brain, Parker et Bottomley, 1998). On peut toutefois noter une importante variation dans les débours des consommateurs de cocaïne. Ainsi, une étude réalisée à la fin des années 1980 (Mieckzowski, 1990) indiquait que les usagers de crack de Détroit déboursaient en moyenne 350 $US par semaine pour se procurer leur substance. Cependant, le quart des personnes interrogées dépensaient hebdomadairement 40 $US ou moins. À l'opposé, 8 % des sujets de l'échantillon rapportaient des paiements de plus de 1 000 $US par semaine. Cela représente beaucoup d'argent lorsqu'on sait que la majorité d'entre eux provenaient de strates sociales économiquement défavorisées. Ceux dont les dépenses en consommation excèdent les revenus disponibles pourraient être tentés d'avoir recours à des procédés illégaux pour boucler leur budget.

La direction de la recherche du Home Office a effectué une série d'études nous permettant de mieux saisir l'ampleur de la consommation de cocaïne chez les infracteurs anglais. Ces études révèlent que plus du tiers des contrevenants arrêtés ont déjà consommé de la cocaïne au cours de leur vie et que le quart a fait usage de crack (Bennett, 1998). Une personne arrêtée sur cinq indique avoir consommé de la cocaïne ou du crack au cours de l'année précédant son arrestation et une personne sur dix révèle en avoir utilisé durant le mois précédant (Bennett, 1998). Nulle surprise alors de constater que, généralement, les études indiquent qu'entre 10 % et 20 % des personnes arrêtées fournissent des échantillons d'urine où l'on relève des traces de cocaïne (Bennett, 1998; Bennett et Sibbit, 2000; Burrows, Clarke, Davidson, Tarling et Webb, 2000). La cocaïne constituerait également une des drogues de choix des probationnaires toxicomanes anglais puisque 60 % d'entre eux mentionnaient en être des usagers avant leur sentence et qu'entre le tiers et la moitié de ces personnes avouaient continuer à en consommer durant leur sentence de probation (Hearnden et Harocopos, 2000; Turnbull, 1999). De leur côté, le tiers des personnes arrêtées pour vol à l'étalage présentaient des traces de cocaïne dans leur urine. Plus largement, on évalue que 60 % des dépendants au crack en Angleterre défraieraient principalement leur consommation par leur implication dans une criminalité lucrative (Bennett, 1998; Brain, Parker et Bottomley, 1998).

On l'a vu dans la section précédente, au Canada, on estime qu'entre 12 % à 27 % des contrevenants se trouvaient sous l'influence de la cocaïne au moment de commettre leur infraction. De façon générale, les délits commis par ces détenus fédéraux alors qu'ils étaient sous l'influence de la cocaïne consistaient en des vols par effraction et des vols qualifiés. Les deux tiers (68 %) des détenus indiquant avoir perpétré une infraction criminelle sous l'effet de la cocaïne affirmaient que le délit commis se trouvait en partie justifié par leur besoin d'argent (Brochu, Cournoyer, Motiuk et Pernanen, 1999). On peut donc concevoir un lien économico-compulsif entre cette dépendance physiologique ou psychologique intense, le besoin d'argent et l'implication dans une criminalité de nature lucrative :

> D'après une théorie que l'on pourrait définir « classique », le toxicodépendant se transforme en délinquant sous l'emprise d'un désir incoercible de prendre la drogue en doses croissantes et donc de l'obtenir à tout prix et par n'importe quel moyen (Merlo, 1989, p. 336).

Cet engrenage construirait un cycle infernal puisque l'on présume que tout ce qui facilite l'accès à la drogue (en particulier l'argent du crime) contribue à accentuer la consommation, étant donné les tendances compulsives associées à la prise de cocaïne. En d'autres termes, la toxicomanie[5] est souvent perçue comme engendrant une demande inélastique (Collins, Hubbard et Rachal, 1985). En ce sens, elle imposerait une appétence intransigeante. Cette façon de concevoir la relation drogue-crime a été développée à la suite de l'étude des trajectoires criminelles des héroïnomanes. Toutefois, les substances psychoactives que sont l'héroïne et la cocaïne se caractérisent par plus de différences que de ressemblances tant pour ce qui est de leurs effets qu'en ce qui a trait aux mécanismes impliqués dans le développement de la dépendance (Collins, Hubbard et Rachal, 1985). Peut-on alors généraliser le modèle économico-compulsif aux usagers de cocaïne ou doit-on plutôt postuler, à la lumière des études présentées au chapitre 1, que la demande en drogue s'avère plus élastique chez les usagers de cocaïne que parmi les consommateurs d'héroïne?

Alors qu'il est difficile, à la suite des nombreuses recherches effectuées auprès des héroïnomanes, de préciser une relation drogue/crime, il est encore plus ardu de se prononcer sur ce lien pour les usagers réguliers de cocaïne, puisque peu d'études présentent une image précise et transparente de la situation et rares sont les consommateurs de cocaïne qui se limitent à l'usage exclusif de ce produit (Hunt, 1991). Il est donc actuellement difficile d'attribuer, hors de tout doute raisonnable, la criminalité lucrative des consommateurs de cocaïne à leur dépendance relative à ce produit. On peut même soupçonner que l'explication économico-compulsive présente une image exagérée ou incomplète de la situation. En effet, une bonne portion d'usagers de cocaïne jouissent de revenus licites qui permettent de financer sinon toute leur consommation, du moins une bonne partie (Hunt, 1991). Reste que ceux qui font usage de grandes quantités de cocaïne présentent des risques de s'impliquer dans des activités marginales qui leur permettront de recevoir certaines compensations monétaires (Hunt, 1991). Est-ce là le résultat de leur consommation ou d'un mode de vie plus généralement déviant? Il est difficile de le savoir.

Ordinairement, ceux qui s'impliquent dans la criminalité dans l'objectif avoué de boucler leur budget se limitent à un petit trafic auprès de camarades ou d'accointances. Les autres, ceux qui se compromettent davantage dans une criminalité active et parfois plus audacieuse, auront pour la plupart entrepris cette implication avant même de consommer de la cocaïne (Collins, Hubbard et Rachal, 1985; Hunt, 1991; Khalsa, Anglin et Paredes, 1991). Il arrive même que, au contraire, certains ne commettent pas leur délit dans le but de se procurer de la drogue, mais vont plutôt célébrer leur succès criminel par une consommation d'un produit de luxe... comme la cocaïne! La relation serait ici inversée. En effet, l'implication dans la criminalité apparaît souvent avant la consommation de drogues illicites et pourrait même favoriser l'expérimentation, l'usage et la dépendance envers une substance illicite (United Nations International Drug Control Program, 1997).

Toutefois, l'analyse des propos de certains consommateurs contrevenants indique que cette conception économico-compulsive est bien intégrée dans leur discours qu'ils soient des usagers d'héroïne ou de cocaïne (Brochu, Cournoyer, Motiuk et Pernanen, 1999; Forget, 1994). S'agit-il d'une façon pour les consommateurs de se soustraire à la responsabilité morale des gestes délinquants commis, comme le laissent entendre Grapendaal, Leuw et Nelen (1995) dans leur étude sur les consommateurs d'héroïne à Amsterdam, ou le reflet authentique de la réalité? Il est difficile de répondre à cette question avec certitude. Chose certaine, les rapports corrélatifs entre consommation de cocaïne et délit commis ne sont pas suffisants pour attribuer tout le fardeau de la responsabilité criminelle à l'usage de drogues.

Par ailleurs, les études scientifiques effectuées auprès de contrevenants consommateurs présentent des indications à l'effet que les activités criminelles se produisent à un rythme accéléré en périodes de forte consommation (Collins, Hubbard et Rachal, 1985; United Nations International Drug Control Program, 1997). Les autres consommateurs, ceux qui exercent un travail lucratif et dont la source de revenu principal provient d'un emploi, présentent probablement des dispositions similaires pour l'intensification des activités porteuses de rétributions monétaires en accomplissant, par exemple, des journées allongées de travail ou en occupant un deuxième emploi.

Cette conception économico-compulsive prend ses origines dans les théories qui conçoivent la cocaïnomanie comme un penchant ou une affection qui détermine intégralement les comportements psychosociaux du consommateur souvent perçu comme un malade (Grapendaal, Leuw et Nelen, 1995; Peele, 1989). On postule alors que la criminalité constitue une conséquence logique ainsi qu'une exigence nécessaire de la toxicomanie aux drogues très pharmaco-dépendantes et coûteuses. Si cela s'avère réaliste dans certains cas, il ne s'agit toutefois pas de la réalité vécue par tous les usagers de cocaïne et il semblerait même que, pour la majorité d'entre eux, la consommation de drogue soit davantage fonction de l'argent disponible que de la dépendance physique ou psychologique (Collins, Hubbard et Rachal, 1985; Grapendaal, 1992; United Nations International Drug Control Program, 1997).

Cette conception économico-compulsive mésestime donc les possibilités d'exercer un contrôle efficace sur sa consommation et de la réduire en périodes financièrement difficiles (Alexander, 1994; Reinarman, 1979; Zinberg; 1984). Il faut donc percevoir :

> [...] le toxicomane, non comme un être passif et sans volonté, mais comme une personne capable de réfléchir, de s'organiser et de suivre des « stratégies de gestion » du rapport entre univers de la drogue et univers de la conformité, et du conflit de normes (Loonis, 1999, p. 87).

Il faut croire, à l'instar de Hunt (1991), que l'implication criminelle des consommateurs de cocaïne sera fonction : a) des revenus de l'usager en rapport avec le prix du produit; b) de la fréquence d'utilisation de drogues, de même que de l'implication dans un style de vie toxicomane; et c) des antécédents délinquants. De ce fait, la conception économico-compulsive ne s'appliquerait qu'aux personnes au revenu limité, qui entretiennent un lien de dépendance envers la cocaïne et qui voient dans la criminalité lucrative un moyen de pourvoir à leur consommation. Les personnes qui arrivent à bien contrôler leur consommation ne font évidemment pas l'objet des services offerts par les centres de traitement et ne se retrouvent habituellement pas derrière les barreaux. Elles constituent une population discrète quasi inconnue des chercheurs.

1.3 Les aspects liés au marché illicite de la cocaïne

Les journaux font régulièrement écho aux incidents violents liés aux méthodes de distribution de substances psychoactives prohibées.

Toutefois, à l'exclusion de certains récits journalistiques dépourvus parfois de rigueur scientifique, nous sommes devant très peu d'informations nous permettant de bien comprendre le rôle et la responsabilité relative de la distribution illicite de cocaïne sur la criminalité.

Selon les nombreux reportages diffusés tant dans la presse écrite que parlée, dès son entrée dans le marché des drogues illicites aux États-Unis, le crack a été associé à l'augmentation de la violence (Fagan et Chin, 1990). Le système de distribution illicite de la cocaïne pourrait ainsi également favoriser la criminalité essentiellement de deux façons. Que savons-nous à propos de la criminalité issue de ce système de distribution illicite d'un produit convoité et dispendieux?

D'abord, le caractère illicite des milieux où se transige la cocaïne permet au consommateur d'entrer en contact avec des personnes bien impliquées dans diverses activités criminelles, tout en lui fournissant des occasions d'acquérir un certain nombre de connaissances et d'habiletés requises pour la perpétration de divers délits lucratifs. L'implication dans une criminalité lucrative constitue même parfois une condition imposée par un fournisseur impayé impatient de se faire rembourser l'équivalent monétaire de la drogue avancée. Le milieu du trafic de cocaïne fournit donc les contacts, l'expertise, les occasions de même que le soutien pour entreprendre une trajectoire délinquante.

Ensuite, dans la majorité des cas, les milieux de distribution du crack correspondraient à des quartiers désorganisés par l'affaiblissement des contrôles sociaux formels et informels et au sein desquels se trouvent des habitants ayant éprouvé d'énormes difficultés sociales et économiques au cours de la décennie avant l'expansion de ce marché aux États-Unis (Fagan et Chin, 1990). Le relatif laxisme des contrôles sociétaux ainsi que la présence de problèmes sociaux auraient permis à la distribution illicite du crack et de la cocaïne de se construire en une avenue, parfois la seule, permettant de sortir du cul-de-sac économique provoqué par le chômage massif de cette époque. Nulle surprise alors de constater que ce marché fort lucratif, dans une ère de stagnation économique, donne lieu à des conflits violents visant à le protéger et à le régulariser. Ainsi, cet environnement appelle de nombreuses disputes de territoire entre trafiquants rivaux. De plus, la violence y est souvent utilisée comme stratégie de « gestion du personnel », les vengeances remplacent le système de justice pénal, la corruption permet parfois de travailler en toute impunité... (Goldstein, 1987; Johnson, Golub et Fagan, 1995; United Nations International Drug Control Program, 1997.) On peut supposer que les individus enclins à la violence perçoivent dans les méthodes utilisées par ce milieu un attrait incontestable, puisqu'ils pourront y mettre à profit leurs aptitudes et leur puissance physique, tout en bénéficiant des compensations monétaires importantes. De plus, les gestionnaires de ces organisations illégales, souhaitant maintenir leur réputation auprès de leurs collègues ainsi que leur emprise sur un territoire défini, auront tout intérêt à s'entourer de costauds au tempérament fougueux qui n'hésiteront pas à instituer un régime de terreur lorsque cela servira l'entreprise (Bourgois, 1989). Il est à noter que cette violence issue du système de distribution de la drogue s'avère une caractéristique propre au marché illicite de l'Amérique du Nord et plus spécifiquement des États-Unis, du moins pour ce que nous en savons. On peut donc croire que la violence n'est pas inhérente au marché illicite de la drogue, mais provient plutôt des gens qui contrôlent ce marché… et de ceux qui veulent les contrôler.

*

* *

La cocaïne apparaît comme la substance psychoactive la plus souvent présente chez les victimes d'homicides aux États-Unis (Clark, 1996). Les études empiriques (Goldstein, Bellucci, Spunt et Miller, 1991; Goldstein, Brownstein et Ryan, 1992; Goldstein, Brownstein, Ryan et Bellucci, 1989) indiquent que la grande majorité des homicides liés aux drogues illicites sont issus du système de distribution et d'approvisionnement en drogues, alors que les indices de violence psychopharmacologique entre protagonistes intoxiqués à la cocaïne s'avèrent des phénomènes rares ou, à tout le moins, difficilement identifiables. Enfin, ces travaux mettent également en lumière que la criminalité économico-compulsive entraîne rarement une brutalité mortelle, mais se circonscrit davantage, dans ses formes les plus graves, dans la perpétration de vols à main armée (Brownstein et Goldstein, 1990; Inciardi, 1990).

En somme…

L'objectif de ce chapitre consistait à passer en revue l'état des connaissances actuelles concernant la relation entre la consommation de cocaïne et la criminalité. D'entrée de jeu, nous avons remarqué qu'une bonne proportion de personnes judiciarisées consommaient de la cocaïne. L'usage de cocaïne peut produire des perturbations sur l'organisation cognitive de renseignements complexes, induire un rétrécissement du répertoire comportemental accessible et être ainsi associé à des sentiments d'hostilité et à des comportements violents. Ces sentiments et ces comportements sont surtout observés chez certains types de consommateur (les plus antisociaux, entre autres), qui utilisent des modes spécifiques de consommation (base libre, crack), et ce, dans certains contextes bien précis (ceux dans lesquels la norme tacite permet ce genre d'expression). De plus, la dépendance à la cocaïne pourrait jouer un rôle déterminant dans le développement d'activités criminelles chez certaines personnes, en particulier celles qui sont à la fois les plus dépendantes et les plus démunies socialement. Enfin, le système de distribution de la cocaïne, en Amérique du Nord, semble s'entourer d'une aura de violence dans ses transactions. Toutefois, l'analyse de ce même marché en Europe laisse croire que cette violence systémique est davantage issue du contexte social que du marché illicite de la drogue en tant que tel.

Ainsi, la relation cocaïne-crime peut prendre différentes apparences selon le mode de consommation, les utilisateurs et le contexte sociopolitique. En ce sens, l'effort d'intégration opéré par Goldstein est certainement fort méritoire; il a permis de prendre conscience de la complexité de la relation à l'étude. Cependant, l'addition de trois modèles classiques étroits issus d'un courant prohibitionniste n'en fait pas un modèle intégratif pour autant.

De plus, une analyse critique des travaux publiés permet d'établir un certain nombre de constatations. Tout d'abord, la très grande majorité des études scientifiques dans ce domaine sont réalisées aux États-Unis, pays ayant établi des rapports difficiles avec ses consommateurs de cocaïne puisque sa principale réponse à l'usage de drogues illicites constitue la répression. En second lieu, ces études présentent très souvent un cadre théorique faible s'appuyant sur des équations simplistes et peu valides (voir Brochu, 1995, pour une discussion sur ce thème). Conséquemment, le développement des connaissances dans le domaine des drogues et de la délinquance est à ce jour freiné par un ensemble de croyances de sens commun allié au positivisme médical, qui définit le phénomène drogue comme une maladie, et au positivisme juridique, qui forge ce phénomène en délinquance. En somme, malgré l'abondance des écrits, très peu d'études ont tenté de traduire l'objet dans toute sa complexité.

Il faut également ajouter que la mise à jour de relations possibles n'établit pas pour autant un lien de causalité entre la consommation de drogue et la criminalité. Rappelons que plusieurs consommateurs de cocaïne ne sont pas impliqués dans la criminalité outre le fait qu'ils doivent se procurer leur drogue sur le marché illicite. D'autres usagers adoptent une façon de vivre qui intègre à la fois consommation de drogue et comportement criminel sans que l'un soit assujetti à l'autre de façon univoque. Bien plus, un certain nombre d'études longitudinales ont montré que la consommation de drogue et la criminalité sont liées à un ensemble similaire de variables sociodémographiques (notamment la pauvreté et de faibles perspectives de carrière ou de revenus) et de personnalité ainsi qu'à un faible niveau d'investissement dans les valeurs sociales (Fagan, Weis et Cheng, 1990; McBride et McCoy, 1981).

À notre avis, il est important de poursuivre la réflexion dans la direction proposée par Goldstein, mais en analysant plus finement chacune des composantes du système en cause afin de proposer un ensemble d'explications qui tiennent mieux compte des différences individuelles et de l'évolution de la personne.

Il apparaît que le savoir des scientifiques exposé ici, ainsi qu'au chapitre précédant, est empreint d'une certaine forme d'objectivité empirique se traduisant par une distance vis-à-vis les consommateurs. Ce recul est parfois nécessaire afin de bien percevoir la situation, mais peut aussi contribuer à la dénaturer. Il nous semble que, à ce moment de notre quête de connaissance, il est nécessaire de retourner auprès des acteurs sociaux les plus impliqués, soit les consommateurs, afin de mieux connaître leur expérience et les représentations qu'ils s'en font en analysant le récit qu'ils tracent de leur trajectoire, ce que nous ferons dans les prochains chapitres.

Notes

1. Les détenus qui ont écopé d'une peine de détention de deux ans ou plus sont sous responsabilité fédérale alors que les autres demeurent sous responsabilité provinciale.
2. La proportion de tests d'urine positifs pour la cocaïne s'avère beaucoup plus faible dans les pays européens. À titre d'exemple, mentionnons qu'elle s'élève à 15 % en Angleterre (Bennett, Holloway et Williams, 2001).
3. L'hypothèse de la désinhibition a surtout été associée à l'intoxication alcoolique.
4. Il faut toutefois savoir que plusieurs utilisateurs qui dépensent l'équivalent de cette somme d'argent n'ont pas à la débourser vraiment puisqu'ils reçoivent une partie de leur drogue en « cadeau » ou en compensation de certains « services ».
5. La toxicomanie est généralement définie par une consommation importante ou compulsive ainsi que par l'apparition de problèmes résultant de cet usage immodéré.

Chapitre 3

L'étude

DANS UN EFFORT pour dépasser la connaissance rapportée dans les deux chapitres précédents, nous avons décidé d'accorder la parole aux acteurs sociaux eux-mêmes : ceux qui connaissent les expériences de consommation de cocaïne de l'intérieur. Nous avons donc opté pour une méthodologie d'inspiration qualitative de façon à prendre en compte à la fois les faits rapportés et les significations attribuées par les acteurs sociaux aux événements de leur vie. Nous pourrons ainsi mieux comprendre les significations et les valeurs que les participants accordent à leurs comportements, comment ils interprètent les événements qui les entourent. Plus spécifiquement, nous nous attarderons aux perceptions et aux représentations que ces acteurs sociaux se font de leur trajectoire de consommation.

L'objectif principal de notre étude consiste à dégager une meilleure compréhension des trajectoires de vie d'usagers réguliers et fréquents de cocaïne, notamment en analysant l'initiation, la progression et le désistement d'un parcours de consommation. Nous nous intéresserons spécifiquement aux liens qui unissent consommation de cocaïne et criminalité tout au long de cette trajectoire de vie.

Ce chapitre vise, dans un premier temps, à décrire la façon utilisée pour rejoindre les consommateurs de cocaïne et recueillir leurs propos, avant de brosser un portrait de ces usagers, de leur consommation, de même que de leur implication dans des activités criminelles, lorsque c'est le cas. Enfin, la dernière section s'attardera à brosser un tableau quantitatif de la trajectoire drogue-crime des participants. Somme toute, ce chapitre se distinguera des prochains par l'accent mis sur la description factuelle et quantitative des participants.

1. La méthode

De façon à mieux comprendre la nature et le sens des propos produits par les usagers de cocaïne et rapportés dans les chapitres subséquents, il importe de bien connaître comment ces participants ont été sélectionnés et recrutés, la façon dont se sont déroulées les rencontres et, surtout, comment leurs paroles ont été analysées.

1.1 La sélection des participants à l'étude

Ce livre donne la parole à 42 hommes consommateurs réguliers et fréquents de cocaïne (depuis au moins six mois) de la région de Montréal, qui ont accepté de nous faire partager leur trajectoire de vie en relation avec leur consommation de drogue.

Les participants à l'étude sont uniquement des hommes. Il est bien connu que, en regard de la toxicomanie, les caractéristiques masculines et féminines diffèrent considérablement. Nous voulions éviter à tout prix de confondre les dynamiques propres à chaque sexe. Ce faisant, nous sommes évidemment conscients qu'il est impossible de généraliser les résultats de cette recherche aux femmes. Toutefois, une étude similaire s'adressant cette fois aux femmes a été entreprise de façon parallèle à cette recherche.

De même, il faut bien être conscient que, en choisissant d'étudier les personnes qui font une utilisation régulière et fréquente de cocaïne, nous ignorons délibérément la grande majorité des consommateurs : les usagers occasionnels qui sont beaucoup moins en contact avec les systèmes de santé et de justice et qui, de façon générale, s'adaptent beaucoup mieux aux exigences de la société contemporaine (Johnson, Golub et Fagan, 1995). Nos résultats ne pourront d'aucune façon se généraliser à ces derniers.

Par ailleurs, bien que le type de consommation (un produit principal : la cocaïne; une fréquence : élevée et régulière) et le sexe des consommateurs (hommes uniquement) président au recrutement des participants, nous avons toutefois tenté de rejoindre des personnes susceptibles d'expérimenter des trajectoires de vie variées. Nous ne voulions pas nous restreindre à celles éprouvant des problèmes identifiés de toxicomanie ou des difficultés judiciaires. Nous désirions également rejoindre des hommes relativement bien adaptés à la vie en société. La source principale de revenu est alors apparue comme un élément de diversification de l'échantillon permettant de différencier les participants à l'étude selon leur niveau d'imprégnation dans un style de vie déviant (Brochu, 1995). Aussi, l'échantillon fut-il modulé en tenant compte de la principale source de revenu : un travail licite et rémunéré donnant lieu à la catégorie des « travailleurs »; le trafic de substances psychoactives définissant les « trafiquants » ou encore d'autres activités illégales lucratives pour les « contrevenants ».

1.2 Le recrutement des participants

Trois stratégies de recrutement complémentaires ont été utilisées afin de constituer l'échantillon. Ces différentes stratégies avaient pour but de bien représenter l'ensemble des consommateurs réguliers et fréquents de cocaïne[1]. La première stratégie a consisté à rencontrer des consommateurs qui entreprenaient des démarches de traitement pour des problèmes liés à leur toxicomanie dans des centres de désintoxication ou de réadaptation pour toxicomanes de la région de Montréal (14 des 42 participants à l'étude)[2]. De même, huit consommateurs de cocaïne ont été recrutés en centre de détention. Enfin, 20 personnes ont été identifiées par la méthode dite « boule de neige[3] » qui consiste à demander à des informateurs clés (ici des usagers de cocaïne) de nous mettre en contact avec des personnes de leur entourage qui consomment de la cocaïne de façon régulière et fréquente. Cette méthode possède l'avantage de pouvoir rejoindre une population qui se trouve à l'extérieur des filières habituelles de recrutement que constituent le système judiciaire et les centres de réadaptation pour toxicomanes. Dans ces cas, l'utilisation de bassins de départ distincts permet d'éviter de n'interviewer qu'un petit cercle fermé de camarades ayant vécu des trajectoires de vie relativement semblables. Nos « boules de neige » ont donc été formées à partir de sept sources différentes, parmi lesquelles se trouvaient deux intervieweurs travaillant au sein de notre équipe de recherche et cinq personnes rencontrées en traitement ou en désintoxication qui connaissaient des compères n'entreprenant pas de démarche de réadaptation et qui n'étaient pas incarcérées. De façon à nous assurer de la collaboration constante des participants tout au long du processus de recherche, nous leur avons offert un dédommagement de 60 $ pour la ou les rencontres que nous effectuions avec eux. Le tableau 1 dépeint les bassins de recrutement des participants à l'étude en fonction des sources de revenu. Bien sûr, aucun usager dont les revenus provenaient principalement d'un travail rémunéré fut sélectionné à partir de centres de détention. La méthode boule de neige a surtout permis de recruter cette catégorie de consommateur ainsi que ceux vivant principalement du trafic de drogue.

TABLEAU 1
Description des participants à l'étude en fonction des sources de recrutement et des sources de revenu

Source de recrutement	Travail	Trafic ou vente de drogues	Délinquance	Total
« Boule de neige »	9	7	4	20
Traitement	5	4	5	14
Détention	0	3	5	8
Total	14	14	14	42

1.3 Les rencontres

Les rencontres, se réalisant de manière individuelle, s'étendaient sur des périodes totales de trois à quatre heures durant lesquelles on demandait aux consommateurs de cocaïne de participer à une entrevue enregistrée et de répondre à deux questionnaires. Les participants désireux de collaborer à l'étude ont tout d'abord été invités à faire part de leur histoire de vie (méthode biographique). Par cette méthode, il a été possible de retracer les principaux événements de leur existence ainsi que les divers éléments associés à leur mode de vie actuel. Ce procédé permettait également de saisir leur réalité en fonction de huit dimensions principales: relations familiales; rapports avec les pairs, tant au cours de l'adolescence que dans la vie adulte; vie amoureuse; situation vis-à-vis de l'emploi; histoire de consommation; expérience de victimisation; délits et expérience face au système judiciaire (s'il y a lieu) qui ont ponctué leur trajectoire. Ces thèmes ont fait l'objet d'une entrevue semi-directive. La consigne de départ consistait alors à demander aux participants de raconter ce qu'ils jugeaient significatifs dans leur vie à partir des repères mentionnés précédemment ou d'autres qu'ils considéraient importants, et de discuter autant des faits que de la façon dont ils les avaient vécus. Bien que l'intervieweur intervenait le moins possible dans le récit des participants, une direction s'est avérée concrètement indispensable dans certains cas, principalement pour ceux n'ayant jamais été en traitement ou en détention et qui n'avaient pas l'expérience de raconter leur vie. Ainsi, au cours de l'entretien, l'intervieweur posait des questions de clarification, demandait de situer les événements racontés à l'intérieur de la trajectoire, reformulait certains propos ou, encore, pouvait amener les interviewés à discourir sur un thème majeur qui n'avait pas été abordé spontanément. En dernier lieu, nous demandions aux participants s'ils considéraient qu'il existait un rapport entre leur consommation de substances psychoactives et les délits qu'ils avaient commis, s'il y avait lieu.

Cette approche essentiellement qualitative a ensuite fait l'objet d'un complément d'informations quantitatives. Ainsi, les thèmes abordés dans les entrevues ont ensuite été repris en utilisant la version française de l'Addiction Severity Index (ASI) intitulée l'Indice de gravité d'une toxicomanie (IGT) (Bergeron, Landry, Brochu et Guyon, 1998). L'IGT permet d'évaluer le fonctionnement du répondant sur sept sphères de vie : 1) sa consommation d'alcool; 2) sa consommation d'autres substances psychoactives; 3) sa condition de santé; 4) la qualité de ses relations interpersonnelles et familiales; 5) son état psychologique; 6) sa situation d'emploi et ses ressources financières; 7) sa situation judiciaire. Une cote, nommée score composé, permet de synthétiser l'information concernant chacune de ces sphères. Les questions retenues pour le score composé concernent les 30 jours précédant l'évaluation et sont donc sensibles aux modifications dans le temps. Les scores composés s'échelonnent sur une échelle de 0 à 1 : plus la cote est élevée, plus la sphère de vie est qualifiée de détériorée ou de problématique (voir Brochu et Guyon, 1995; Guyon, Landry, Brochu et Bergeron, 1998; ou McLellan, Luborsky, Woody et O'Brien, 1980, pour plus de détails concernant cet instrument validé en anglais et en français).

Enfin, nous avons également eu recours à un troisième mode de cueillette de données communément appelée le « calendrier ». Il s'agit d'une méthode rétrospective courte, développée par Ball, Rosen, Flueck et Nurco (1983), pour retracer les détails de la consommation de drogue, de l'implication dans la délinquance, des revenus et de certains événements de vie au cours des deux années précédant l'entrevue. La technique du bornage du temps utilisée dans la méthode du calendrier s'est avérée particulièrement profitable puisqu'il était apparu que les participants éprouvaient bien souvent de la difficulté à circonscrire les événements à l'intérieur de périodes relativement précises, en raison de l'absence de points de référence suffisamment marquants (Zauberman, 1982). Il s'agissait donc d'amener les personnes interrogées à se remémorer, avec le plus d'exactitude possible, leur consommation de substances psychoactives et les délits éventuellement commis, en les aidant à construire eux-mêmes les balises individuelles et sociales (vacances, maladies, incarcération, rupture amoureuse) de la période de référence (Zauberman, 1982).

L'utilisation de cet ensemble de méthodes complémentaires visait à appréhender à la fois les faits concrets et leur signification pour l'acteur social. Ce mariage qualitatif et quantitatif n'est pas novateur en soi, mais présente l'avantage, pour le thème précis que nous avons exploité, de sortir des sentiers battus visant à mieux comprendre le rapport entre les événements, leurs significations et leurs conséquences pour l'individu.

1.4 La méthode d'analyse des propos recueillis

La retranscription intégrale des entrevues préalablement enregistrées a été, dans un premier temps, analysée individuellement par deux personnes à partir d'une grille de codification permettant de faire ressortir les thèmes et les sous-thèmes abordés. Une analyse transversale des entretiens a ensuite été effectuée, à l'aide du logiciel d'analyse qualitative Nu*Dist, afin de tenter de mieux cerner les trajectoires des usagers de cocaïne.

Les données recueillies à l'aide de la méthode du calendrier de Ball, Rosen, Flueck et Nurco (1982) ont servi à tracer, selon une adaptation de la méthode de Blankervoort, Landrevill et Pires (1980), des représentations graphiques synthétiques de la trajectoire des participants. Ces représentations graphiques ont à leur tour permis de superposer les éléments liés à la consommation de drogue, à la délinquance, aux contacts avec le système de justice et les centres de traitement de la toxicomanie, de même que les conséquences de ces événements, ainsi que d'autres facteurs significatifs intervenant dans les liens explorés dans un sens dynamique (trajectoires). Ces représentations graphiques ont également facilité l'analyse transversale du matériel.

Enfin, les informations recueillies à l'aide de l'indice de gravité d'une toxicomanie (IGT) ont permis de compléter le portrait de la situation des participants et de comparer nos données à des sources extérieures fournies par des études quantitatives utilisant cet instrument.

2. Le portrait sociodémographique des participants

Qui sont les personnes qui ont bien voulu nous faire partager leur trajectoire de consommation de cocaïne? Voici un exposé de leur situation en termes d'âge, d'état civil et de conditions de vie, de scolarité, de même qu'en ce qui a trait à certaines caractéristiques psychologiques et de santé.

TABLEAU 2
Âge des participants

Âge	« Travailleurs » (n=14)	« Trafiquants » (n=14)	« Contrevenants » (n=14)	Total (n=42)
18 à 24 ans	7,1 %	14,3 %	7,1 %	9,5 %
25 à 34 ans	42,9 %	57,1 %	42,9 %	47,6 %
35 à 44 ans	28,6 %	28,6 %	50,0 %	35,7 %
45 ans et plus	21,4 %	0,0 %	0,0 %	7,1 %
Moyenne	35,1 ans	30,7 ans	33,6 ans	33,1 ans

2.1 L'âge

L'âge moyen des hommes rencontrés s'élève à 33 ans. Les « travailleurs » se révèlent sensiblement plus âgés (35 ans en moyenne) que les « contrevenants » (34 ans) et les « trafiquants » (31 ans). Fait remarquable, on ne trouve que des travailleurs dans la catégorie des 45 ans et plus (voir tableau 2).

2.2 L'état civil et les conditions de vie des répondants

Près des deux tiers des participants se disent célibataires (voir tableau 3).

TABLEAU 3
État civil des participants

État civil	« Travailleurs » (n=14)	« Trafiquants » (n=14)	« Contrevenants » (n=14)	Total (n=42)
Marié ou union libre	14,3 %	21,4 %	28,6 %	21,4 %
Séparé ou divorcé	21,4 %	14,3 %	7,1 %	11,9 %
Célibataire	64,3 %	71,4 %	57,1 %	64,3 %

Au cours des six mois précédant leur participation à l'étude, plus du quart (29 %) des consommateurs de cocaïne rencontrés se trouvaient en milieu institutionnel, soit dans un centre de traitement pour toxicomanes, dans un centre de détention ou dans un hôpital à la suite de problèmes physiques ou de santé mentale, ou encore rapportaient une instabilité résidentielle (voir tableau 4). La proportion de ceux

TABLEAU 4
Conditions de vie habituelle des participants au cours des six mois et des trois ans précédant les entrevues

Conditions de vie Vit…	« Travailleurs » (n=14)	« Trafiquants » (n=14)	« Contrevenants» (n=14)	Total (n=42)
Avec conjoint (et enfants)				
6 mois	14,2 %	21,4 %	21,4 %	19,0 %
3 ans	21,4 %	42,8 %	50,0 %	38,1 %
Avec des parents/famille				
6 mois	21,4 %	14,3 %	7,1 %	14,3 %
3 ans	14,2 %	7,1 %	7,1 %	9,6 %
Avec des amis/colocataires				
6 mois	7,1 %	7,1 %	0,0 %	4,8 %
3 ans	28,5 %	14,3 %	0,0 %	13,3 %
Seul ou en chambre				
6 mois	35,7 %	28,6 %	35,7 %	33,3 %
3 ans	35,7 %	14,3 %	28,6 %	26,2 %
En institution/instable				
6 mois	21,4 %	28,6 %	35,7 %	28,6 %
3 ans	0,0 %	21,4 %	14,3 %	11,9 %

qui se trouvaient en milieu institutionnel est particulièrement importante chez les « contrevenants » (36 %), ce qui va de soi étant donné que ces personnes ont été recrutées, en partie, en détention. Comme nous n'avons interrogé que des hommes, il n'est pas surprenant, dans le contexte culturel actuel, de constater qu'aucun participant vivait seul avec ses enfants. Ainsi, malgré que la majorité des répondants (55 %) rapportent avoir des enfants, ils n'en ont habituellement pas la garde légale. Mais même s'ils ne vivent pas quotidiennement avec leurs enfants, la majorité de ceux qui en ont estiment avoir établi une relation étroite et durable avec leur fils et/ou leur fille (65 %).

Les conditions de vie des participants au cours des trois années précédant les rencontres, selon la description qu'ils en font, ressemblent globalement à celles de la période de six mois présentée plus tôt. Toutefois, beaucoup plus de participants vivaient alors avec une conjointe. Le nombre de personnes vivant en milieu institutionnel est également beaucoup moindre qu'au cours des six mois précédant les rencontres. Fait intéressant, la plupart des participants se disent satisfaits de leurs conditions de vie (57 %) au cours de cette période.

Malgré le panorama présenté plus haut, si l'on compare le score moyen obtenu par les participants à l'échelle des relations familiales et

TABLEAU 5
Score composé moyen à l'échelle des relations familiales et sociales de l'IGT de nos participants, des clientèles Domrémy-Montréal, Montérégie, N.A. Labrie et 21 groupes divers rapportés dans des études américaines

Rang	Scores obtenus
1 (population toxicomane américaine)	0,101
2 (population toxicomane américaine)	0,124
3 (population toxicomane américaine)	0,140
4 (les participants à notre étude)	**0,148**
5 (population toxicomane américaine)	0,152
6 (population toxicomane américaine)	0,155
7 (population toxicomane américaine)	0,157
8 (population toxicomane américaine)	0,202
9 (population toxicomane américaine)	0,224
10 (population toxicomane américaine)	0,232
11 (population toxicomane américaine)	0,238
12 (population toxicomane américaine)	0,257
13 (population toxicomane américaine)	0,272
14 (population toxicomane américaine)	0,277
15 (population toxicomane américaine)	0,290
16 (population toxicomane américaine)	0,300
17 (population toxicomane américaine)	0,304
18 (population toxicomane américaine)	0,305
19 (population du centre de traitement N.A. Labrie)	*0,316*
20 (population toxicomane américaine)	0,329
21 (population du centre de traitement de la Montérégie)	*0,366*
22 (population toxicomane américaine)	0,348
23 (population du centre de traitement Domrémy-Montréal)	*0,352*
24 (groupe de cocaïnomanes du centre de traitement Domrémy-Montréal)	*0,360*
25 (population toxicomane américaine)	0,480
26 (population toxicomane américaine)	0,502

Adaptation de Guyon, L. et Landry, M. (1996), « L'abus de substances psychoactives, un problème parmi d'autres? Portrait d'une population en traitement », *Psychotropes*, 1 (2) : 61-79.

interpersonnelles de l'IGT à celui de trois centres québécois de réadaptation pour toxicomanes et à 21 populations américaines en provenance de divers centres de traitement, on s'aperçoit que nos consommateurs de cocaïne se trouvent relativement bien insérés socialement (voir tableau 5). Autrement dit, les participants à notre étude, dont une grande partie ne sont ni en traitement pour toxicomanie ni incarcérés, paraissent moins démunis aux plans familial et social que les clientèles en traitement. Il en va de même lorsque l'on compare cet échantillon à celui d'une clientèle plus proche, soit les cocaïnomanes du centre de traitement Domrémy-Montréal (voir Guyon et Landry, 1993).

TABLEAU 6
Scolarité des participants

Études…	« Travailleurs » (n=14)	« Trafiquants » (n=14)	« Contrevenants » (n=14)	Total (n=42)
primaires complétées	7,1 %	7,1 %	0,0 %	4,8 %
secondaires non complétées	14,3 %	35,7 %	28,6 %	26,2 %
secondaires complétées	42,9 %	35,7 %	42,9 %	40,5 %
de cégep ou d'une école de métiers non complétées	14,3 %	7,1 %	21,4 %	14,3 %
de cégep ou d'une école de métiers complétées	0,0 %	14,3 %	0,0 %	4,8 %
universitaires non complétées	7,1 %	0,0 %	0,0 %	2,4 %
universitaires complétées	14,3 %	0,0 %	7,1 %	7,1 %

2.3 La scolarité

La majorité (69 %) des participants à l'étude ont terminé leurs études secondaires. Le quart (29 %) ont même poussé plus loin, entreprenant des études de niveau collégial ou universitaire (voir tableau 6). Les participants présentent donc un profil scolaire comparable à l'ensemble de la population québécoise. Toutefois, ces personnes sont largement plus scolarisées que la clientèle habituelle des centres de réadaptation pour toxicomanes de Montréal (dont seulement le tiers a 12 ans et plus de scolarité[4]) (Laflamme-Cusson, Guyon et Landry, 1993).

2.4 Les caractéristiques psychologiques

La détresse psychologique des hommes qui participaient à l'étude paraît assez importante (voir tableau 7). Ainsi, 62 % d'entre eux rapportent une période de dépression sérieuse au cours de leur existence et 14 % au cours des 30 jours précédant l'entrevue; les deux tiers disent avoir souffert d'anxiété ou de tensions graves au cours de leur vie et 29 % présentaient ces mêmes problèmes au cours du mois précédant la rencontre. Il n'est donc pas étonnant qu'une grande proportion de l'échantillon (64 %) ait envisagé un suicide (jusqu'à l'élaboration d'un scénario) au cours de leur vie et plus de la moitié (57 %) ont tenté de

TABLEAU 7
Problèmes psychologiques rapportés pour les 30 jours précédant l'entrevue et à vie

Problèmes psychologiques	« Travailleurs » (n=14)	« Trafiquants » (n=14)	« Contrevenants » (n=14)	Total (n=42)
Dépression grave				
30 jours	21,4 %	14,3 %	7,1 %	14,3 %
à vie	57,1 %	50,0 %	78,6 %	61,9 %
Anxiété				
30 jours	28,6 %	21,4 %	35,7 %	28,6 %
à vie	64,3 %	71,4 %	64,3 %	66,7 %
Hallucinations				
30 jours	7,1 %	0,0 %	0,0 %	2,4 %
à vie	7,1 %	7,1 %	7,1 %	7,1 %
Troubles de concentration				
30 jours	7,1 %	0,0 %	14,3 %	7,1 %
à vie	14,3 %	35,7 %	28,6 %	26,2 %
Difficultés à réprimer un comportement violent				
30 jours	7,1 %	21,4 %	21,4 %	16,7 %
à vie	50,0 %	64,3 %	64,3 %	59,5 %
Automutilation				
30 jours	0,0 %	0,0 %	0,0 %	0,0 %
à vie	14,3 %	21,4 %	35,7 %	23,8 %
Pensées suicidaires				
30 jours	7,1 %	14,3 %	21,4 %	14,3 %
à vie	57,1 %	57,1 %	78,6 %	64,3 %
Tentatives de suicide				
30 jours	0,0 %	0,0 %	0,0 %	0,0 %
à vie	50,0 %	50,0 %	71,4 %	57,1 %
Prise de médicaments				
30 jours	0,0 %	14,3 %	7,1 %	7,1 %
à vie	28,6 %	28,6 %	50,0 %	35,7 %

mettre un terme à leurs jours. Au cours du mois précédant l'entrevue, 14 % des participants avouent avoir réfléchi sérieusement à la possibilité de s'enlever la vie. Enfin, le quart des participants (24 %) rapportent avoir déjà tenté, au cours de leur vie, de se blesser intentionnellement (automutilation autre que dans le cadre d'une tentative suicidaire). Automutilation, pensées suicidaires, tentatives de suicide sont toutes plus fréquentes chez les « contrevenants » que chez les « trafiquants » et les « travailleurs », lorsqu'on considère la globalité de leur vie.

TABLEAU 8
Score composé moyen à l'échelle psychologique de l'IGT de nos participants, des clientèles Domrémy-Montréal, Montérégie, N.A. Labrie et 21 groupes divers rapportés dans des études américaines

Rang	Scores obtenus
1 (population toxicomane américaine)	0,103
2 (population toxicomane américaine)	0,113
3 (population toxicomane américaine)	0,116
4 (les participants à notre étude)	**0,127**
5 (population toxicomane américaine)	0,135
6 (population toxicomane américaine)	0,147
7 (population toxicomane américaine)	0,155
8 (population toxicomane américaine)	0,182
9 (population toxicomane américaine)	0,213
10 (population toxicomane américaine)	0,220
11 (population toxicomane américaine)	0,224
12 (population toxicomane américaine)	0,225
13 (population toxicomane américaine)	0,236
14 (population toxicomane américaine)	0,242
15 (population toxicomane américaine)	0,243
16 (population toxicomane américaine)	0,245
17 (population toxicomane américaine)	0,249
18 (population toxicomane américaine)	0,256
19 (population toxicomane américaine)	0,258
20 (population du centre de traitement N.A. Labrie)	*0,285*
21 (population toxicomane américaine)	0,287
22 (groupe de cocaïnomanes du centre de traitement Domrémy-Montréal)	*0,353*
23 (population toxicomane américaine)	0,366
24 (population toxicomane américaine)	0,379
25 (population du centre de traitement Domrémy-Montréal)	*0,379*
26 (population du centre de traitement de la Montérégie)	*0,406*

Adaptation de Guyon, L. et Landry, M. (1996), « L'abus de substances psychoactives, un problème parmi d'autres? Portrait d'une population en traitement », *Psychotropes*, 1 (2) : 61-79.

La comparaison du profil psychologique *récent* (30 jours) des participants à notre étude avec celui des hommes en traitement pour la toxicomanie révèle une détresse psychologique moindre parmi les personnes recrutées pour cette étude (voir Laflamme-Cusson, Guyon et Landry, 1993) (voir tableau 8). De même, ils ressentent moins de détresse psychologique que la clientèle cocaïnomane admise à

Domrémy-Montréal (voir Guyon et Landry, 1993). Cette situation n'est pas surprenante puisque la majorité des personnes participant à notre étude n'ont pas demandé d'aide ou de traitement au cours du mois qui précédait l'entrevue et ne semblaient pas se trouver en situation de crise.

Toutefois, les indices de détresse psychologique *au cours de la vie* ne font pas apparaître les mêmes conclusions. En fait, nos participants présenteraient un profil psychologique plus détérioré que la population masculine admise au centre de traitement Domrémy-Montréal. Ainsi, les épisodes de dépression, d'anxiété et les comportements suicidaires sont rapportés plus fréquemment parmi les hommes ayant collaboré à notre étude. Afin d'illustrer cette affirmation, mentionnons que nos participants rapportent 25 % plus de tentatives de suicide que les hommes en traitement au centre de traitement Domrémy-Montréal (Guyon et Landry, 1993). En fait, le pourcentage de tentative de suicide parmi notre échantillon est carrément alarmant. Ce profil psychologique préoccupant est particulièrement la caractéristique du groupe des « contrevenants » qui présentent plus d'indices de dépression grave, d'automutilation, de pensées et de tentatives suicidaires ainsi que de prise de médicaments que les deux autres groupes.

2.5 L'état de santé

Plusieurs participants présentent des problèmes de santé physique importants. Ainsi, les scores à l'IGT révèlent que les problèmes médicaux sont plus importants parmi notre échantillon comparativement à plusieurs populations similaires dont un certain nombre en centre de traitement pour toxicomanes au Québec (voir tableau 9).

En somme, les participants à l'étude se trouvent dans la jeune trentaine, ils rapportent un niveau de scolarité semblable à celle de la population québécoise dans son ensemble et vivent seuls. Au moment des rencontres, malgré que les participants présentent des indices de dépression importante et qu'ils ont déjà fait des tentatives de suicide, ils dévoilent globalement un portrait récent moins détérioré que le profil présenté par les toxicomanes qui demandent leur admission en traitement pour raison de toxicomanie. Ainsi, comparativement à ce dernier groupe, les participants à notre étude apparaissent mieux insérés familialement et socialement, ils sont plus scolarisés et présentent moins de détresse psychologique récente. Nos participants ne se trouvaient généralement pas en situation de crise les prédisposant à requérir au traitement pour régler leur problème de toxicomanie.

TABLEAU 9
Score composé moyen à l'échelle médicale de l'IGT de nos participants, des clientèles Domrémy-Montréal, Montérégie, N.A. Labrie et 21 groupes divers rapportés dans des études américaines

Rang	Scores obtenus
1 (population toxicomane américaine)	0,087
2 (population toxicomane américaine)	0,098
3 (population toxicomane américaine)	0,112
4 (population toxicomane américaine)	0,120
5 (groupe de cocaïnomanes du centre de traitement Domrémy-Montréal)	*0,137*
6 (population toxicomane américaine)	0,138
7 (population toxicomane américaine)	0,142
8 (population toxicomane américaine)	0,150
9 (population toxicomane américaine)	0,152
10 (population du centre de traitement Domrémy-Montréal)	*0,174*
11 (population toxicomane américaine)	0,186
12 (population toxicomane américaine)	0,208
13 (population toxicomane américaine)	0,215
14 (population toxicomane américaine)	0,220
15 (population du centre de traitement N.A. Labrie)	*0,223*
16 (population toxicomane américaine)	0,226
17 (population toxicomane américaine)	0,232
18 (les participants à notre étude)	**0,237**
19 (population toxicomane américaine)	0,240
20 (population toxicomane américaine)	0,244
21 (population toxicomane américaine)	0,255
22 (population du centre de traitement de la Montérégie)	*0,261*
23 (population toxicomane américaine)	0,267
24 (population toxicomane américaine)	0,288
25 (population toxicomane américaine)	0,313
26 (population toxicomane américaine)	0,416

Adaptation de Guyon, L. et Landry, M. (1996), « L'abus de substances psychoactives, un problème parmi d'autres? Portrait d'une population en traitement », *Psychotropes*, 1 (2) : 61-79.

3. Le portrait de la consommation des participants

On se rappellera qu'un des principaux critères d'échantillonnage consistait à ne choisir que des hommes consommant de la cocaïne de façon régulière et fréquente depuis au moins six mois. Mais au-delà de ces caractéristiques générales, comment peut-on les dépeindre en matière de consommation?

La majorité des personnes qui participent à la recherche mentionnent priser (sniffer) la cocaïne (45 %) (figure 1). Le deuxième mode de consommation privilégié s'avère l'injection par voie intraveineuse (31 %).

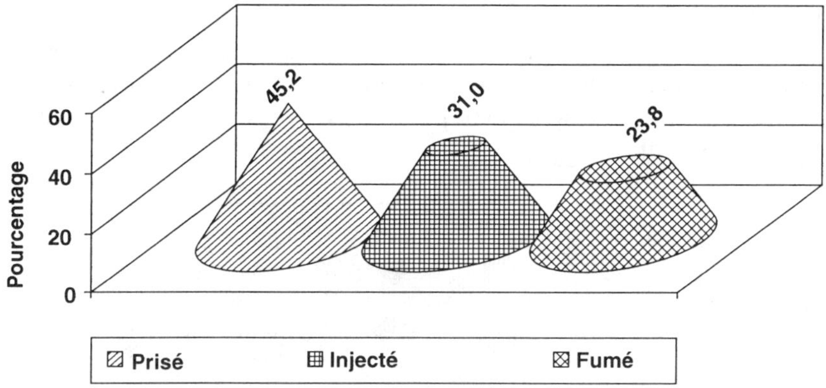

Figure 1. Mode de consommation privilégié

Ils consomment régulièrement de la cocaïne depuis plusieurs années, soit 10 années en moyenne [« travailleurs » = 10,1 (E.T. = 5,4); « trafiquants » = 9,6 (E.T. = 7,5); « contrevenants » = 9,6 (E.T. = 5,2)]. Bien que près du quart des participants mentionnent consommer régulièrement de la cocaïne depuis moins de 5 ans (24 %), la majorité en aurait consommé sur une beaucoup plus longue période, soit entre 7 et 15 ans (57 %) (figure 2). À cela s'ajoute un 14 % additionnel

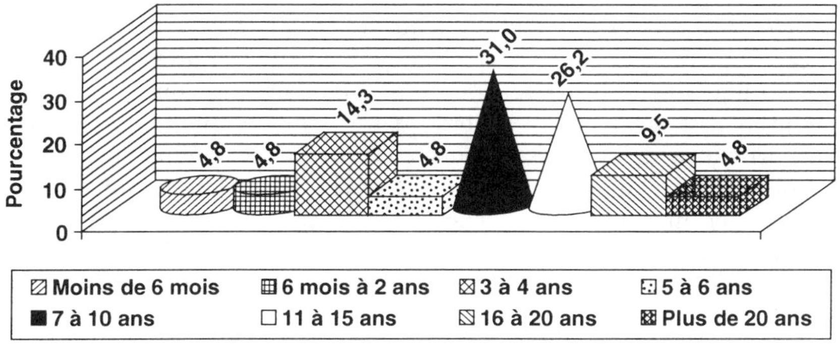

Figure 2. Nombre d'années de consommation régulière de cocaïne

d'usagers qui révélait consommer de la cocaïne de façon régulière depuis plus de 15 ans. En comparant ces chiffres avec la moyenne d'années d'usage de cocaïne chez la clientèle de Domrémy-Montréal (4,6 ans), on constate que nos participants présentent généralement une longue histoire de consommation de cocaïne (Guyon et Landry, 1993).

De façon conséquente, les participants à l'étude révèlent avoir dépensé d'importantes sommes d'argent pour leur consommation, en moyenne 1 904 $ mensuellement pour leur usage d'alcool et de drogues illicites (figure 3).

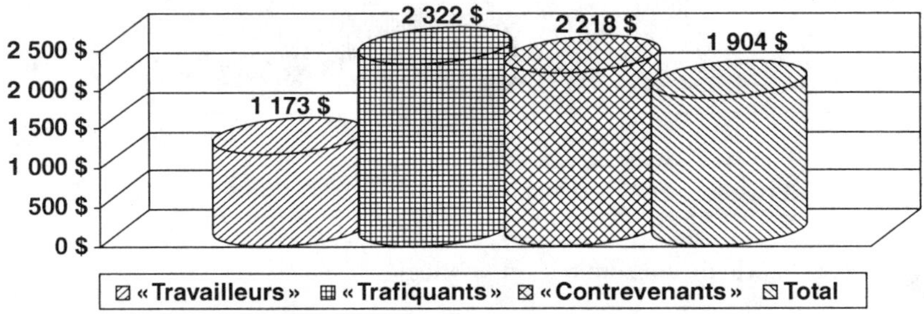

Figure 3. Moyenne d'argent dépensé mensuellement au cours des deux dernières années pour l'achat d'alcool et de drogues selon les groupes à l'étude

À l'analyse de la figure 3, il apparaît clairement que les « travailleurs » rapportent dépenser beaucoup moins pour l'achat de substances psychoactives (1 173 $ mensuellement en moyenne) que les deux autres groupes, soit près de la moitié des montants dépensés par les « trafiquants » (2 322 $ en moyenne) et les « contrevenants » (2 218 $ en moyenne). C'est vraisemblablement là l'une des raisons qui expliquent qu'ils arrivent à maintenir leur insertion sociale. De même, il faut savoir que les « trafiquants » obtiennent fréquemment leur drogue à des prix inférieurs aux autres consommateurs étant donné la grande quantité achetée et leurs contacts dans le milieu. Les dépenses en drogues qu'ils déclarent assumer mensuellement laissent ainsi entrevoir une consommation encore plus grande. Dans une certaine mesure, la même réalité s'applique aux « contrevenants » qui, pour la majorité, ont su établir de très bons contacts dans le milieu du trafic. Le départage de l'argent dépensé en substances psychoactives selon la méthode de recrutement des participants à l'étude (centre de traitement, centre de détention ou boule de neige) permet de constater que les personnes sélectionnées en pénitenciers rapportent des dépenses de consommation beaucoup plus importantes (près du double) que ceux recrutés aux autres endroits (figure 4).

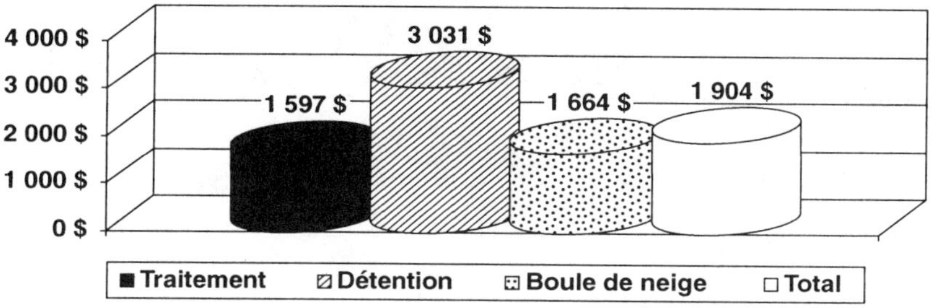

Figure 4. Moyenne d'argent dépensé mensuellement en substances psychoactives au cours des deux années précédentes selon la provenance des participants

Par ailleurs, la comparaison du profil de toxicomanie des participants à notre étude avec la clientèle de divers centres de traitement laisse voir que les problèmes d'assuétude (échelle drogue de l'IGT) des personnes constituant notre échantillon s'avèrent légèrement inférieurs (début du deuxième quartile) (voir tableau 10). De même, les problèmes liés à la consommation d'alcool sont sensiblement moins élevés parmi nos participants que pour les clientèles des centres de traitement (voir tableau 11).

Afin de cesser leur consommation excessive de drogues illicites, confirmée par les données présentées plus tôt, les trois quarts des participants rapportent avoir entrepris, par le passé, une démarche de traitement. Pour une bonne proportion d'entre eux, les traitements auraient même été fréquents (pour certains plus de 10) (voir figure 5).

En somme, les participants à l'étude constituent sans aucun doute, pour la majorité, des consommateurs de longue date qui utilisent de grandes quantités de cocaïne de façon régulière. Toutefois, leurs problèmes *perçus* liés à l'usage régulier de drogues ne paraissent pas aussi importants que ceux rapportés par un échantillon qui aurait été recruté exclusivement dans les centres de réadaptation pour personnes toxicomanes. Malgré cela, un bon nombre de participants à notre étude ont cherché de l'aide, généralement à plus d'une reprise, afin de se départir de leur problème de consommation.

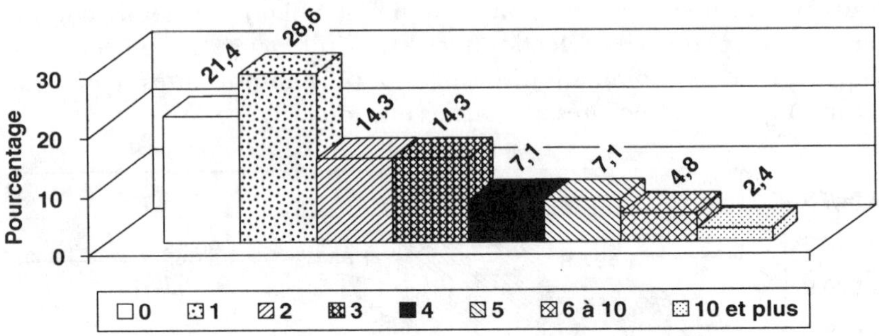

Figure 5. Nombre d'épisodes de traitement pour la toxicomanie

TABLEAU 10
Score composé moyen à l'échelle drogue de l'IGT de nos participants, des clientèles Domrémy-Montréal, Montérégie, N.A. Labrie et 21 groupes divers rapportés dans des études américaines

Rang	Scores obtenus
1 (population toxicomane américaine)	0,023
2 (population toxicomane américaine)	0,031
3 (population toxicomane américaine)	0,046
4 (population toxicomane américaine)	0,056
5 (population toxicomane américaine)	0,092
6 (population toxicomane américaine)	0,104
7 (les participants à notre étude)	**0,134**
8 (population toxicomane américaine)	0,135
9 (population toxicomane américaine)	0,137
10 (population du centre québécois N.A. Labrie)	*0,137*
11 (population toxicomane américaine)	0,141
12 (population toxicomane américaine)	0,155
13 (population du centre québécois Domrémy-Montréal)	*0,165*
14 (population du centre québécois Montérégie)	*0,167*
15 (population toxicomane américaine)	0,178
16 (population toxicomane américaine)	0,189
17 (population toxicomane américaine)	0,232
18 (population toxicomane américaine)	0,244
19 (population toxicomane américaine)	0,245
20 (population toxicomane américaine)	0,252
21 (population toxicomane américaine)	0,256
22 (population toxicomane américaine)	0,265
23 (population toxicomane américaine)	0,271
24 (population toxicomane américaine)	0,284
25 (population toxicomane américaine)	0,314

Adaptation de Guyon, L. et Landry, M. (1996), « L'abus de substances psychoactives, un problème parmi d'autres? Portrait d'une population en traitement », *Psychotropes*, 1 (2) : 61-79.

TABLEAU 11
Score composé moyen à l'échelle alcool de l'IGT de nos participants, des clientèles Domrémy-Montréal, Montérégie, N.A. Labrie et 21 groupes divers rapportés dans des études américaines

Rang	Scores obtenus
1 (population toxicomane américaine)	0,098
2 (population toxicomane américaine)	0,123
3 (population toxicomane américaine)	0,152
4 (population toxicomane américaine)	0,174
5 (les participants à notre étude)	**0,183**
6 (population toxicomane américaine)	0,226
7 (population toxicomane américaine)	0,237
8 (population toxicomane américaine)	0,241
9 (population toxicomane américaine)	0,257
10 (population toxicomane américaine)	0,260
11 (population toxicomane américaine)	0,278
12 (population toxicomane américaine)	0,289
13 (population toxicomane américaine)	0,307
14 (population toxicomane américaine)	0,309
15 (population toxicomane américaine)	0,357
16 (population du centre québécois Domrémy-Montréal)	*0,386*
17 (population du centre québécois Montérégie)	*0,418*
18 (population du centre québécois N.A. Labrie)	*0,441*
19 (population toxicomane américaine)	0,484
20 (population toxicomane américaine)	0,500
21 (population toxicomane américaine)	0,510
22 (population toxicomane américaine)	0,588
23 (population toxicomane américaine)	0,631
24 (population toxicomane américaine)	0,643
25 (population toxicomane américaine)	0,645

Adaptation de Guyon, L. et Landry, M. (1996), « L'abus de substances psychoactives, un problème parmi d'autres? Portrait d'une population en traitement », *Psychotropes*, 1 (2) : 61-79.

4. Le portrait de la délinquance des participants

La consommation régulière et fréquente de cocaïne est souvent associée à une implication dans des activités criminelles lucratives. Qu'en est-il des personnes qui ont participé à notre étude?

4.1 Les participants à l'étude commettent-ils des délits?

On se rappelle que les deux tiers des participants à l'étude ont été recrutés sur la base du fait qu'ils se trouvaient impliqués dans la délinquance : trafic de drogues ou autres délits lucratifs. En outre, 2 des 14 « travailleurs » révèlent avoir été impliqués dans la délinquance au cours des deux années précédant l'entrevue (sans que la délinquance n'ait été leur principale source de revenu). Somme toute, une proportion de 71 % de l'échantillon a été impliquée dans la criminalité d'une façon ou d'une autre au cours d'une période de 24 mois. Cela ne constitue toutefois pas un indicateur de l'implication criminelle des usagers réguliers et fréquents de cocaïne, mais plutôt un reflet de notre procédure d'échantillonnage.

Afin de préciser l'ampleur des problèmes légaux vécus par les participants à l'étude, il est révélateur de les comparer avec d'autres populations similaires, soit des toxicomanes en traitement et des détenus, à partir de l'échelle légale de l'IGT (voir tableau 12). Cette comparaison montre que les problèmes légaux, parmi les personnes constituant notre échantillon (0,239), semblent particulièrement importants. En fait, ceux-ci apparaissent plus élevés que pour toutes les populations en traitement nous servant de base de comparaison, même celles ne comptant que des personnes judiciarisées. La gravité des problèmes judiciaires de notre échantillon apparaît même supérieure à celle des problèmes des détenus considérés comme des non-toxicomanes du Centre de détention de Montréal (0,217). En fait, seuls les résultats publiés pour les détenus toxicomanes du Centre de détention de Montréal et de la prison de Trois-Rivières (respectivement 0,409 et 0,310) s'avèrent supérieurs à ceux obtenus par nos participants. Il faut toutefois relativiser cette donnée en mentionnant que la médiane du score composé de l'échelle légale est de beaucoup inférieure à la moyenne (médiane = 0,167), témoignant du fait qu'une partie de l'échantillon, les participants recrutés en pénitenciers, obtient des scores démesurément élevés.

4.2 Quels délits commettent-ils ?

Quel type de délit les personnes ayant participé à cette étude ont-elles déjà commis *au cours de leur vie*? Comme l'indique le tableau 13, outre les infractions contre l'application de la loi[5], celles-ci se font principalement arrêter pour possession ou vente de drogues, vols, méfaits ou voies de fait.

Même si la possession ou la vente de substances psychoactives constituent les motifs d'inculpation les plus fréquents, près de la moitié des toxicomanes qui ont consommé des drogues illicites une bonne partie de leur vie n'auraient jamais été accusés de possession ! Remarquons toutefois que les deux tiers des personnes dont le

TABLEAU 12
Score composé moyen à l'échelle légale de l'IGT de nos participants, des clientèles Domrémy-Montréal, Montérégie, N.A. Labrie et 21 groupes divers rapportés dans des études américaines

Rang		Scores obtenus
1	(population toxicomane américaine)	–
2	(population toxicomane américaine)	0,010
3	(population toxicomane américaine)	0,021
4	(population toxicomane américaine)	0,024
5	(population toxicomane américaine)	0,027
6	(population toxicomane américaine)	0,039
7	(population toxicomane américaine)	0,041
8	(population toxicomane américaine)	0,044
9	(population toxicomane américaine)	0,046
10	(population toxicomane américaine)	0,050
11	(population toxicomane américaine)	0,074
12	(population toxicomane américaine)	0,074
13	(population toxicomane américaine)	0,074
14	(population toxicomane américaine)	0,075
15	(population toxicomane américaine)	0,086
16	(population toxicomane américaine)	0,089
17	(population toxicomane américaine)	0,090
18	(population toxicomane américaine)	0,103
19	*(population du centre québécois Domrémy-Montréal)*	*0,134*
20	*(population du centre québécois Montérégie)*	*0,142*
21	(population toxicomane américaine)	0,152
22	*(population masculine du centre québécois Domrémy-Montréal*	*0,153*
23	*(groupe de cocaïnomanes du centre québécois Domrémy-Montréal)*	*0,158*
24	*(population du centre québécois N.A. Labrie)*	*0,175*
25	*(population judiciarisée du centre québécois Domrémy-Montréal)*	*0,189*
26	*Détenus non toxicomanes au centre de détention de Montréal*	*0,217*
27	(population toxicomane américaine)	0,220
28	**(notre échantillon)**	**0,239**
29	(population toxicomane américaine)	–
30	*Détenus toxicomanes au centre de détention de Trois-Rivières*	*0,310*
31	*Détenus toxicomanes au centre de détention de Montréal*	*0,409*

Adaptation de Guyon, L. et Landry, M. (1996), « L'abus de substances psychoactives, un problème parmi d'autres? Portrait d'une population en traitement », *Psychotropes*, 1 (2) : 61-79.

TABLEAU 13
Proportion de sujets ayant été inculpés relativement à différents types de délit

Type de délit	« Travailleurs » (n=14)	« Trafiquants » (n=14)	« Contrevenants » (n=14)	Total (n=42)
Infraction contre l'application de la loi	42,9 %	50,0 %	64,3 %	**52,4 %**
Possession/vente de drogue	42,8 %	**67,1 %**	67,1 %	**52,4 %**
Vol	35,7 %	**67,1 %**	64,3 %	**52,4 %**
Méfait	35,7 %	42,9 %	71,4 %	50,0 %
Voie de fait	21,4 %	42,9 %	**78,6 %**	47,6 %
Conduite avec facultés affaiblies	**50,0 %**	28,6 %	35,7 %	38,1 %
Fraude	21,4 %	28,6 %	35,7 %	28,6 %
Vol qualifié	7,1 %	21,3 %	42,9 %	26,2 %
Port d'arme illégal	7,1 %	0,0 %	35,7 %	26,2 %
Négligence criminelle	14,2 %	14,3 %	28,6 %	19,0 %
Homicide, meurtre, tentative de meurtre	0,0 %	21,3 %	14,2 %	11,9 %
Infractions d'ordre sexuel	7,1 %	0,0 %	0,0 %	4,8 %
Nombre de mois détenus à vie	**2,3**	**29,1**	**37,5**	**23,0**

revenu principal est tiré du trafic de drogues ou de la criminalité rapportent avoir déjà été inculpées pour possession ou vente de drogues.

De façon semblable, peu de participants (38 %) se seraient fait arrêter pour conduite avec facultés affaiblies. Toutefois, il est important de relativiser cette donnée en mentionnant qu'une bonne portion de ces personnes (62 %) n'étaient pas en possession, au moment des rencontres, d'un permis de conduire valide, une bonne partie de celles-ci n'en ayant jamais eu (42 %)[6]. Néanmoins, mentionnons qu'un « travailleur » sur deux indique avoir été inculpé pour conduite avec facultés affaiblies. Il s'agit d'ailleurs du type de délit le plus fréquemment rapporté par cette catégorie de consommateurs. Ces personnes mentionnent donc avoir été inculpées pour conduite en état d'ébriété en proportion beaucoup plus grande que les deux autres groupes de participants.

Les inculpations pour des délits de nature violente sont relativement fréquentes parmi les personnes constituant l'échantillon. Ainsi, 48 % d'entre elles confient avoir déjà été inculpées pour voies de fait; il s'agit des trois quarts des participants du groupe des « contrevenants ». D'autres crimes violents sont révélés par les usagers de cocaïne participant à l'étude. Il apparaît toutefois clairement qu'à mesure que la gravité des délits augmente, le nombre de personnes qui ont déjà été inculpées de ces crimes diminue. On note également que les « travailleurs » sont proportionnellement beaucoup moins représentés que les deux autres groupes parmi les auteurs de crimes violents. Enfin, remarquons que les participants à l'étude ont, en moyenne au cours de leur vie, été détenus pour une période de 23 mois. Toutefois, cette moyenne ne s'élève qu'à 2,3 mois pour le groupe des « travailleurs ».

4.3 Leur criminalité est-elle lucrative[7] *?*

Étant donné leur consommation onéreuse, on peut se demander avec quel argent les consommateurs de cocaïne parviennent à payer leur drogue. Pour certains, les revenus légaux permettaient de subvenir à leur usage de cocaïne, du moins en partie. Toutefois, les activités illégales ajoutent un supplément de revenu important pour un grand nombre des participants à l'étude. Afin de bien saisir l'étendue des revenus acquis par la criminalité, nous présentons ces données en relation avec le portrait financier plus global des participants.

Comme le montre la figure 6, la majorité des participants à l'étude rapportent de faibles revenus de sources légales; près de la moitié des personnes rencontrées déclarent en effet des rétributions de provenances légales inférieures à 20 000 $.

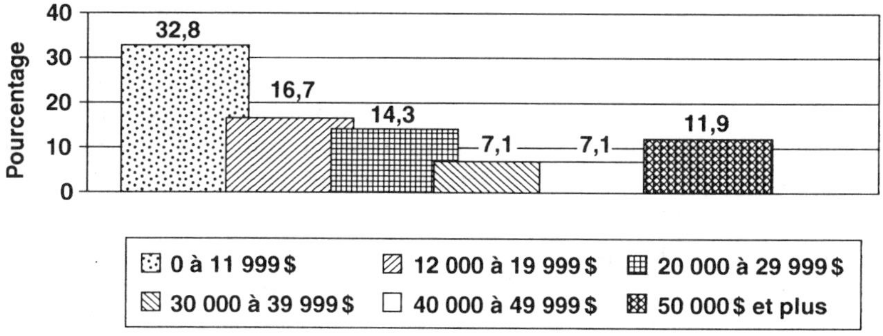

Figure 6. Revenu personnel annuel brut de sources légales

Toutefois, ces données ne fournissent pas un portrait véritable de la situation financière des participant à notre étude puisqu'elles ne tiennent pas compte du fait que l'ensemble des revenus est fréquemment augmenté par les fruits d'une criminalité lucrative. La figure 7 tente de pallier ce problème en fournissant les moyennes annuelles d'argent obtenu au cours des deux dernières années, tant de manière légale qu'illégale.

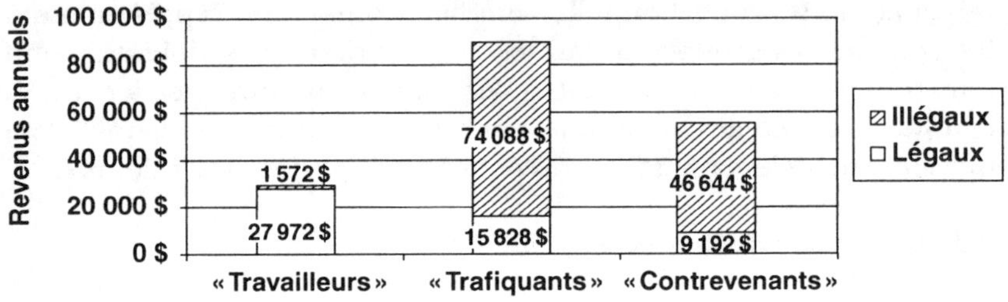

Figure 7. Revenus annuels légaux et illégaux

En ajoutant l'argent acquis illégalement, on ne peut plus affirmer que les participants à l'étude soient miséreux (voir figure 7) ! Ainsi, ils obtiendraient en moyenne des gains totalisant 58 432 $ par année. Les « trafiquants » et les « contrevenants » constituent les groupes qui rapportent les revenus dominants avec en moyenne respectivement 74 088 $ et 46 644 $, et ce, uniquement de sources illégales. À cela s'ajoutent des rémunérations de sources légales s'élevant en moyenne à 15 828 $ pour les « trafiquants » et à 9 192 $ pour les « contrevenants ». Au total donc, les personnes constituant les groupes des « trafiquants » et des « contrevenants » indiquent des revenus totaux respectifs de 89 916 $ et de 55 836 $ en moyenne annuellement. Les « travailleurs » font donc ici figure de parents pauvres avec leur rétribution annuelle totale moyenne de 29 544 $ provenant essentiellement, dans leur cas, de source légale! S'ajoutent en effet ici à une moyenne de 27 972 $ reçus de source légale seulement 1 572 $ en moyenne acquis illégalement. Ainsi, les « trafiquants » déclarent avoir perçu des gains trois fois plus élevés que les travailleurs, situation principalement attribuable à leurs activités de trafic. Une comparaison des montants d'argent dépensés à l'achat de substances psychoactives (voir figure 3, sur une base mensuelle) et des revenus disponibles (voir figure 7, sur une base annuelle) permet de conclure que seule une partie des revenus disponibles est investie dans la consommation.

Ce tableau dépeint dans le paragraphe précédent n'est encore pas tout à fait représentatif des revenus empochés pour les mois durant lesquels les participants étaient réellement actifs soit sur le marché du travail ou dans le milieu du trafic et de la délinquance. En effet, lorsque les revenus annuels sont présentés, ils tiennent compte des périodes d'incarcération ou d'hospitalisation comme des intervalles de temps durant lesquels la personne a été active dans ses activités lucratives, ce qui n'est pas le cas. En soustrayant les épisodes de séjours en traitement résidentiel et en milieu hospitalier ou carcéral, nous obtenons un nombre de mois durant lesquels la personne était disponible pour des activités liées à l'emploi, au trafic ou à la délinquance. Ainsi, 137,5 mois ont été soustraits des 1 008 mois[8] considérés (soit 14 % des mois couverts par l'étude) durant lesquels les participants se trouvaient en institution et incapables de s'adonner à leurs activités lucratives. La majorité des mois rejetés l'ont été pour cause de détention (69,5 mois ou 51 %) ou de traitement résidentiel (64,5 mois ou 47 %). Enfin, quelques mois (3,5 ou 3 %) ont été retirés des analyses, la personne étant alors hospitalisée. Au total, 61,9 % des trajectoires ont été modifiées afin de bien représenter les revenus et la délinquance selon les mois « actifs ». Cette nouvelle analyse présentée à la figure 8 indique maintenant que les « travailleurs » bénéficieraient de gains mensuels moyens totaux s'élevant à 2 559 $, comparativement à 7 540 $ et à 6 487 $ pour respectivement les « trafiquants » et les « contrevenants ».

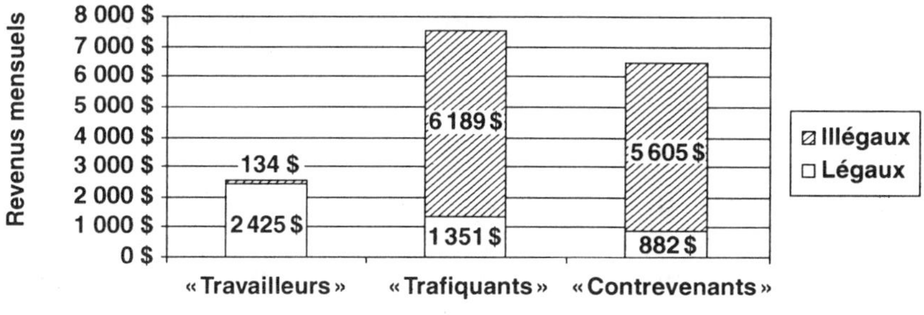

Figure 8. Revenus légaux et illégaux moyens pour les mois à risque

Cette transformation statistique affecte davantage les « contrevenants », puisque ces derniers se sont davantage trouvés en détention ou en traitement résidentiel que les personnes composant les deux autres groupes. Ainsi, les gains annuels moyens des « contrevenants » pour les mois « actifs » atteignent maintenant 77 844 $, ce qui les rapproche considérablement des « trafiquants » (90 480 $).

On peut se questionner quant au rapport entre l'argent gagné et l'argent dépensé pour la consommation de substances psychoactives. Les analyses statistiques (r de Pearson) n'associent pas le revenu *légal* encaissé (travail, bien-être social, assurance-chômage) aux montants versés pour l'alcool, mais plutôt à l'argent déboursé pour les autres drogues. Par ailleurs, le pécule obtenu *illégalement* est beaucoup plus fortement associé à l'argent dépensé pour régler la consommation d'alcool et d'autres drogues.

Le portrait de la réalité financière des participants à l'étude ne saurait finalement être considéré complet si on ne tient pas compte de leur niveau d'endettement. D'entrée de jeu, mentionnons que, malgré les importantes entrées d'argent rapportées, les trois quarts (73,8 %) des personnes rencontrées affirmaient avoir contracté certaines dettes. Ces montants sont présentés schématiquement à la figure 9.

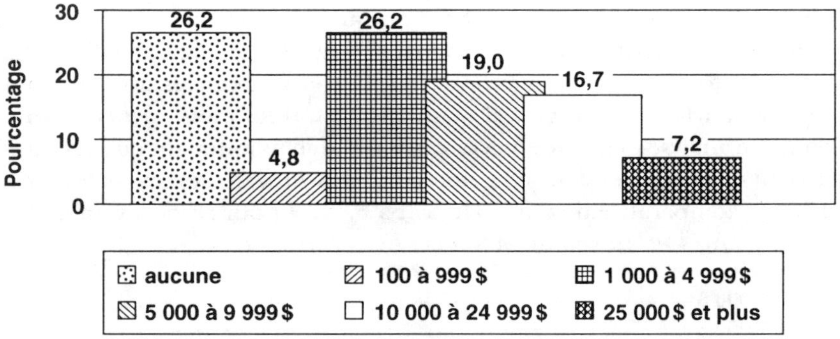

Figure 9. Distribution des montants des dettes accumulées

En moyenne, les participants auraient accumulé 10 206 $ de dettes, ce qui est de peu supérieur à la moyenne québécoise[9]. Les « travailleurs », composant le sous-groupe qui présente le revenu total le moins élevé, sont ceux qui mentionnent le plus haut niveau d'endettement de l'échantillon avec une dette moyenne de 13 681 $. À l'opposé, ce sont les « trafiquants » qui rapportent le moins d'endettement (moyenne = 6 535 $). Les « contrevenants » se situeraient entre les deux autres groupes avec un montant moyen de dettes accumulées de 9 150 $.

On pourrait croire que certains ont contracté leurs dettes dans le but de consommer des drogues. Or, les montants dépensés pour la consommation dépassent rarement le revenu disponible après que les charges qu'on considère devoir être normalement dévolues au maintien de la vie au quotidien aient été rencontrées ou, si c'est le cas, ce n'est que pour une très courte période. Ainsi, on ne constate pas d'occasions d'engrenage d'endettement chez ces consommateurs en lien avec leur consommation ou, sinon, celui-ci s'avère temporaire et de courte durée. Bref, on ne peut conclure à un endettement chronique attribuable à la drogue. L'endettement proviendrait davantage d'une mauvaise gestion du budget ou serait lié à des dépenses associées à l'image projetée.

4.4 Quelles sont les conséquences de leur délinquance?

Une des principales conséquences de l'implication dans des activités délinquantes est, bien sûr, le risque d'entrer en contact avec le système judiciaire et pénal. Presque tous les usagers de cocaïne participant à cette étude ont déjà été condamnés pour une infraction criminelle (91 %). À titre comparatif, notons que seulement 70 % de la population des personnes en traitement pour toxicomanie à Domrémy-Montréal ont déclaré avoir été arrêtées ou inculpées pour un délit criminel au cours de leur vie (Guyon et Landry, 1993).

Quoique certains aient été condamnés à des sentences de probation, à des amendes ou à d'autres mesures, une bonne proportion (62 %) des personnes composant l'échantillon ont connu au moins une expérience de détention. On observe une gradation dans le pourcentage de participants ayant déjà connu un épisode de détention selon les trois groupes de l'échantillon : un nombre moindre de « travailleurs » ont été détenus (43 %), alors que les « contrevenants » sont les plus incarcérés (86 %). Ces constatations ne doivent pas surprendre outre mesure puisque deux des trois groupes ont été choisis spécifiquement en raison du fait qu'ils tiraient leur revenu principal d'activités criminelles. Reste qu'il est possible de se livrer au trafic de stupéfiants ou à des activités délinquantes sans toutefois que ces faits soient connus des autorités judiciaires et, donc, sans qu'elles conduisent à des périodes d'incarcération. Mais cela paraît plutôt l'exception que la règle pour les participants à notre étude.

On observe une grande variété dans la durée de la détention pour ceux que cela concerne, allant d'une fin de semaine à 10 ans (figure 10). Pour ceux ayant déjà été incarcérés, la détention s'étend en moyenne sur une période de 185,6 jours par épisode, c'est-à-dire plus de six mois. Pour chaque épisode d'incarcération, la durée du temps détenu est plus longue pour les « contrevenants » (231,5 jours) que pour les «travailleurs» (59,9 jours) ou les « trafiquants » (170,0 jours). Notons toutefois que ces derniers ont été plus fréquemment incarcérés. En effet, parmi ceux ayant déjà été détenus, les « travailleurs » l'ont été en moyenne 2,7 fois, les « contrevenants » 5,7 fois et les « trafiquants » à

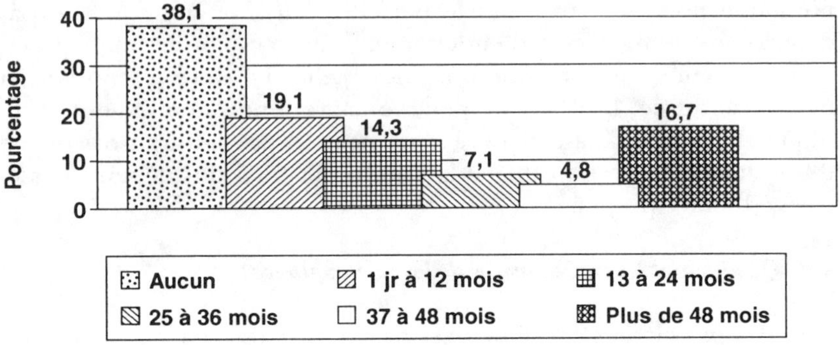

Figure 10. Distribution des périodes de détention

9,0 reprises. Il est possible que les sentences imposées par les juges aient été plus légères, concernant la durée, pour les « travailleurs » en fonction des crimes commis, mais aussi en raison du fait que ceux-ci occupaient un emploi et possédaient, règle générale, peu d'antécédents judiciaires.

En résumé, les problèmes légaux des participants paraissent importants. Les délits les plus fréquemment relevés sont la possession et la vente de drogues ainsi que des vols, des méfaits et des voies de fait. Ces activités criminelles rapportent dans bien des cas beaucoup d'argent et sont parfois modulées en fonction de la consommation. Malgré d'importants revenus, plusieurs participants ont contracté des dettes. Leurs activités illégales les ont mis en contact avec le système de justice et plusieurs ont même écopé de peines d'incarcération. Cela n'est toutefois pas surprenant puisque 28 participants ont été sélectionnés parce qu'ils étaient impliqués dans le trafic de drogues ou dans d'autres activités criminelles lucratives et que huit participants, parmi ces derniers, ont été recrutés en détention. Encore une fois, il faut rappeler que ces résultats ne constituent pas une image fidèle de la trajectoire délinquante de la majorité des consommateurs de cocaïne, mais plutôt le reflet de notre procédure d'échantillonnage, fonction des objectifs de l'étude qui visent les consommateurs réguliers et fréquents de cocaïne.

5. Quelle est leur trajectoire de marginalité?

À partir des données amassées, nous avons cherché à retracer des séquences d'événements en fonction de l'âge auquel ils survenaient dans la vie des participants à l'étude.

La figure 11 indique qu'il existe peu de différences entre les trajectoires des trois sous-groupes de l'échantillon. Ainsi, l'abandon scolaire se situerait en moyenne autour des 16 ans pour les trois sous-groupes de l'échantillon à l'étude (16,8 ans pour les « travailleurs »; 16,2 ans pour les « trafiquants » et 15,8 ans pour les « contrevenants »). Toutefois, il apparaît, en règle générale, que les « travailleurs » rapportent s'être initiés aux différents comportements pris en compte toujours plus tardivement que les « trafiquants » et les « contrevenants ».

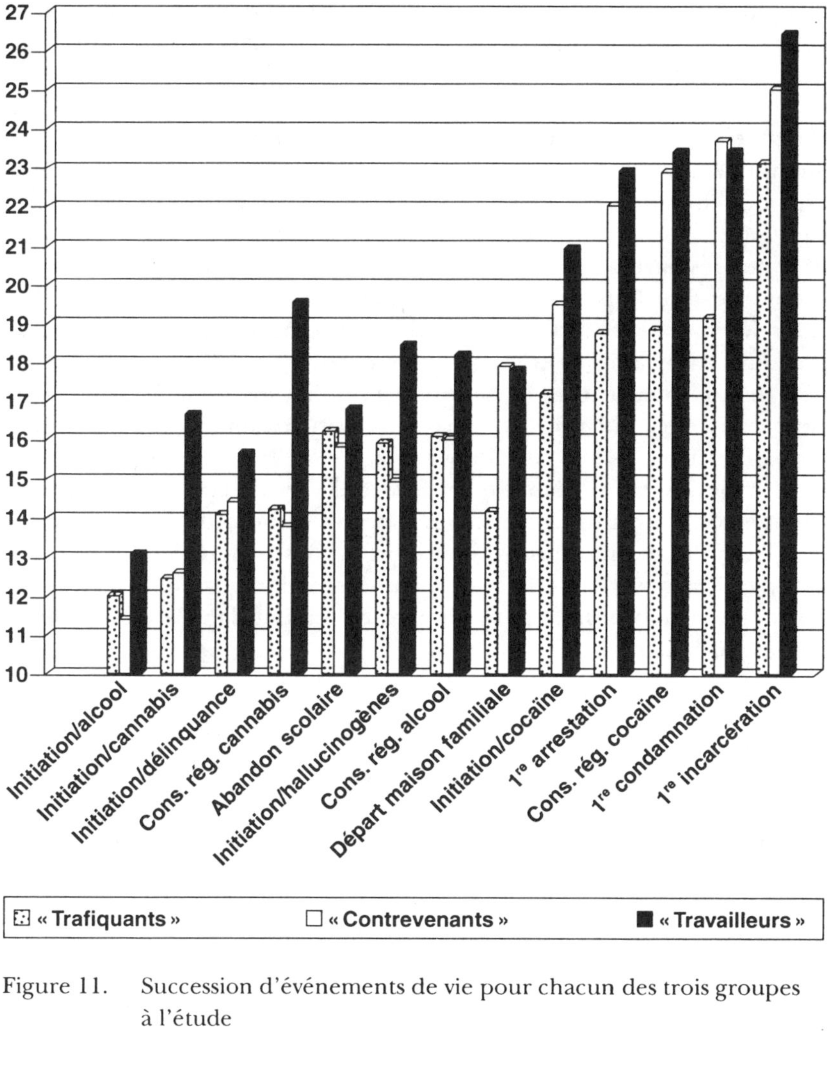

Figure 11. Succession d'événements de vie pour chacun des trois groupes à l'étude

La question de la temporalité s'avère de première importance lorsqu'on analyse la relation drogue/crime. Pour la majorité des participants, l'entrée dans la délinquance surviendrait à l'adolescence, autour de 14 ou 15 ans, soit environ un ou deux ans après leur initiation au cannabis (vers l'âge de 12 ou 13 ans). La situation est toutefois différente pour le groupe des « travailleurs » puisque ces derniers indiquent s'être initiés beaucoup plus tardivement à la consommation de substances illicites, soit vers l'âge de 16 ou 17 ans et que, pour les auteurs des délits dans ce groupe, l'âge de la première délinquance se situerait vers 15 ou 16 ans. Pour les personnes les plus impliquées dans la délinquance (les groupes des « contrevenants » et des « trafiquants »), la consommation de cannabis précéderait la délinquance, alors que, pour les autres, elle la suivrait. Pour les personnes formant le groupe des « contrevenants » et des « trafiquants », la consommation régulière d'une première drogue illicite, dans la majorité des cas le cannabis, se ferait au même âge que l'initiation à la délinquance. Pour les autres, elle se ferait beaucoup plus tard, soit vers l'âge de 19 ou 20 ans. Rappelons qu'il est possible que les participants à l'étude n'aient pas jugé utile de faire état de la commission de petits actes délinquants dans l'enfance ou au début de l'adolescence. Mentionnons enfin que les personnes dont le revenu provient majoritairement du trafic de drogues mentionnent s'être initiées le plus tôt à la consommation de cocaïne, soit vers l'âge de 17 ans, alors que celles qui tirent leur revenu principalement d'un travail se seraient initiées à cette drogue vers l'âge de 21 ans. De même, ce sont les personnes constituant le groupe des « trafiquants » qui auraient commencé le plus tôt à consommer régulièrement de la cocaïne, soit vers l'âge de 19 ans, comparativement à 23 ans pour les deux autres groupes. On observe donc que la consommation régulière de cocaïne arriverait, en moyenne, relativement tardivement dans la trajectoire de vie des participants.

En somme...

Même si les participants à l'étude constituent sans aucun doute des consommateurs de longue date qui utilisent de grandes quantités de cocaïne de façon régulière, ces consommateurs présentent un portrait psychosocial moins détérioré que le profil généralement observé chez les toxicomanes qui demandent leur admission en traitement dans les centres publics de réadaptation du Québec. Malgré cela, bon nombre d'entre eux se sont déjà retrouvés en traitement pour tenter de régler leur problème de consommation.

Par ailleurs, les problèmes légaux des participants à l'étude semblent particulièrement importants. Les délits les plus fréquemment révélés sont la possession et la vente de drogues ainsi que des vols. Ces faits ne doivent toutefois pas surprendre puisque 28 participants ont été recrutés compte tenu de leur implication dans le trafic de drogue ou la délinquance. Quoiqu'il en soit, ces activités criminelles leur rapportent beaucoup d'argent et sont parfois modulées en fonction de leur consommation.

Les prochaines pages, en donnant la parole aux consommateurs, permettront de mieux comprendre le profil décrit dans ce chapitre. L'analyse se fera alors en matière de parcours découpés selon les trois étapes proposées par Rubington (1967) : l'*initiation* (chapitre 4), le *cheminement* (chapitre 5) et la *retraite* (chapitre 6). Par la suite, nous nous intéresserons plus spécifiquement aux *transformations des rapports drogue-crime* au cours de ces trajectoires de consommation (chapitre 7).

Notes

1. Toutefois, nous ne prétendons pas fournir par cette méthode un indicateur de la criminalité des usagers réguliers de cocaïne.
2. Cette procédure de recrutement s'est effectuée à travers six centres de désintoxication ou de réadaptation de la région de Montréal.
3. Le terme « boule de neige » représente notre traduction française de *snowball sampling.*
4. Ces statistiques concernant la clientèle en traitement proviennent de trois centres de réadaptation publics pour toxicomanes au Québec (Domrémy-Montréal, Montérégie et N.A. Labrie). La scolarité des toxicomanes en centres de réadaptation privés est éventuellement plus élevée. De plus, ces données rendent compte du niveau de scolarité d'une population mixte, alors que notre échantillon est composé uniquement d'hommes.
5. La catégorie des infractions contre l'application de la loi inclut plusieurs délits : désobéissance à une ordonnance de la cour, bris de probation, entrave à la justice, évasion et omission de comparaître. En fait, la majorité des participants à l'étude qui rapportent ce type d'infraction indiquent avoir été inculpés relativement à un bris de probation ou à une omission de comparaître devant le tribunal, laissant supposer ainsi que leur consommation nuit au respect de leurs engagements légaux. Il faut en effet mentionner que plusieurs probationnaires ou libérés conditionnels au Québec reçoivent, comme condition de remise en liberté, une interdiction de consommer de l'alcool ou d'autres substances psychoactives.

6. En 1995 au Québec, 73,4 % des personnes de 16 ans et plus possédaient un permis de conduire (Nobert, 1998).
7. Dans le cadre de cette section, seuls les crimes pouvant procurer un bénéfice économique ont été considérés. Le terme de délinquance ou d'illégalité ne concerne donc que cette catégorie de crimes.
8. Nous considérons ici les revenus sur une période de 24 mois pour les 42 participants à l'étude, soit un total de 1 008 mois.
9. En 1997, la dette moyenne des ménages du Québec s'élevait à 8 477 $ (O'Connor, 1998).

Chapitre 4

L'initiation à un parcours d'usage de substances psychoactives illicites

De façon générale, les études scientifiques actuelles qui s'intéressent à l'initiation à la consommation de drogues illicites le font à travers l'analyse de la présence ou non de facteurs de risque dans la vie des jeunes usagers. Ainsi, une personnalité antisociale, une ouverture à l'influence des pairs, une faible estime de soi ou de mauvaises performances à l'école constituent des exemples de facteurs de risque d'ordre personnel. L'usage de substances psychoactives de la part d'un ou des membres de la famille, les problèmes familiaux importants, une supervision parentale trop relâchée ou trop stricte ainsi que l'absence de relation affective significative avec la mère forment d'autres facteurs de risque attribuables à la famille. Enfin, la situation économique, les normes culturelles et l'influence des pairs constituent d'autres facteurs sociaux associés à une mauvaise gestion de la consommation de drogue (voir Brochu, 1995). La grande majorité des études portant sur les facteurs de risque empruntent une méthodologie quantitative permettant la prédiction.

De par la façon dont ils sont présentés, les facteurs de risque apparaissent bien souvent comme des éléments statiques. L'utilisation de ce concept nous place alors dans une perspective de causalité mécaniste relativement simpliste. On pourrait alors croire que la personne est entièrement déterminée de l'extérieur. À l'inverse, on pourrait également croire que la personne est entièrement responsable de ce qui lui arrive. Notre perspective présente plutôt la personne comme un acteur social situé. Donc, un individu relativement autonome, guidé par des aspirations et en constance interaction dynamique avec son environnement. Il est donc essentiel de replacer les facteurs de risque auxquels une personne peut être exposée dans une perspective développementale, interactionniste et dynamique.

Aussi, sans nier la présence possible de facteurs de risque dans la vie des usagers de cocaïne, nous avons plutôt voulu donner la parole aux consommateurs afin qu'ils nous racontent leur initiation à leur trajectoire de consommation. Ainsi, il sera éventuellement possible d'intégrer ces éléments de risque, ainsi que leur signification pour la personne qui y est exposée, dans une conception dynamique du parcours de consommation de cocaïne.

D'entrée de jeu, soulignons que les premières consommations de drogues illicites s'effectuent souvent au début de l'adolescence. Cette période tumultueuse est caractérisée par des changements importants s'opérant à la fois aux niveaux corporel, psychologique et social.

En effet, le passage à l'école secondaire représente une étape charnière pour plusieurs adolescents :

> *C'est à partir du secondaire que j'ai eu de plus en plus de mal à l'école parce que je n'arrivais pas à me concentrer. [...] Je ne faisais jamais mes devoirs, mais j'étais pas con. J'avais de très bonnes notes aux examens mais je n'étudiais pas. Je ne faisais pas mes devoirs. Ça fait que, quelque part, je n'y voyais pas d'intérêt. Ça ne me stimulait pas et j'étais vraiment très distrait aussi.* (Jean)

On y fait de nouvelles rencontres. On s'associe à de nouveaux camarades. On partage leurs habitudes. En d'autres mots, le passage à un établissement d'enseignement secondaire signifie pour plusieurs élèves un changement de groupe de pairs. Ces derniers occupent une fonction de plus en plus importante dans l'existence de l'adolescent et transforment éventuellement ses priorités et ses valeurs. Ou, du moins, on y observe l'importance toute nouvelle que revêt alors l'acceptation par les pairs, quelquefois au détriment de la performance scolaire. En effet, parfois le manque de motivation apparent pour les travaux scolaires peut être associé à la fréquentation de pairs qui dévalorisent la réussite à l'école en rejetant ceux qu'ils surnomment les « bolés ». Étant donné qu'un nombre élevé de personnes qui participaient à l'étude ont ressenti du rejet au cours de leur enfance, plus spécifiquement au sein de leur famille, il devient alors primordial pour eux d'éviter de revivre ce sentiment d'exclusion de la part du groupe de pairs, d'où parfois l'importance de ne pas trop bien réussir à l'école :

> *J'étais bon à l'école, mais je me cachais derrière un personnage de dur. C'est vrai que j'essayais d'être un autre. (I : Un personnage ? Tu veux dire ?) J'sais pas, mais c'était pas moi. J'étais bon à l'école, mais je faisais tout pour être mauvais et avoir l'air con.* (Jean)

Pour plusieurs, l'école secondaire constitue l'occasion du premier contact avec la drogue qui y circule beaucoup plus facilement que dans les établissements d'enseignement primaire. Dans bien des cas, elle est offerte par de nouveaux copains qui veulent faire partager une nouvelle expérience (Fagan et Chin, 1991; Mugford, 1994). Les propos de Michel résument bien le moment où la trajectoire de consommation de drogue s'initie habituellement :

> *C'est à l'école secondaire que ça a commencé à mal tourner* [silence]. *De l'âge de 5 à 10 ans, ça s'est bien passé, il n'y a pas eu de problème. À mon entrée à l'école secondaire, j'ai commencé à consommer de la marijuana, du cannabis. J'avais à peu près 12 ou 13 ans.* (Michel)

L'alcool et le cannabis constituent ordinairement les premiers produits consommés respectivement vers l'âge de 12 ans et de 13, 14 ans (voir également Brochu, Guyon et Desjardins, 1999 et 2001; Dobinson, 1989; Erickson et Weber, 1994; Hammersley et Ditton, 1994; Harrison, 1994; Mugford, 1994) :

> *Je séchais mes cours avec des copains. C'est là qu'on a commencé à fumer un peu de mari. C'était plus pour être avec les autres, explorer le terrain, prendre un verre avec les gars et... il y avait les filles. C'était tout ça à l'âge de 13 ans, 12, 13 ans.* (Carl)

L'offre de consommation sera parfois difficile à refuser lorsque l'on se trouve à l'âge de l'adolescence et que l'on recherche de nouvelles expériences susceptibles de faire découvrir de fraîches sensations :

> *C'était la période des essais de n'importe quoi. Essais de blondes, première blonde, premier joint, première bière, premier n'importe quoi.* (Guy)

Plusieurs autres substances psychoactives, tels les hallucinogènes, seront de même expérimentées à cette période.

Au stade de l'initiation, la consommation de drogue représente, pour la majorité des personnes interviewées, une expérience normale et anodine de l'adolescence, qui s'effectue souvent de façon spontanée. Comme le laissent voir les extraits suivants, le geste semble perçu comme relativement banal et sans conséquence :

> *J'ai commencé comme tout le monde, en fumant un joint en cachette dans la cour de l'école. Pas plus que ça; rien d'extraordinaire. Huit à tirer sur un joint! Tu le passes à l'autre, tu n'as même pas le temps d'y goûter.* (Claude)

> *Quand ça nous tentait, quand il y en avait dans le coin et quand ça nous tentait. Ce n'était pas prévu. On ne se disait pas : « Ce soir, on se défonce. » Mais on allait boire une bière sur la plage et dans sa chemise, quelqu'un sortait un joint qu'on fumait entre toute la bande. C'était pas plus grave que ça.* (Richard)

Bref, ces extraits indiquent que les adolescents considèrent leur initiation aux drogues illicites comme une expérience agréable et même amusante, tout en étant relativement acceptable, anodine et commune. Voyons maintenant plus spécifiquement comment les participants se rappellent ce contexte d'initiation aux substances psychoactives. Nous analyserons par la suite leurs motivations à consommer des drogues à ce stade.

1. Le contexte de l'initiation aux substances psychoactives

L'initiation aux drogues se développe habituellement dans un contexte social relativement coutumier, convenable et agréable. Dans la majorité des cas, la première proposition de consommation est présentée par des camarades. D'autres fois, l'initiation se fait par les parents ou la fratrie.

1.1 Les jeunes s'influencent entre eux

Sur le plan psychologique, l'adolescence est définie comme une période durant laquelle la tâche majeure du jeune consiste à se définir une identité autre que celle qui lui était déjà fournie par les parents et la famille. Elle constitue également une période critique pour aménager des relations d'amitié et d'intimité. À la naissance de l'adolescence, il peut s'avérer spécialement important d'agir « comme les autres », de ne pas trop se particulariser du groupuscule auquel on s'est nouvellement affilié. Ce faisant, les jeunes s'influencent entre eux, sans trop s'en rendre compte, pour le plaisir :

> *C'était du hasch et aussi de l'alcool, pour le plaisir. Ce n'était pas pour autre chose. Ce n'était pas pour des crimes. C'était pour le plaisir, pour avoir du plaisir avec les filles et les gars. On allumait des feux et on avait du bon temps, c'est tout.* (Richard)

Pour plusieurs chercheurs (Dembo, Blount, Schmeidler et Burgos, 1986; Fréchette et LeBlanc, 1987; Huizinga, Menard et Elliott, 1989; Kandel, 1973; LeBlanc, 1986), le groupe de pairs représente le facteur clé dans l'initiation à la consommation de drogue. Les participants à la présente étude confirment ces résultats. Ainsi, la grande majorité d'entre eux racontent avoir consommé pour la première fois avec des copains du même âge ou, quelquefois, avec des camarades un peu plus vieux et expérimentés qui leur ont fait partager leur connaissance et l'agrément que leur procurait la consommation de drogue :

> *Quand j'ai essayé pour la première fois* [soupir]. *Je ne m'en souviens plus. Ça a dû être un joint avec la bande, sans doute dans la cour de l'école.* (Claude)

> *Je fréquentais les plus vieux et je faisais comme eux.* (Jacques)

Une succession de découvertes psychotropiques peuvent alors s'effectuer entre compagnons (Beschner et Friedman, 1979).

> *Après, ça a continué pendant les années passées à l'école secondaire avec les mêmes copains. Je veux dire que j'ai commencé à fumer; puis j'ai essayé de l'acide, ensuite du PCP, j'ai essayé des champignons...* (Sébastien)

Très subtilement, un certain effet d'engrenage se produit et les usagers intègrent graduellement des groupes plus ou moins structurés de consommateurs qui partagent des valeurs et des problèmes semblables (voir Matza, 1964 et 1969). Toutefois, ces personnes ne sont pas nécessairement entièrement dédiées à la déviance ou à des valeurs marginales. Au contraire, plusieurs entretiennent des croyances conventionnelles. Hormis leur consommation de drogue, bien des jeunes initiés conservent un certain respect pour les lois. Pourtant, les faibles contraintes associées à leur jeunesse placent certains de leurs comportements en opposition avec quelques réglementations inutiles, stériles et superflues à leurs yeux. Ils ont un pied dans la déviance et l'autre dans le conventionnalisme. Cet écartèlement apparent ne semble pas inconfortable dans la mesure où il n'handicape pas vraiment leur fonctionnement au quotidien. Ces usagers circulent alors d'un type de consommation à un autre dans un cheminement partagé avec d'autres jeunes de leur âge; ce qui ne les conduit pas nécessairement à s'identifier à la déviance. Cette trajectoire pourra néanmoins, éventuellement, les amener plus ou moins consciemment à adopter un style de vie plus explicitement déviant de la norme.

> *Je suis parti environ cinq ans aux États-Unis avec la période de retour* [...]. *Et puis bon, là-bas j'ai connu des gars et comme c'était un grand pays et que moi, je venais d'une petite île, j'ai commencé à boire de la bière.*

> *D'abord, une de temps en temps, puis deux bières, trois bières, quatre bières, et j'ai été pris dans l'engrenage sans même m'en rendre compte. Et puis, j'ai commencé à fumer aussi, parce que dans les campus universitaires il y avait tout ça* [...]. *Et puis, j'étais fasciné par la drogue. Je me suis embarqué dans ce truc-là, je ne sais pas si c'était parce que j'étais jeune ou pour une autre raison, mais ça ne m'empêchait pas à l'époque de faire mes études; ça ne m'empêchait pas trop de me concentrer.* (Paul)

À cette étape d'initiation, pour ceux qui maintiennent des liens conventionnels, les comportements déviants sont encore bénins et sans grande conséquence (Fréchette et LeBlanc, 1987).

1.2 L'influence des parents

Les écrits scientifiques ont fréquemment fait état du processus transgénérationnel de la toxicomanie, particulièrement chez les garçons. En effet, c'est l'exemple des parents ou des membres de la famille qui incitera beaucoup de jeunes adolescents à s'engager dans la consommation d'alcool ou de drogues illicites (Cormier, Brochu et Bergevin, 1991).

> *Mon père, on le voyait toutes les fins de semaine et il était toujours soûl.* (Jean-Christophe)

Dans le cadre de notre étude, la moitié des participants affirment qu'un ou même deux de leurs parents éprouvaient des problèmes de consommation de substances psychoactives :

> *Au plan familial, on a manqué de rien. J'ai une mère qui jouait à la fois le rôle du père et de la mère. En fait, j'ai toujours vécu avec mon père et ma mère, mais ma mère était les deux parce que mon père était alcoolique.* [...] *Il n'y a jamais vraiment eu de relation de père à enfant. Mon père, c'était d'abord sa bouteille, et nous, on était les esclaves qui ramenaient sa bouteille, sa caisse de bières.* [...] *La relation avec mon père : zéro! Ça n'a jamais existé. Je n'ai jamais eu de relations avec mon père, je n'ai jamais eu de félicitations de sa part, la seule chose que j'avais avec mon père, c'était de la merde, sans raison.* (Cédric)

> *Ma mère est devenue alcoolique à cause de mon père. Certains disent que c'est comme des béquilles, des pansements. Mais ce n'est pas une béquille. Écoute, tu ne sais pas ce que c'est premièrement de vivre dans la peur tout le temps. Tu as peur d'aller faire des courses. Tu as peur d'être en retard, parce que tu as peur que ton mari disjoncte en arrivant. C'est stressant pour une femme. Ce qui fait que ma mère est devenue alcoolique.* (André)

En effet, les entrevues indiquent qu'une partie substantielle des mères des personnes rencontrées présentaient des difficultés à bien régenter leur consommation. Ainsi, 12 % d'entre elles (5/42) considèrent que leur mère était alcoolique et 14 % (6/42) estiment que celle-ci éprouvait des problèmes avec les drogues :

À l'époque, ma mère prenait des médicaments, ce qui fait qu'elle n'était pas vraiment là. (Aimé)

Ma mère était cocaïnomane et aussi pharmaco-dépendante. (Justin)

Lorsqu'un des parents consomme des substances psychoactives en présence de l'enfant, il y a de fortes probabilités que ce dernier imite le modèle parental. De plus, le parent fournit ainsi son accord tacite à la consommation de son enfant, comme ces deux exemples l'illustrent :

Oui, mon père revenait me chercher, mais comme je te dis, c'était lorsqu'il le faisait. Je faisais le tour des bars avec lui, j'étais habitué... À 10 ans, je connaissais par cœur le prénom des serveuses de toute la ville, de tous les bars. Ça fait que déjà, au début, j'étais prédestiné à boire. En tout cas, j'étais prédestiné à fréquenter ce milieu-là. [...] *Même s'il prend un coup, même si c'est le pire père, tu ne le vois pas, tu as besoin de lui, ce qui fait que tu l'admires quand même. Alors, quand tu as comme idole un père alcoolique, eh bien, tu vois tout de suite où ça mène!* (Tony)

Ma mère amenait du stock à la maison pour se défoncer. Au début, je ne fumais pas moi-même. Je les observais seulement. Ça avait l'air d'être agréable. Pas vraiment agréable, mais ça avait l'air de leur faire du bien [...]. *À l'école, on en voulait aussi parce qu'on savait que ma mère en vendait. Alors, je suis allé la voir et je lui ai dit que je voulais quelque chose à fumer. Ça ne l'a pas surprise.* (Robert)

Toutefois, l'influence est parfois beaucoup plus directe alors que le père ou la mère propose de la drogue à leur enfant et l'initie carrément à la consommation. Les parents indiquent ainsi leur approbation à l'usage de substances psychoactives :

À ma première communion, mon père m'a donné de la mari dans un sac. (I : À huit ans ?) Ouais! Il m'a donné un sac de mari, il a dit : « Essaye ça avec tes copains, ça gèle, c'est cool. » (André)

Cette incitation à la consommation de substances psychoactives de la part des parents n'est pas surprenante outre mesure étant donné les fréquents problèmes de toxicomanie dans la famille des participants :

> *J'ai commencé à boire avec mon père. Quand on avait fini de travailler, il m'amenait au bar et il disait que j'étais un homme parce que je travaillais et que je savais boire. J'ai commencé avec une grosse, puis deux grosses bières, puis trois et, à la fin, j'y ai pris goût et ça a continué. C'est comme ça que la routine est venue parce que j'ai recommencé. Après, j'ai continué aussi parce que mon père est alcoolique. Peut-être que j'avais un peu ça dans le sang.* [...] *C'est comme ça que j'ai commencé à consommer, pour faire comme mon père qui était un héros pour moi. J'avais confiance en lui, je veux dire que je me sens fier de lui. (I : Vous l'avez pris comme exemple?)* [...] *Ouais, je l'ai d'abord imité, puis j'ai continué comme ça.* (Bernard)

Ainsi, les problèmes de toxicomanie sont fréquents dans la famille des participants à l'étude qui ont, pour un bon nombre d'entre eux, grandi avec leur exemple de consommation, rendant les substances psychoactives accessibles et le mode de vie envisageable. En outre, dans bien des cas, au moins un membre de la fratrie fait aussi usage de substances psychoactives et peut ainsi participer à l'initiation à la consommation d'alcool ou de drogues.

1.3 L'ascendance de la fratrie

Un troisième mode d'initiation relativement commun consiste à s'initier à la consommation de substances psychoactives en compagnie d'un membre de la fratrie :

> *Il y a mon frère qui est réapparu dans le décor. J'allais passer les fins de semaine chez lui. C'est là que j'ai commencé à fumer. Il m'a fait fumer mon premier joint. J'ai aimé ça.* (Frédéric)

Les participants à l'étude rapportent fréquemment idéaliser une personne de la famille qui consomme des drogues et, dans bien des cas, il s'agit du frère :

> (À propos de son frère aîné.) *Il faisait ce qu'il voulait, il buvait. Moi, je trouvais ça super, c'était mon idole.* (Richard)

> *Avec mon frère, j'ai 10 ans de différence, ça fait que je l'ai pas connu beaucoup. Mon frère est arrivé à la maison en 66, j'avais huit ans. Il avait des cheveux longs, jusqu'au milieu du dos; alors mon père l'a renié, l'a mis*

dehors. À l'époque, il consommait du hasch, de la mari et aussi de l'acide. [...] *C'était mon héros* [...]. *Je veux dire que c'était mon frère, mais c'était aussi mon héros.* (Frédéric)

Il n'est alors pas étonnant de constater que plusieurs personnes se soient initiées à la consommation avec un grand frère :

Mon frère m'a montré la voie. Il était le plus vieux. Ma mère avait plusieurs emplois en même temps. Que tu le veuilles ou non, mon frère, c'était le vaurien. On vivait dans un quartier pauvre, ça devait arriver. Mon frère a commencé à consommer lui-même très jeune, puis il s'est mis à vendre. (Claude)

Mon frère fumait. J'ai commencé à fumer avec lui. C'est lui qui m'a fait fumer la première fois. (Marc-André)

Quoique, à travers le récit des personnes interviewées, les sœurs paraissent beaucoup moins significatives que les frères, il peut être intéressant de mentionner que le quart d'entres elles étaient dépeintes comme éprouvant des difficultés à bien gérer leur consommation de drogue.

Lorsque des membres de la famille consomment des substances psychoactives, principalement des produits licites, elles deviennent d'autant plus disponibles qu'elles circulent librement dans la maison :

À 14 ans, j'ai piqué des médicaments à ma mère, parce qu'elle était soignée [par un médecin]. *J'ai commencé à consommer avec les médicaments de ma mère.* (Louis-Georges)

Mon père avait une grosse bouteille de gin, on en prenait un petit peu, ça ne se voyait pas. (Jean)

La facilité d'accès n'a toutefois pas pour unique origine la consommation de la famille.

1.4 Des drogues relativement faciles d'accès

De façon à recruter ou à favoriser la clientèle adolescente sans grands revenus, il arrive fréquemment que la drogue soit déjà préparée et vendue aux jeunes consommateurs en fonction d'une utilisation facile, immédiate et peu coûteuse :

Moi et mes copains à l'école, on achetait des joints à 1 $ l'unité. On n'avait pas à le rouler, il était déjà tout prêt. (Serge)

En effet, le coût des drogues consommées au stade de l'initiation est généralement peu élevé :

> *Je ne me rappelle pas du montant, mais ce n'était pas cher, je pense que ça coûtait environ 50 cents. Ce n'était vraiment pas cher.* (Yan)

À l'étape de consommation occasionnelle, les adolescents s'engagent dans une expérimentation de drogues à accès facile. Malgré le faible coût de certaines drogues illicites, les jeunes ont généralement peu de pouvoir d'achat. Comme ils ne sont pas installés dans une position de consommation régulière de drogues, leur maigre pouvoir d'achat ne les embarrasse pas outre mesure : lorsqu'ils possèdent les revenus nécessaires, ils peuvent consacrer une fraction de ces rétributions à la consommation de drogue; lorsque l'argent fait défaut, ils s'abstiennent :

> *Mais on n'avait pas toujours de l'argent. Tu me vois demander 20 $ à ma mère pour m'acheter de la drogue, tu comprends? On était tous jeunes à l'époque, on consommait à l'occasion.* (Richard)

On observe parfois à ce moment de menus vols de drogues qui s'accomplissent à l'intérieur même du cadre familial, habituellement au détriment du père.

> *Quand j'allais à la pêche avec mon père* [...] *Je me rappelle que je lui disais à mon père : « Bon, je vais me coucher. » Des fois, il y avait un des bonhommes avec lui qui buvait son alcool avec de l'eau chaude quand on revenait de la pêche. Ils rentraient ensemble. Ben moi, je rentrais seul avant eux pour lui voler un peu de son alcool. Je piquais déjà de l'alcool.* (Frédéric)

> *Mon père me disait : « Va me chercher une bière, ouvre une bière, prends-en une gorgée. » De temps en temps, je lui volais une ou deux bouteilles dans sa caisse.* (Arthur)

Qu'est-ce qui charme et attire ces jeunes vers la consommation d'alcool, de cannabis ou d'autres drogues facilement accessibles? Bien sûr, ces produits leur ont été proposés à cette période d'expérimentations diverses qui s'incarnent à l'adolescence et ces offres ont été opérées par des personnes connues, valorisées, parfois même idéalisées. Mais est-ce suffisant pour expliquer la motivation à l'expérimentation de ces drogues?

2. Les motivations à l'initiation aux substances psychoactives

Qu'est-ce qui motive une personne à entreprendre une trajectoire de consommation de drogue? Les cinq motifs les plus fréquemment évoqués pour expliquer l'initiation aux substances psychoactives sont, dans l'ordre: 1) l'imitation et le sentiment d'appartenance; 2) la curiosité; 3) l'automédication; 4) la fuite symbolique du milieu familial; et 5) le plaisir.

2.1 L'imitation et le sentiment d'appartenance

La majorité des personnes rencontrées ont commencé leur consommation de substances psychoactives tout simplement pour faire comme les autres, ne pas passer pour un poltron ou un « enfant à sa maman », ou encore par solidarité envers le groupe d'amis qu'on ne veut pour rien au monde décevoir, particulièrement lorsque les liens familiaux sont ténus (Brunelle, Cousineau et Brochu, 2002; Coombs, 1981; Dobinson, 1989; Erickson et Weber, 1994; Fagan et Chin, 1990 et 1991) :

> *Je dirais que c'était pour faire comme tout le monde.* (Paul)

> *C'était surtout pour bien paraître vis-à-vis des autres, de la bande, de tous ceux qui m'entouraient, des filles aussi.* (Louis-Georges)

Les adolescents ressentent généralement le besoin de s'affilier entre eux, d'appartenir à un groupe d'amis. La consommation de substances psychoactives représente parfois ce ciment social permettant l'établissement d'une identité commune; l'usage de drogue se dessine comme un moyen de faire partie du groupe :

> *Ça a commencé avec mes amis. J'ai commencé pour faire comme les autres... pour être bien dans la bande, si tu veux. Ça a duré peut-être un an sans que je consomme régulièrement.* (Michel)

> *Tu sais, quand tu es dans une bande, tout le monde fume. Si tu ne veux pas eh bien... tu fais pas partie de la bande. J'étais assez influençable. C'est peut-être à cause de ça.* (Pierre-Antoine)

> *C'est à ce moment-là, dans mes premières années de collège, je dirais, que j'ai sniffé ma première ligne de coke. Je ne me souviens plus où j'étais. Je me*

> *souviens que j'étais avec les types, des copains que je fréquentais habituellement quand ils ont commencé à sniffer. J'ai eu peur de le faire, mais je l'ai fait pour être dans le coup, pour avoir un sentiment d'appartenance, j'imagine. Si tu ne le fais pas, tu passes pour un con. Alors, je l'ai fait comme tout le monde.* (Tony)

Ce sentiment d'appartenance recouvre ici un état d'esprit général, une atmosphère ou une ambiance qui disposent à de nouvelles expérimentations (Becker, 1963) :

> *Ben justement, j'avais un copain que... enfin, c'est lui qui le faisait. Alors moi, ça ne me coûtait rien; ce qui fait qu'on consommait ensemble. Après, ça a été la coke, encore avec des amis. Toujours sous l'effet de l'alcool, toujours lorsqu'on était saouls parce que si j'avais été à jeun, j'aurais peut-être pas pris ça à l'époque.* (Bernard)

Bien sûr, les découvertes s'effectuent plus rapidement lorsque des personnes plus expérimentées se trouvent dans l'entourage :

> *(I: Et pour la cocaïne, pourquoi tu en as consommé?) Les autres autour de moi. Ça a commencé une nuit, on en a pris un quart à deux. On a sniffé, j'étais complètement défoncé* [rire]. (Robert)

Ironiquement, chacun veut faire comme « tout le monde », ne sachant trop qu'étant ainsi influencé, il exerce à son tour un certain ascendant sur d'autres personnes de son entourage. D'autres, au contraire, se disent bien conscients de cet ascendant qu'ils développent :

> *J'ai commencé à tirer un joint pour faire comme tout le monde, suivre les gars de la bande.* [...] *j'ai toujours été quelqu'un qui aime être en bande. Au début, c'est moi qui suivais les autres, et à la fin, c'est les autres qui me suivaient.* (Sébastien)

L'imitation et le sentiment d'appartenance s'avèrent des éléments particulièrement importants dans les propos tenus par les participants du groupe des « travailleurs » et de celui des « trafiquants ». Le besoin d'appartenance n'est pas seulement lié à l'initiation aux substances psychoactives. Il peut même entraîner une transformation des valeurs. L'adolescent choisira alors d'adopter des attitudes et des comportements déviants pour se faire accepter par les autres jeunes, quelquefois au détriment des valeurs familiales, comme l'extrait suivant le laisse voir :

J'étais à part parce que j'avais des principes... Pour eux autres, il fallait traiter les femmes comme des chiennes... Moi, ça ne marchait pas, j'étais habitué à respecter les femmes, à apporter des fleurs à ma mère, à être sensible. Mais là, ça n'allait pas du tout. Ce qui fait que les valeurs que j'avais en moi, je les ai balancées. Je m'en suis débarrassé pour être aimé par mes copains. J'ai commencé à prendre des traits de caractère qui n'étaient pas les miens, puis une personnalité qui n'était pas la mienne. (Michel)

Les personnes que l'on sera tenté d'imiter devront être des personnes significatives. Il pourra s'agir, comme on l'a vu, du groupe d'amis au début de l'adolescence ou d'un membre important de la famille (par exemple, un frère aîné idéalisé ou les parents). En outre, il faudra que leur geste soit perçu de façon positive. Ainsi, Robert explique comment il en est venu à considérer le cannabis positivement :

Ma famille, mes parents avaient quand même l'air assez intelligents et ils consommaient. L'esprit ouvert, l'esprit plus ouvert que les autres, j'appelle ça intelligent.

Ainsi, on peut comprendre qu'un comportement illicite manifesté par des personnes que l'on valorise risque fort d'exciter la curiosité d'un adolescent.

2.2 La curiosité

L'initiation aux substances psychoactives représente une expérience qui attise la curiosité des adolescents. En fait, il est fort probable que la curiosité aille de paire avec l'imitation, étant donné qu'un certain intérêt doit nécessairement précéder la stimulation d'un comportement. Bref, plusieurs ont donc voulu faire un essai par simple curiosité, puisque « *les interdits, c'est toujours attirant* » (Guy) :

Je suis curieux, j'essaye tout ce que je peux essayer. (Jacques)

...pour connaître la sensation, le feeling*. (I: Te souviens-tu un peu du* feeling *que tu avais?) Ça fait tourner la tête. Quand t'es jeune, il en faut pas beaucoup pour te tourner la tête!* (Pascal)

La curiosité constitue un motif évoqué uniquement par les « travailleurs » et les « trafiquants ». Par ailleurs, il arrive que l'imitation et la curiosité, raisons faciles à évoquer, camouflent en fait d'autres motivations qui ne sont pas nécessairement perceptibles pour l'adolescent au moment de l'initiation :

> *Pour commencer, je pensais que c'était pour suivre les autres, mais là, je vois que ce n'est pas ça.* (Louis-Georges)

Voyons ensemble ces autres raisons.

2.3 L'automédication

Une bonne proportion des participants à l'étude rapportent avoir commencé leur consommation de drogues illicites dans le but de se sentir « mieux dans leur peau ». Des répondants provenant des trois sous-groupes de l'échantillon indiquent s'être initiés à la consommation de substances psychoactives avec cet objectif qui annonce sans doute un usage plus problématique. Pour eux, les propriétés psychoactives des drogues permettent de vaincre l'anxiété, de mettre une sourdine à leurs impulsions agressives ou de contrôler leur hyperactivité, tout en renforçant leur confiance personnelle. Les effets spécifiquement dépresseurs des substances consommées à ce stade, soit principalement les dérivés du cannabis et l'alcool, leur permettent de se sentir plus calmes et sereins, tout en diminuant leurs inhibitions :

> *Quand je suis retourné chez mes parents, j'ai commencé à consommer pour ne pas être agressif, parce qu'il y avait des choses qui me dérangeaient : ma sœur, la jalousie, plein d'autres choses. Je fumais un joint, c'était pas grave, c'était* cool. *Ce n'était pas grave. Moi, je suis un gars du genre « on va fumer un joint, c'est* cool *». Je ne voulais rien savoir et c'est comme ça que ça a commencé. La consommation a commencé à cause de ma violence. La violence m'a fait tomber dans la délinquance. J'étais révolté. Personne ne pouvait me toucher.* [...] *Et quand je consommais, je me sentais relax.* (Antoine)

> *À ce moment-là, je n'éprouvais pas vraiment de plaisir. Non, pas de plaisir... j'étais surtout privé d'être avec les jeunes de mon âge. Et puis, le milieu où j'étais était négatif. Tout ce que je voyais, c'était mon père et ses copains. Il arrivait complètement soûl. Il se couchait avec ses bottes pleines de boue. Même que des fois, il pissait dans le garde-robe. C'était toujours des références négatives. Comme si je n'avais plus aucun sentiment, plus rien. Parce qu'aussi j'avais peur de lui... J'étais conditionné par la peur. En fait, je survivais. Je ne vivais pas, je survivais. Quand j'ai commencé à*

> *fumer mon premier joint, ça m'a vachement, totalement défoncé, gelé. Je tombais dans le compliqué. Je ne riais pas beaucoup quand j'étais jeune. J'ai commencé à rire, puis à avoir du plaisir... j'ai arrêté de m'en faire avec de petites choses... avoir plus confiance en moi d'une certaine façon, au début. Après, ça a fini par démolir ma confiance. Mais au début, j'avais plus confiance en moi.* (René)

> *C'était peut-être pour sortir un peu de... j'étais mal dans ma peau quand j'étais jeune. Donc, ça me permettait de sortir de mon carcan... puis de draguer et tout le reste* [rire]. *Ouais, c'est ça, j'étais timide, c'est pour ça que j'ai commencé à me défoncer un peu. C'est comme quand un gars est tranquille, il arrive quelque part, puis il prend deux ou trois bières, alors il devient complètement fou. C'est parce qu'il est timide, tu t'en aperçois.* (Jean)

Dans ce sens, la consommation permet de se libérer comme par enchantement des contraintes intérieures et de fuir les blessures psychologiques trop difficiles à affronter. La consommation délivre, elle rend provisoirement amnésique, elle permet de scotomiser un environnement négatif :

> *Je fréquentais ceux qui en prenaient. Une évasion, ne plus penser à rien. On oublie vraiment nos blessures. Ça a continué.* [...] *Ma consommation a commencé comme ça. Aussi, je me disais que c'était pour faire comme les autres, mais non, c'était à cause de mes blessures. J'ai bien vu après que c'était la vraie raison. Des blessures qui n'ont pas été soignées; je me suis lancé là-dedans. Un peu d'alcool, j'avais commencé à fumer de la mari... La mort de ma grand-mère, le manque d'amour, ça a continué. Et puis, j'ai pas été consulté... avoir suivi une thérapie quand j'étais jeune, ça m'aurait vraiment aidé. Mais j'aurais jamais pensé à ça. J'aurais pourtant aimé savoir pourquoi. Quand je vois que j'ai commencé à consommer* [...] *C'est surtout les blessures de quand j'étais jeune, la consommation.* (Louis-Georges)

On le voit bien, pour certains, la consommation, loin d'être associée au plaisir, permet plutôt une dispersion des affects, la fuite par excellence.

> *On allait s'acheter une bouteille de tequila à la SAQ* [Société des alcools du Québec], *qui était juste à côté. On buvait ça à deux et on partait pour l'école. Forcément, on ne savait plus où on en était. On se promenait dans les parcs en train de vomir.* (Guy)

2.4 La fuite symbolique du milieu familial

À peine moins fréquemment évoqué que les motifs précédents, des participants rapportent avoir commencé à consommer pour fuir les problèmes familiaux. La consommation de drogue permet en effet à certains d'esquiver des sentiments difficiles à supporter[1]. Elle permet de tolérer, sans nécessairement l'accepter, un milieu familial dysfonctionnel. L'adolescent n'a ordinairement pas vraiment le choix de vivre au sein de sa famille, même si celle-ci présente des comportements problématiques. La consommation de drogue devient alors un moyen de composer avec les difficultés familiales vécues, un pis-aller. Ces difficultés peuvent être de diverses natures. Pour les uns, il s'agit de pressions vers la performance :

> *C'était aussi peut-être pour sortir de la pression de mon milieu familial, pour pouvoir performer. (I: On te demandait beaucoup de performer?) Ouais, fallait beaucoup performer à l'école... Dans les sports aussi. Mon père voulait que je sois numéro un. Parce que chez nous, y avait tout un pan de mur qui était couvert de trophées et de médailles... À trois ans, j'étais sur des patins, à trois ans et demi je suivais des cours de natation...* (Michel)

Plus souvent, elles sont liées à un milieu familial violent, avilissant ou dégradant pour les participants :

> *Il s'est remis à boire et ensuite comme d'habitude, il battait ma mère. Alors moi, avec mon petit frère et ma petite sœur, on se sauvait et on allait appeler la police pendant que ma mère se faisait battre. Ça a tout le temps été comme ça, des disputes. Un moment donné, j'ai commencé à goûter à la bière [...] Là, de temps en temps, je lui volais une bière ou deux dans sa caisse. On dirait que ça me relaxait. C'était peut-être pour m'évader, ne plus avoir conscience de ce qui se passait.* (Arthur)

> *D'abord, j'avais moins peur de mon père, vu qu'on était devenus complices. Je fumais avec lui... il était devenu comme un copain. Je trouvais que c'était mieux pour moi de fumer, puis de m'amuser avec mon père que de ne rien fumer et qu'il me trouve pas intéressant, qu'il trouve que je bouge trop et qu'il me donne des coups de poing. C'est vrai, j'aimais quand même mieux ça.* (René)

> *Oui, c'est là que ça a commencé, la drogue, fumer un joint pour rire de tout ça, ce n'est pas grave parce que moi... On n'avait pas de vêtements, ma*

> *sœur avait une robe de 60 $ sur le dos et on avait des jeans avec des trous, des vêtements qu'on volait sur les cordes à linge. C'était vraiment une grosse injustice.* (Antoine)

Les participants à l'étude regroupés sous la catégorie des « travailleurs » rapportent rarement s'être initiés aux substances psychoactives afin d'oublier un climat familial difficile, probablement en raison de facteurs de risque moindres au sein de leur milieu. En fait, ce motif se retrouve principalement parmi les « trafiquants » et les « contrevenants », quoique moins fréquemment dans le dernier cas. En raison de tous les problèmes qu'ils rapportent avoir vécus lorsqu'ils étaient enfants, il n'est pas surprenant de constater que plusieurs participants à l'étude avaient trouvé ce moyen, la consommation de substances psychoactives, pour échapper d'une certaine manière à un milieu familial insupportable.

2.5 Le plaisir

Bien que le plaisir constitue la raison la plus fréquemment évoquée par les jeunes consommateurs en milieu scolaire pour expliquer leurs premières expériences d'usage de substances psychoactives, dans notre étude, de façon inattendue, cette raison est l'une des moins fréquemment mentionnées parmi celles recensées :

> *On allait au dépotoir moi, mon frère, ma sœur, il y avait du carton, on coupait le carton en longueur avec un couteau, on allumait ça, on le fumait et on avait la tête qui tournait. (I : Vous fumiez du carton ?) Il y avait de la colle sur le carton et la colle c'était ça qui nous faisait décoller. Nous, on ne le savait pas; mais à neuf ans, six ans, huit ans, on s'amusait avec ça, c'était pour l'effet, on riait, on rigolait avec ça. On ne le savait pas, on s'amusait. On l'a appris plus tard que c'était la colle qui nous donnait cette sensation.* (Pascal)

> *Dans ce temps-là, c'était plutôt pour m'amuser, pour avoir du plaisir.* [...] *Je pourrais te dire que j'ai commencé à consommer à l'âge de 14 ans. À l'âge de 14 ans, c'était pas mal pour se défoncer, pour s'amuser avec mes copains, on consommait ensemble. Dans ce temps-là, c'est sûr que j'ai pas commencé par la cocaïne. J'ai commencé, comme tout le monde, par de la mari, du hasch, de l'acide, de la mescaline, du TH.* (Pierre-Antoine)

Il est surprenant que si peu d'usagers réguliers de cocaïne participant à l'étude évoquent spontanément ce motif. Bien plus, la majorité des personnes ayant commencé leur usage de substances psychoactives par plaisir se retrouvent parmi le sous-groupe des « travailleurs » de l'échantillon, c'est-à-dire parmi ceux ayant adopté un style de vie plus conformiste, du moins par l'insertion sociale que représente le maintien sur le marché du travail.

Une consommation commencée pour le plaisir risque moins d'entraîner la dépendance, puisqu'elle sera contrôlée de façon à éviter les problèmes associés à la toxicomanie et les déplaisirs qui en découlent normalement. Cela explique probablement que si peu de toxicomanes participant à notre étude en parlent. De plus, comme nous l'avons vu dans la section portant sur l'automédication, la consommation des personnes rencontrées semble généralement peu répondre à un impératif de plaisir, et ce, dès l'initiation, puisqu'elle vise davantage la perte de conscience. Cela ne signifie pas que la substance ne procure jamais de sensations plaisantes, mais que l'objectif recherché par la consommation de ces jeunes se situe bien au-delà de la distraction apportée par une expérience ludique d'adolescent, ce qui risque de les conduire à la toxicomanie.

Il est vrai que les facteurs de risque et certains déterminants personnels ou sociaux auront un impact sur la trajectoire déviante qui s'initie. Toutefois, il arrive que certaines personnes refusent de trouver des « causes » extérieures à leur consommation de substances psychoactives et admettent que leurs propres choix ont déterminé leur cheminement; ils affirment alors que leur initiation aux drogues n'est attribuable qu'à leur libre arbitre :

> *Je pourrais lui mettre ça sous le nez, en plus que ma consommation pouvait partir de là, du manque d'affection aussi, en même temps que tout ça regroupé ensemble. Non, je ne pense pas que ce soit la raison, j'ai choisi de le faire, j'aurais pu me battre aussi...* (Jean-Eudes)

En somme...

Dans les pages précédentes, nous nous sommes attardés à décrire l'initiation à la consommation de substances psychoactives de personnes qui feront par la suite un usage régulier et intensif de cocaïne. Les propos des participants nous font prendre conscience que ces personnes ont, pour la plupart, grandi dans des milieux familiaux dysfonctionnels ou, à tout le moins, difficiles. Dans des quartiers où le taux de chômage touche parfois un adulte sur cinq, les parents, eux-mêmes victimes d'exclusion, ne possèdent pas les ressources pour fournir un sens à la vie de leurs enfants. Une fois inscrits à l'école, plusieurs jeunes se sont adaptés avec difficultés aux exigences du système scolaire et ont préféré vivre d'autres expériences remplies de sensations fortes avec des copains qui se trouvaient dans des situations similaires.

Plus spécifiquement, il ressort des analyses présentées que l'initiation à la consommation de substances psychoactives survient généralement au début de l'adolescence, au moment du passage à l'école secondaire. Cette initiation se fait par l'entremise de produits facilement accessibles et avec des copains ou des personnes connues et valorisées, parfois même des parents ou d'autres membres de la famille, pour « faire comme les autres », pour « faire partie de... ». L'appréciation des effets ressentis, l'apaisement des tensions internes et la perméabilité aux influences extérieures contribueront à amorcer une trajectoire de consommation.

Graduellement, la personne intégrera un groupe d'amis et de connaissances partageant les mêmes préoccupations et des valeurs semblables. Ensemble, en satisfaisant cette curiosité juvénile et ludique à propos des drogues, ils expérimenteront une diversité de sensations fortes. Ce groupe constituera un lieu d'écoute, de partage, de solidarité et d'appartenance pour ceux dont la famille est absente ou défaillante. Pour ceux qui le désirent, il fournira une justification permettant de poursuivre et de pousser plus loin la consommation de drogue.

Plusieurs jeunes consommateurs qui poursuivront leurs découvertes psychotropiques consistent en des marginalisés du système scolaire. Ces jeunes éprouveront par la suite d'énormes difficultés à se départir de leur étiquette accablante d'échec ou de décrocheur. Pour plusieurs, la trajectoire d'exclusion entamée lors du passage à l'école secondaire aboutira à une ségrégation sociale. Ce faisant, l'appartenance à un groupe de consommateur pourra affaiblir encore davantage l'emprise des normes conventionnelles édictant l'abstinence vis-à-vis la cocaïne.

En d'autres mots, deux grandes catégories d'explication sont offertes par les participants à notre étude pour éclairer leur initiation aux drogues. D'une part, il y a l'*attirance*: attirance vers un groupe d'appartenance; reproduction de comportements valorisés; curiosité de connaître une nouvelle expérience; recherche du plaisir. D'autre part, il y a la *fuite*: se fuir soi-même et la souffrance trop présente; s'évader d'un environnement malsain et accablant. Dans les deux cas, les consommateurs expérimentaux sont guidés par les amis, les circonstances et la disponibilité en drogues. La consommation ne résulte pas entièrement d'un pur hasard, mais à ce stade, elle est souvent issue d'un moment propice, d'une rencontre facilitante et d'un lieu convenant. Ceux qui s'intégreront plus activement dans une trajectoire d'usage régulier deviendront par la suite des acteurs beaucoup plus dynamiques dans le dessein de leur consommation cherchant les amis compréhensibles, les occasions favorables et les bonnes affaires. Nous en traitons dans le prochain chapitre.

Note

1. Ces sentiments sont souvent associés à la violence familiale.

Chapitre 5

La consommation régulière de cocaïne

LE CHAPITRE PRÉCÉDENT s'attardait à décrire l'initiation à la consommation de substances psychoactives. À cette étape initiale de leur parcours de consommation, il s'agissait, pour la majorité des personnes rencontrées, d'un usage expérimental ou irrégulier d'alcool et de cannabis alors apparu au commencement de l'adolescence lors du passage à l'école secondaire. Les motifs sous-jacents à cette expérimentation juvénile relevaient de l'attirance et de la fuite. Les propos des personnes rencontrées permettaient d'observer une attirance à un groupe de pairs valorisés, à un contexte social séduisant, ainsi qu'à des drogues censurées. Pour sa part, la fuite était par rapport à ses souffrances et à son environnement plus ou moins antagonique.

Le présent chapitre s'intéressera maintenant aux motivations soutenant l'itinéraire de consommation régulière de cocaïne. La trajectoire d'usage de drogues de ces personnes les a fait passer de la consommation d'une substance considérée comme relativement « douce », la marijuana, à un produit plus « dur » qu'est la cocaïne.

Des études antérieures (Erickson et Weber, 1994; Harrison, 1994) s'intéressant aux trajectoires des consommateurs de cocaïne indiquent que, une fois la phase expérimentale terminée, certaines personnes deviendront des usagers réguliers; c'est le cas de tous les participants à notre étude sélectionnés spécifiquement sur la base de ce critère précis d'un usage régulier et intense. Leur trajectoire s'est caractérisée, à une période de leur vie, par un ancrage ou une consolidation dans un style de consommation dans lequel la cocaïne occupait une place de choix sans qu'elle ne soit pour autant exclusive.

Leur itinéraire de consommation n'est toutefois pas linéaire ou unidirectionnel. Ainsi, au cours de cette trajectoire, certaines périodes seront caractérisées par une augmentation de la quantité consommée, un accroissement de la fréquence des prises, un passage vers des modes d'usage plus risqués; nous qualifierons ces phases de pentes ascendantes de la consommation. À l'inverse, d'autres périodes se caractérisent par une diminution importante des quantités, de la fréquence d'usage ou un adoucissement des modes de consommation; nous les qualifierons alors de pentes descendantes.

Bref, ce chapitre s'attarde à mieux comprendre la trajectoire de consommation des usagers réguliers de cocaïne dans ses phases d'augmentation et de réduction de la consommation.

I. LES PENTES ASCENDANTES DE CONSOMMATION DE COCAÏNE

De façon générale, les usagers de cocaïne entreprennent leur consommation de ce produit à un âge relativement tardif, soit au terme de l'adolescence ou même dans la vingtaine, après avoir expérimenté d'autres substances psychoactives licites (alcool et cigarettes) et illicites, généralement considérées comme moins nocives (marijuana) et plus facilement accessibles[1]. Dans bien des cas, la consommation de cocaïne ne se trouvait même pas présente dans le répertoire des comportements envisagés par l'adolescent d'alors qui s'initiait à une drogue illicite. Ainsi, les participants sont nombreux à avoir cru qu'ils ne dépasseraient jamais le stade de consommateur expérimental de cannabis. Pourtant, ils s'y initieront puisque ce sont maintenant des consommateurs réguliers:

> *C'est ça, même chose qu'avant de commencer la coke, ben certains de mes amis le faisaient. Mais moi, jamais je ne voulais tomber là-dedans. Je me disais: «Je ne veux rien savoir de ça.»* (Pierre-Antoine)

Ce passage à la cocaïne s'est effectué de façon relativement aisée puisque ces consommateurs avaient déjà franchi la barrière de l'initiation et de l'utilisation récréative d'un produit illégal. Bien plus, ils connaissaient des vendeurs qui ne demandaient qu'à leur procurer un menu relativement varié de substances illicites:

> *Et puis là, je suis allé voir le type qui m'en avait vendu, qui avait essayé de me faire goûter à la coke. J'y suis allé, c'était le jour de mon anniversaire. J'ai touché à la cocaïne pour la première fois.* [...] *En tout cas, à 20 ans, admettons que c'est 20 ans, j'ai pris ma première ligne. Quand je l'ai prise, ça m'a complètement libéré. J'ai senti que je prenais le contrôle de tout et finalement j'y ai pris goût. C'est ça qui m'a sauvé. Ça m'a sauvé, on peut dire que pour moi ça m'a sauvé. Parce que je ne sais pas, si je n'avais pas trouvé ça... à l'époque, ça m'a sauvé. J'étais... Je suis une*

> *personne hyper sensible et puis j'ai malheureusement... J'étais vraiment démoli, démoli complètement, c'est ça qui m'a remonté et j'ai continué à en prendre.* (Hébert)

Les raisons qui font en sorte que la personne tente l'expérience de consommer de la cocaïne ne sont pas réellement différentes de celles qui expliquaient l'essai d'autres drogues. Toutefois, plusieurs s'y attachent pour la portée de ses effets :

> *Ça fait qu'une ou deux semaines après, j'ai essayé la coke. Et dès la première fois, j'ai dit ça, j'ai aimé ça, dès la première ligne, c'était fini. J'ai vraiment aimé ça... C'est pour moi* la *meilleure drogue.* (Aimé)

> *Ça fait que là je m'en vais chez des amis et là y'a un gars qui me demande : « Tu veux te faire une petite ligne, une petite ligne ? » Ça fait que j'ai sniffé une petite ligne et que je me suis dit : « Ha, ça fait du bien. » J'ai dit : « Ça fait longtemps que je souffre et maintenant je ne souffre plus. » Ça m'a vraiment fait de l'effet. Alors, j'ai continué dans la coke. Ça calmait mes émotions, ça calmait mes sentiments et c'était parfait comme ça.* (Guy)

Un accroissement de l'usage ou un passage à un mode de consommation plus « dur » signifient généralement que la cocaïne répond alors aux besoins du consommateur en rapport avec l'environnement dans lequel il évolue.

De nombreux facteurs conduisant à l'augmentation de la consommation ont pu être identifiés à travers les propos des usagers réguliers de cocaïne. Nous les regroupons en deux grandes catégories : 1) l'interaction personne-environnement; et 2) la substance.

1. L'interaction personne-environnement

La personne se trouve constamment en interaction avec son environnement. Il s'avère parfois difficile, voire impossible, de départager ce qui appartient à son contexte de vie de ce qui est propre à la personne, à son individualité. L'humain interprète, donne un sens aux événements qui l'entourent et y réagit avec émotion; il construit son univers et lui répond. Ainsi, plus ou moins consciemment, la personne effectue des « choix » qui échafauderont son existence. Ces choix s'appuient sur ses perceptions, ses sentiments et les significations qu'elle projette sur son univers; ils dépendront également de ses valeurs et de ses objectifs de vie. Elle se forge ainsi une trajectoire, un itinéraire de vie. Toutefois, à l'intérieur d'une même culture, certains événements phares ont tendance à être interprétés d'une façon semblable. Il en est ainsi d'une rupture amoureuse, de la perte d'un emploi ou d'un deuil qui entraînent généralement des réactions émotives intenses. Ces éléments sont souvent associés, dans les propos des participants, à une augmentation de leur consommation.

1.1 Une rupture amoureuse

Lorsqu'elle se termine abruptement, une relation amoureuse constitue souvent un facteur de progression de la consommation :

> *J'ai dit ouais, on va prendre une pause pendant quelques mois. Ça fait qu'on a pris une pause d'à peu près trois ou quatre mois et durant ces trois, quatre mois, elle n'est pas allée ailleurs. Moi, je me suis défoncé pendant ce temps-là, j'ai recommencé et de plus en plus. Là, c'était sept jours sur sept dans la coke, je travaillais avec les os du nez tout brûlés. En tout cas, pendant ces trois mois-là, c'était devenu assez grave.* (Jacques)

De fait, plusieurs participants rapportent des propos qui laissent présumer qu'ils ont développé une véritable dépendance vis-à-vis leur relation amoureuse. Par exemple, Jean-Eudes et Pascal racontent :

> *La situation : oui, je vis chez mon ex. Je suis accroché à elle... Ça ne marche plus. Je consomme et je consomme encore. C'est démesuré. Je consomme 12 heures, je dors 12 heures, je consomme 12 heures, je ne sors plus, je me fais tout livrer...* (Jean-Eudes)

> *Je l'ai aimée, cette fille-là. (I : O.K., après ta peine d'amour avec la fille de la poste, c'est ça?) Ouais, Maxime, je l'ai tellement aimée, ça m'a pris quatre ans à l'oublier, tu te rends compte, une peine d'amour de quatre ans. Euh! j'étais dépressif. Aussi, je manquais pas mal au travail, j'avais des journées de maladie d'accumulées, donc je manquais pour consommer, je prenais du hasch, de la coke et de l'alcool.* (Pascal)

Nulle surprise de constater alors l'important bouleversement qui se produit dans la vie du consommateur lorsque cette relation se dissout :

> *Là, ça a été de pire en pire dans ma consommation, je me suis séparé, je me suis tapé une dépression, je suis rentré à l'hôpital.* (Maxime)

En effet, la solitude provoquée par une désunion, surtout pour une personne aux prises avec une dépendance affective, peut devenir très difficile à gérer et affecter d'autant sa trajectoire de consommation. Ainsi, Guy, après avoir rompu avec sa conjointe, raconte :

> *Ça fait que je me défonçais. Je me défonçais avec ça* [la cocaïne].

Après une rupture amoureuse, souvent, la personne augmente temporairement la fréquence et la quantité de son usage de substances psychoactives. La consommation revient ensuite à son niveau initial, lorsque les choses rentrent dans l'ordre :

> *C'est la première fois quand elle m'a quitté qui a été le plus dur parce que quand je suis revenu du travail à six heures du matin, il n'y avait plus rien à la maison* [rire]. *Il n'y avait plus de divan, plus de TV, il n'y avait plus rien. Ses vêtements étaient partis; ceux qui restaient, c'étaient les miens. Seulement mes affaires à moi! Elle était partie avec ça parce que je lui avais dit quelque chose qu'elle n'avait pas aimé à la piscine où on allait toujours. On était près de la piscine, j'avais dit quelque chose qu'elle n'avait pas aimé, elle a foutu le camp. Ça a été très dur, cette journée-là* [petit rire]. *Ça n'a pas duré longtemps, hein! Quand je suis rentré du travail à six heures du matin, j'ai commencé à boire dans la caisse et puis voilà, j'ai bu jusqu'au soir avec de la coke et tout le reste jusqu'à ce qu'elle m'appelle vers 11 heures du soir.* (Julien)

Des personnes provenant de tous les sous-groupes de l'échantillon mentionnent que la rupture amoureuse a représenté un facteur de progression de leur consommation de substances psychoactives, quoique cet élément se rencontre plus spécifiquement chez ceux qui tirent leur revenu principalement du travail légal.

1.2 Une perte d'emploi

Pour ceux qui en détenaient un, la perte de l'emploi peut également représenter un facteur qui favorise la consommation, entre autres, étant donné la privation de statut qui en résulte :

> *Quand, à 20 ans, ils ont fermé la compagnie où je travaillais, je me suis retrouvé au chômage, j'ai épuisé les timbres du chômage. À ce moment, je consommais, je consommais tout le temps et il n'était plus question de chercher du travail. Premièrement, j'étais plus capable de travailler, j'avais*

> *plus de temps pour ça, juste le temps de consommer. (I: Là, tu consommais plus régulièrement?) Tous les jours. Je me levais le matin avec un joint dans la bouche et le soir je me couchais avec un autre joint dans la bouche, une ligne ici, une ligne là, un fixe ici et encore un fixe là.* (Sébastien)

Pour un bon nombre de consommateurs, le simple fait de détenir des responsabilités les empêche de s'enliser davantage dans leur trajectoire de consommation ou dans la dépendance (voir à ce sujet Cohen et Sas, 1996; Erickson et Weber, 1994; Harrison, 1994) :

> *J'ai travaillé tout le temps et personne pouvait dire: « Oh! celui-là! »* [...] *Eh bien non, mon vieux, je travaillais!* [...] *Eh oui, je pense que ça m'a beaucoup aidé de continuer à travailler!* (Marc-André)

En effet, pour plusieurs, l'emploi offre un statut social. En échange, il a ses exigences: lui consacrer une bonne partie de la semaine, se présenter en état de travailler... De fait, il aide ou contraint à structurer sa vie. La perte de l'emploi, et par conséquent des revenus qu'il procure, du statut qui lui est associé et de la structure de vie qu'il fournit, peut s'avérer catastrophique pour certains consommateurs réguliers.

1.3 Un deuil

Le deuil constitue un troisième type de « perte » régulièrement associée à une progression de la consommation. Ce thème est majoritairement mentionné par les participants qui tirent principalement leur revenu de la vente de drogues ou d'autres formes de délinquance. Étonnamment, aucune personne dont le revenu provient surtout du travail légal n'a fait part du deuil en tant que facteur de progression à la consommation. Ces derniers peuvent probablement s'appuyer sur un réseau social ou familial plus étendu leur permettant de mieux gérer émotionnellement ce genre d'événement.

La progression de la consommation n'est toutefois pas associée à n'importe quel décès: il peut s'agir de la perte d'une personne avec qui une relation intense s'était installée (membre de la famille proche ou conjointe) :

> *Ça m'a fait vraiment quelque chose, je n'ai pas été capable de l'accepter. Parce qu'il est mort du cancer du poumon, c'est moi qui allais tous les jours à l'hôpital avec lui et qui le ramenais dans mes bras. Le matin, on marchait ensemble, quand il avait ses traitements de chimiothérapie, on revenait et fallait que je le ramène dans mes bras. La mère, elle n'aimait pas ça, elle aimait prendre des médicaments, elle n'était pas capable de*

> *supporter ça. J'ai trouvé ça dur, tu sais. Quand il est décédé, j'ai commencé la coke, à sniffer.* (Louis-Georges)

Ou encore d'un décès accidentel ou inattendu qui frappe par l'intensité de la situation :

> *La veille du jour de l'An, la fille de l'ami de ma mère est partie. À minuit tapant, on a reçu un coup de téléphone, elle est morte d'une* overdose, *la veille du jour de l'An, ça secoue. Moi, je n'étais pas là.* [...] *Comment j'ai réagi ? Pas plus que cela. Je me droguais, beaucoup; 24 heures sur 24. Pendant toute une semaine. J'ai passé une semaine, six jours debout, il était temps que j'aille faire dodo. J'étais épuisé : jour de l'An, salon mortuaire, l'enfer.* (Jacques)

Une chose est certaine, de tels événements sont vécus de façon très intense :

> *J'étais plus là, j'étais plus... j'étais déconnecté totalement de la terre, je faisais ma petite routine et je buvais. J'ai bu beaucoup. Les années où j'ai le plus consommé, c'était en ce temps-là. (I : C'est là que t'as commencé à consommer vraiment ?) Beaucoup, beaucoup, beaucoup. (I : Après le décès ?) Ouais, ouais, après... ouais, écoute, tu la vois mourir. Tout ce qu'elle a pu te dire c'est : « T'es un salaud. » C'est tout ce qu'elle a dit : « T'es un salaud. » Mais elle n'a pas eu le temps de finir : « Je t'aime. » C'était fini, elle était morte, elle mourait là. C'était un camion avec des billots de bois, elle a foncé dedans. Parce que moi je ne voulais pas aller chercher de la bière, j'étais soûl.* [...] *(I : Tu as dit que tu as fait une dépression ?) Ah! oui, pendant un an, j'ai disjoncté, j'ai été trois jours de temps... je suis gros, mais je suis un homme qui se lave, moi, le savon chez nous, ça existe. J'ai été trois jours sans me laver et deux jours avec un tas de merde au fond de la culotte. (I : Tu étais en état de choc ?) Ah! complètement, je ne me rasais plus, je ne me lavais plus, je buvais et... la coke aussi.* [...] *Ouais, ah! ouais, depuis ce temps, parce qu'à un moment donné j'ai failli en finir pour de bon... Je ne pouvais plus me lever le matin et me regarder en face.* (André)

La consommation de drogue permet alors de fuir des sentiments intenses et difficiles à assumer. Puisque ces personnes sont déjà initiées aux substances psychoactives, elles se servent de cette solution connue et relativement efficace pour traverser des circonstances bouleversantes saturées émotionnellement :

> *Depuis que mon père est mort! Il est mort en avril, ma copine qui délirait et tout le reste... C'était une sacrée rechute. J'étais tout le temps défoncé.*

> *Ça m'a coûté cher. Une fortune! Quand ils disent: «Tu gèles tes émotions», c'est carrément ça parce qu'au moindre choc émotif tu plonges à nouveau. C'est toujours la même chose. Je ne pense pas pendant que je suis défoncé.* (Yannick)

Lorsque la consommation est déjà excessive au moment de l'apparition de l'événement chargé émotionnellement, alors on ne note pas de progression de l'usage. La consommation déjà importante de substances psychoactives empêche la personne de ressentir la douleur dans toute l'intensité avec laquelle elle se présente:

> *On nous a laissés partir. On est arrivés, elle était morte depuis un bout de temps. Elle était refroidie des deux côtés. Il l'avait débranchée. De toute façon, elle aurait jamais refait surface. Elle serait restée un légume. À l'époque, je me droguais énormément. Je n'ai pas fait le deuil de ma mère tout de suite. J'étais défoncé 24 heures sur 24... Ça m'a fait mal, mais j'ai rien montré, je n'ai pas... ça n'est pas sorti. J'ai réalisé deux ans plus tard, j'ai commencé à sentir son absence, à réaliser qu'elle était morte. Sur le coup, j'étais gelé tout le temps.* (Pascal)

Puisque le deuil s'accompagne très souvent de chagrin, de mélancolie et de sentiments dépressifs, la cocaïne, de par ses propriétés stimulantes, apparaît comme un produit tout indiqué pour contrer ce déchirement et ce mal-être que l'on cherche à déloger. Elle permet de ne plus être en contact avec les sentiments suscités par la séparation de la personne aimée.

Quoique les éléments de l'interaction personne-environnement soient apparus très associés à une progression de la consommation, il n'en reste pas moins que la substance en tant que telle peut produire des effets corrosifs sur le consommateur et avoir des répercussions importantes sur son mode de vie, l'influençant alors dans sa trajectoire de consommation. Voyons ce qu'il en est.

2. La substance

Bien que les éléments exposés précédemment apparaissent comme constituant des facteurs clés dans le développement d'une trajectoire de consommation de cocaïne, il ne faudrait pas négliger le rôle de la substance en soi. En effet, une fois initiée, la consommation de cocaïne peut constituer, par ses propriétés renforçantes, un facteur de progression à l'intérieur d'un style de vie déviant (Brochu, 1995; White, 1990). Nous avons regroupé les propos des participants en deux grandes catégories de facteurs : 1) la tolérance à la cocaïne; et 2) les inconvénients liés à la substance ou à un mode de consommation.

2.1 La tolérance à la substance

Il ne faut pas le nier : beaucoup de consommateurs prennent plaisir aux sensations provoquées par l'usage de cocaïne. La cocaïne peut donc elle-même constituer un puissant agent renforçateur. Le consommateur à usage épisodique espacé peut en profiter longtemps. Toutefois, c'est le cas d'une faible minorité de nos participants. En effet, le plaisir de la drogue les entraîne plutôt subtilement vers une augmentation de leur consommation. Dans bien des cas, l'usage augmente sans que le consommateur en soit vraiment conscient, comme si la progression de la consommation s'effectuait par elle-même :

> *La cocaïne, ça devient facile, t'en veux tout le temps et... Mais, c'est ça, la drogue.* (Cédric)

Plusieurs consommateurs devront augmenter leur dose pour conserver les effets recherchés par l'usage, car la tolérance fera son œuvre :

> *Tu commences par un quart, tu allumes. Après, il t'en faut un demi. Après, ça prend carrément un gramme. Tu finis, c'est un trois et demi à trois.* (Marc-André)

Pour plusieurs usagers, les toutes premières consommations prennent l'allure de moments quasi mystiques. Certains vont alors tenter de retrouver cette sensation initiale que la substance leur procurait, ce fameux *high* tant recherché. Ces personnes semblent se condamner à l'insatisfaction. Pour eux, la consommation n'est plus synonyme de plaisir, mais correspond plutôt à une quête éperdue de l'inaccessible :

> *J'ai aimé ça tout de suite. Jusqu'à ce que je me rende compte que le trip du début, cette bulle-là est pétée, elle n'existe plus. Elle n'existe plus, cette bulle-là... C'est pourtant ça qu'on recherche toujours nous autres, ceux qui prennent de la coke.* (Julien)

La progression dans la consommation se poursuit généralement de façon subtile et sans trop être remarquée, jusqu'au moment où les premières conséquences se font sentir :

> *J'ai commencé par une ligne, deux lignes... Plus tu en prends, plus tu en veux, après pour moi, c'est devenu un trip. [...] C'est ça, je suis tombé*

dedans, car tu consommes, tu consommes et tes payes y passent. Mais ça, tu ne t'en rends pas compte. Tu ne t'en rends vraiment pas compte, tu consommes, tu consommes, tu n'as pas d'argent, mais ce n'est pas grave, tu vas consommer encore. Parce que c'est pour le plaisir qui vient avec. (Cédric)

Il est possible que cette progression soit en fait attribuable aux effets psychoactifs de la cocaïne étant donné que l'euphorie procurée par sa consommation laisse rapidement place à un sentiment dépressif, d'où le *craving*[2] qui donne le goût d'en consommer de nouveau.

2.2 Les inconvénients liés à un mode de consommation

La progression dans une trajectoire de consommation peut également se traduire par l'adoption d'un nouveau mode d'usage. Un tel changement peut être imputable aux inconvénients liés à l'ancien mode de consommation. À titre d'exemple, on passera de la cocaïne prisée à la cocaïne injectée pour éviter les saignements causés par la « sniffe » :

> *J'ai rencontré des personnes qui se shootaient, alors j'ai essayé ça, j'ai adopté ça. Parce qu'à un moment donné, je saignais du nez, je saignais toujours du nez. J'ai eu une opération au nez parce que j'étais tombé sur des meubles en terrazzo. En tout cas, ça ne me faisait plus. C'était complètement bloqué, je n'étais plus capable, ça me faisait des saignements de nez. Puis, j'ai essayé ça, j'ai adopté ça.* (Jean-Christophe)

De même, l'effet enveloppant apporté par des modes de consommation plus brutaux peut constituer un motif qui amène à passer du mode sniffé à l'injection :

> *Non mais pour moi, ce que je veux dire, c'est la chaleur, c'est parce que ça prends tout de suite, tu n'as pas besoin de... Je n'avais pas besoin de consommer mettons quatre ou cinq grammes; j'avais le même trip avec mettons un demi. Je me faisais un 25, 30 cc, et ça partait tout de suite, c'était instantané. C'est ça, j'ai commencé à m'injecter, puis à m'injecter et encore m'injecter.* (Sébastien)

En somme...

Bien que certains aspects liés à la cocaïne et à ses modes d'utilisation puissent soutenir la progression à l'intérieur d'une trajectoire de consommation, il apparaît que cette ascension est plus fréquemment associée à l'interaction personne-environnement donnant lieu à une certaine forme de fragilisation suivant différents événements de vie et, plus spécifiquement, en réaction à diverses pertes, la principale étant la privation d'une personne aimée. En effet, la drogue, lorsqu'elle fait bien son travail, permet de se dérober vis-à-vis les sentiments vécus trop intensément, de camoufler l'impression de vide.

Des événements tels qu'un deuil ou une rupture amoureuse peuvent causer des émotions intenses et envahissantes. Le fait que ces moments difficiles soient fortement associés à une progression de la consommation de cocaïne ne surprend pas outre mesure. La cocaïne, par ses effets stimulants, peut avoir comme fonction de contrer les sentiments dépressifs liés à des événements de perte. Toutefois, l'expression « se geler », régulièrement utilisée par les consommateurs de cocaïne, évoque un autre aboutissement qui, cette fois, n'est pas directement lié aux propriétés pharmacologiques de la cocaïne en tant que stimulant, mais plutôt à l'effet de toute drogue : à savoir masquer un vécu trop pénible. La consommation de substances psychoactives serait, selon les usagers, particulièrement efficace pour ne pas ressentir des émotions dérangeantes. Les personnes qui présentent une certaine fragilité psychologique risquent alors de se réfugier dans la consommation (voir à ce sujet Compton, Cottler, Shillington et Price, 1995; Inciardi, Pottieger, Forney, Chitwood et McBride, 1991) qui se fera grandissante. Dans ce contexte, il arrive que l'augmentation de la consommation concorde avec l'impression de ne plus rien avoir à perdre :

> *Je voulais complètement perdre le nord jusqu'au moment où je décide de vouloir me suicider. J'ai essayé avec un gramme* [silence]. (Wilfrid)

> *Je ne sais pas, je me figurais qu'à force de consommer, j'allais mourir. C'était ça que je voulais faire. Je consommais parce que c'était juste ça que j'avais en tête.* (Michel)

De leur côté, les pertes préalablement identifiées, parce qu'elles amènent une augmentation de la consommation, créent d'autres dommages qui concourent à enfoncer la personne plus définitivement dans son parcours, tel un cercle vicieux :

> *Toujours, toujours, toujours, je perds, je perds toujours des gros morceaux, ça fait de plus en plus mal; alors j'ai consommé davantage pour ne pas subir le mal. Parce que j'ai du mal à regarder ce que je suis vraiment* [...] *À ce moment-là, les délits ont commencé, j'ai commencé à voler, j'ai commencé à frauder.* (Hébert)

Ces pertes difficiles à vivre sur le plan émotif provoquent également un grand vide. Ainsi, le chômage entraîne de longs moments de liberté qui se transforment en oisiveté; la rupture amoureuse et le deuil sont associés à une grande solitude. Il apparaît donc que ces pertes affectent directement la structure de vie des consommateurs. En effet, cette structure est souvent guidée par la vie amoureuse, les relations avec les proches et le travail. Elle fournit en quelque sorte des balises qui encadrent la consommation et permettent de résister à l'attrait éventuel de la défonce. Bien sûr, rares sont les consommateurs participant à notre étude qui n'ont pas connu de période de consommation plus intense, mais il apparaît que cette charpente de vie que procurent les relations de couple, les rapports significatifs et le travail les empêche, lorsque ces éléments sont présents, de se diriger vers une véritable dépendance. Par contre, ceux qui présentent une fragilité psychologique (entre autres la dépendance affective) ou ceux qui sont mal insérés dans la société, qui vivent l'isolement et la solitude, présentent plus de risques d'éprouver des problèmes à bien gérer leur consommation.

Ces constats ne doivent toutefois pas nous faire oublier que la trajectoire des consommateurs de cocaïne fait émerger un savoir-faire particulier : se procurer le produit, en faire usage, se remettre de sa consommation en subissant le moins d'inconvénients possible de la part des citoyens, des forces de l'ordre et de l'entourage toxicomane. Pour ce faire, l'usager doit développer un ensemble d'habiletés qui se transforment en force organisatrice pour finalement donner lieu à un style de vie particulier. La variété des comportements manifestés est porteuse de significations personnelles précises qui teintent des trajectoires similaires s'organisant autour d'une dynamique particulière et d'un concept central : la cocaïne ou parfois plus largement les drogues.

II. LES PENTES DESCENDANTES DE CONSOMMATION DE COCAÏNE

À l'inverse des facteurs de progression qui favorisent une poussée ascendante des comportements de consommation, certains éléments peuvent constituer des motifs pour réduire l'usage de cocaïne. Cette réduction peut prendre différentes formes, soit l'abandon d'un mode de consommation ou d'une substance, soit la diminution de la fréquence ou de la quantité de drogue consommée. Il est ainsi possible que la personne désire modifier de manière draconienne son rythme de consommation, comme en témoigne l'extrait suivant :

> *J'ai décidé d'arrêter tout. J'ai arrêté l'alcool, les médicaments, j'ai tout arrêté. La coke pareil, je l'ai arrêtée. Mais j'en ai pris de temps en temps... Je succombe de temps à autre. Des fois, on dirait que je deviens plus dépressif. Quand je retombe, on dirait que ça me réveille un petit peu.* (Bernard)

Mais, même draconienne, la réduction de la consommation ne constitue pas nécessairement un pas vers un arrêt total. Il arrive, en effet, qu'elle représente une étape menant à l'interruption définitive de la consommation mais, le plus souvent, elle doit être prise pour ce qu'elle est: une tentative de mieux contrôler son usage. Il ne faudrait donc pas confondre diminution et interruption puisque nombreux sont ceux qui vont réduire momentanément leur consommation, telle une pause dans une vie devenue trop mouvementée ou risquée, sans que l'abandon définitif ne devienne un objectif ou soit même envisagé.

Différentes raisons peuvent faire en sorte que la personne tente de diminuer sa consommation. Celles-ci peuvent être liées: 1) à une difficulté d'accès à la substance psychoactive; 2) aux pressions familiales; ou 3) aux pressions structurelles.

1. Une difficulté d'accès à la substance

Très concrètement, l'inaccessibilité de la substance peut représenter un motif qui pousse à diminuer sa consommation. Ainsi, Pascal révèle ne pas avoir consommé de cocaïne pendant quelque temps parce que la substance était peu disponible sur le marché illicite des drogues à une certaine époque:

> *Ce n'était pas du gaspillage comme aujourd'hui; la coke est coupée avec du cristal. Celle-là, tu restais très calme, tranquille mais toutes les sensations y étaient... Ah! c'était incroyable! (I: Mais tu dis que tu as été un bout de temps après à ne pas en prendre?) Il n'y en avait pas beaucoup sur le marché.* (Pascal)

Pour sa part, Tony a diminué sa consommation au moment où il a perdu contact avec des vendeurs de cocaïne, l'accès à la substance étant alors limité:

> *Parce qu'à l'université, c'est très rare que je touchais à la coke. Par contre, quand je revenais les week-ends, j'y allais à fond. (I: Pourquoi plus fumer la semaine puis sniffer la fin de semaine?) C'était l'accessibilité, la facilité à se procurer de la drogue, de la coke. À Trois-Rivières, je n'avais pas de*

contacts. (I : Puis si tu en avais eus?) J'en aurais pris. [...] *Je ne prenais pas de coke parce que je connaissais pas de dealers. Si j'avais connu des dealers, j'aurais consommé. Quand je revenais, je prenais de la coke les week-ends. Quand je retournais dans mon coin, je ramenais du hasch pour ma semaine là-bas.* (Tony)

Par ailleurs, l'accessibilité réduite ou nulle est très souvent causée par les ressources financières limitées du consommateur :

À ce moment-là, c'était le bien-être social, encore des transactions de temps en temps. L'argent rentrait régulièrement car, sur chaque transaction, j'en gagne un petit peu. Je commence à être moins honnête dans mes transactions, à couper un petit peu. Je commence à combiner pour en avoir de plus en plus. Pour pouvoir garder toujours assez pour notre consommation, si tu veux. Sauf qu'à un moment donné, on diminue par la force des choses, pas parce qu'on a envie de diminuer. (Jean Eudes)

Plus sûrement encore, l'endettement représente un facteur important de réduction et d'interruption de la consommation de cocaïne :

Chaque fois que je diminuais ma consommation, c'est parce que j'avais des dettes en retard. Donc, je m'étais fait comme un budget, du genre je vais payer ce que j'ai à payer, puis s'il m'en reste, je vais m'en garder pour consommer, c'est comme ça que ça marchait. Donc, je pouvais payer la moitié d'un loyer, même si je pouvais le payer en entier. Il fallait que j'en garde pour consommer, mais aussi pour payer mon fournisseur. Quand tu l'as payé, c'est sûr que t'en a moins à consommer. Ça marchait un bout de temps. Après ça, c'était payé. Comme ça, la roue recommence, ça recommence. (I : Tes diminutions de consommation, c'était lié à la question d'argent?) C'était souvent la raison. (Cédric)

En effet, lorsque la personne a épuisé ses possibilités d'obtenir de l'argent et que, de surcroît, les vendeurs se défendent bien de lui en céder, il n'y a alors plus vraiment d'accès à la substance :

À ce moment-là, je n'ai pas consommé de coke. (I : T'avais arrêté?) Oui. (I : Ça a été dur d'arrêter à ce moment-là?) Ben non, je n'avais plus d'argent et personne voulait m'en avancer parce que j'en devais à tout le monde [rire]. *C'est pas plus compliqué. Ça s'est arrêté comme ça.* (Frédéric)

Ces exemples montrent que l'inaccessibilité à la substance entraîne une réduction de la consommation, mais ne signifie pas une réelle volonté de diminution de l'usage. La personne diminue ou arrête sa consommation jusqu'à ce qu'il y ait une nouvelle entrée d'argent légale ou, pour ceux qui n'hésitent pas à s'engager dans la délinquance, qu'une occasion criminelle lucrative se présente :

> *Je devais quelque chose comme 2 000 ou 3 000 $ à mon dealer et il a fallu que je m'organise pour le payer. (I : Puis t'a fait quoi pour le payer...) Ben, j'ai arrêté de consommer et j'ai veillé comme il faut sur mes affaires en comptant sur le fait que j'allais en vendre encore plus.* (Claude)

Pour d'autres, des ressources financières limitées, souvent causées par les coûts liés à une consommation excessive, peuvent entraîner une criminalité lucrative accrue...

> *Parce que je consommais trop, j'en étais arrivé à voler des camions au complet. C'était devenu important, un grand réseau avec beaucoup de monde* [...] *Je faisais deux ou trois jobs, je travaillais dans les pneus, je travaillais dans un lave-auto, je vendais un peu, je volais, je mettais tout mon argent dans la consommation, ce qui fait que j'avais rien. Je ne payais rien, pas de transport pour moi, pas de vêtements, pas de nourriture, rien. Pas de logement, je ne payais rien à part la drogue, juste ma poudre que je payais. L'alcool, je ne le payais même pas, je le volais.* (Antoine)

En résumé, l'inaccessibilité à la substance semble, en grande partie, attribuable à deux facteurs principaux : 1) le contexte géographique qui détermine l'accès aux substances psychoactives; et surtout 2) les ressources financières limitées du consommateur ayant un impact sur le pouvoir d'achat de substances illégales onéreuses. L'inaccessibilité à la cocaïne entraîne une réduction ou un arrêt momentané de sa consommation, sans toutefois que cela signifie une réelle volonté d'en cesser l'usage définitivement.

2. Les pressions familiales

Un autre facteur important de réduction ou de contrôle de la consommation se trouve dans le cadre familial : la grossesse de la conjointe, la naissance d'un enfant ou le désir de mieux s'occuper de sa famille sont ici les principaux déterminants :

> *Un moment donné, elle est tombée enceinte. On a réduit la consommation. (I : C'était parce qu'elle était enceinte que toi tu as réduit?) Oui. (I : C'était*

un déclencheur pour toi?) Oui, parce que je me disais: « Il faut qu'on ait des enfants en forme. » Parce que j'avais connu un peu la coke, ce que ça faisait: ça pouvait déformer peut-être les enfants, ces choses-là. Pendant qu'elle était enceinte, c'est arrivé quelques fois, mais pas plus. Sauf pour ma dernière, la petite dernière, je veux dire que pour les autres, ça s'est bien passé, jusqu'à... Pfff! ça s'est bien passé! (Arthur)

J'avais commencé à diminuer de moitié. Je consommais toujours, mais moins. C'était pas aussi grave. Je voyais mes enfants et tout, puis je me disais: « Je ne veux pas faire ma vie comme ça. » (Yannick)

Plusieurs participants à l'étude ont mentionné avoir considérablement restreint leur consommation de drogue pour ces raisons.

Toutefois, étonnamment, la grossesse de la conjointe ou la naissance d'un enfant n'est jamais mentionnée comme facteur d'interruption de la consommation. Ces situations sont seulement citées en lien avec une diminution de l'usage. Il apparaît donc que la venue d'un enfant représente un facteur important de contrôle de la consommation, sans pour autant constituer un élément assez robuste pour entraîner un véritable changement du style de vie.

Ce seraient les pressions de la conjointe ainsi que les exigences attachées aux soins et à l'éducation d'un enfant qui emmèneraient une certaine réduction de la consommation. De plus, la naissance d'un enfant représente sans doute une période de stabilité familiale pour les consommateurs de drogues qui ressentent alors moins le besoin de consommer des drogues.

Les pressions familiales ont également un impact sur le désistement de l'implication dans le trafic de drogues:

Pour les enfants. Parce que les gens qui viennent frapper à notre porte à trois heures du matin pour avoir de la coke... Ma femme, ça la rendait folle. J'avais peur qu'elle fasse une fausse couche. Et aussi, elle avait un peu peur. Moi, ça ne m'affolait pas, mais elle, elle avait peur, puis elle paniquait chaque fois, et ce n'était pas drôle. Quand tu es là-dedans et qu'il n'est pas question d'enfants, tu es autonome, c'est pas si grave. Les gens sont quand même assez bien dressés, si tu veux. (Jean-Eudes)

Toutefois, cesser de vendre de la drogue ne se fait apparemment pas toujours si facilement:

Sauf qu'il y a toujours des imbéciles qui disjonctent. Je décide d'arrêter de vendre, mais là je dois de l'argent, je dois pas mal d'argent. Y'en a qui m'en doivent beaucoup, moi j'en dois aussi beaucoup... (Jean-Eudes)

3. Les pressions structurelles

Parmi les motivations liées aux pressions structurelles qu'on associe à une régression ou à un contrôle de la consommation se trouvent 1) les charges liées au travail et 2) les pressions liées au milieu délinquant.

3.1 Les charges liées au travail

On l'a vu dans la première partie de ce chapitre, un emploi rémunéré est associé à des exigences relativement précises: la présence, la performance... Ces préceptes guident plus ou moins les autres activités de la vie courante, tels les moments libres, les loisirs, les moments passés avec la famille:

> *Quand j'ai commencé à travailler aux champs avec les gars, notre trip... Ben, on commençait à six heures du matin et on finissait à neuf heures du soir. Ça fait qu'à neuf heures, neuf heures et demie, on était déjà au strip-tease. Moi, je buvais toujours de la limonade, du 7-Up, rien d'autre. Et je prenais de l'acide de temps en temps, mais j'avais pas mal diminué la consommation. Je m'étais remis en forme.* (Julien)

En un mot, l'emploi structure, au moins dans une certaine mesure, l'ensemble des activités quotidiennes:

> *Quand j'en ai l'occasion, je le fais. Mais maintenant, je n'ai même plus le temps. J'ai trop de travail. Je travaille à fond, je fais de l'argent et c'est super.* (Marc-André)

La personne ne se trouve pas ou ne conserve pas nécessairement un emploi dans l'objectif précis de diminuer ou d'exercer un contrôle sur sa consommation de cocaïne. Toutefois, un travail rémunéré, surtout si la personne s'y investit et que son emploi revêt une importance significative à ses yeux, peut devenir synonyme d'une régression ou d'un contrôle important de sa consommation de drogue. Marc-André poursuit:

> *Bon, c'était rendu que j'avais tellement de travail que je n'avais même plus le temps de me geler la face parce qu'au début, quand j'ai démarré la compagnie, j'étais tout le temps défoncé. Le soir, je fumais des joints. Pas de coke à ce moment-là. Je fumais des joints comme un malade, merde, je m'en foutais, tout le temps, tout le monde* [...] *maintenant, je n'ai même plus le temps de me remettre en question parce que j'ai trop de choses à faire, des soumissions et j'ai deux gars qui travaillent pour moi à temps plein.*

En d'autres termes, la structure de vie procurée par le travail peut représenter un facteur de régression ou de contrôle de la consommation de substances psychoactives puisque le style de vie déviant est alors peu compatible avec la discipline nécessaire à un emploi régulier. Il faut se rappeler que les participants à l'étude consommaient de façon régulière et fréquente. Cet usage habituel produit, éventuellement, un effet corrosif sur l'organisme qui doit, d'une manière ou d'une autre, récupérer l'énergie trop facilement dissipée pour redevenir fonctionnel :

> *Quand j'ai commencé à faire mon travail, j'ai lâché un peu la poudre. (I: Pourquoi?) Parce que ça me déconcentrait dans mon travail. Je n'avais plus autant d'imagination. Je n'avais plus autant de pouvoir, de punch. C'était que la poudre ne me faisait plus planer, ça me gelait. Ça me gelait, c'était plus abababababababa, ça me gelait, je ne parlais plus. Même quand je travaillais à l'hôtel, dans les derniers temps, quand le client arrivait et que j'avais consommé: «Suivez-moi, je vais vous montrer où est votre chambre.» Et c'était tout, emmerdez-moi pas trop. C'était comme ça.* (Julien)

Encore une fois, le travail n'est pas recherché dans le but de se procurer une structure de vie, mais on constate que, pour ceux qui s'engagent dans un emploi, celui-ci peut laisser moins de temps et d'énergie pour la consommation de drogue.

3.2 Les pressions liées au milieu délinquant

La peur du milieu criminel et des dangers liés à la sous-culture délinquante peut représenter un bon motif d'interruption du trafic et, indirectement, restreindre l'accès et la consommation de drogue. En effet, selon les dires de nos répondants, la violence est très présente dans le milieu de la drogue et certaines personnes peuvent craindre que la brutalité soit dirigée contre elles ou qu'elles doivent être elles-mêmes agressives :

> *J'ai arrêté de vendre. Ben, il y a eu un meurtre dans le quartier. Ça devenait grave. Ils ont enlevé un gars. Ils l'ont tué, et moi j'achetais à ces gens-là. Alors là, j'ai arrêté de vendre. (I: T'avais peur du milieu?) Moi, je ne leur devais rien à eux, mais ça devenait trop dangereux. (I: Tu trouvais que c'était trop dangereux pour toi?) Ouais! Des meurtres et le reste, c'était trop dangereux pour moi. Moi, je connaissais tout le milieu dans l'ouest, mais j'ai jamais été jusque-là.* (Pascal)

Les propos de plusieurs de nos interviewés laissent entendre qu'ils veulent ainsi éviter la violence présente dans cette sous-culture délinquante :

> *À la suite de ça* [le meurtre de son frère], *admettons que ça m'a fait un peu peur. Et puis, il y a eu plein de rumeurs qui se sont bâties là-dessus.* [...] *Des histoires sur cette affaire. Moi, je savais que mon frère, c'était pas un salaud, mais les autres lui ont fait une certaine réputation à travers la ville. C'est lui qui passait pour le salaud, mon frère. Je devenais le frère d'un sale type, ce qui fait qu'essaye de te justifier sur ce point. Les copains que t'avais et tout le reste : « Hé! oublie-moi, merde! » Le frère restait un salaud. On a beau essayer de leur expliquer, j'ai quand même essayé de le défendre malgré tout par mes paroles : « Écoute, mon frère, ce n'était pas un salaud. » Après ça, j'ai vraiment voulu quitter le milieu. Quand j'en suis sorti, après la mort de mon frère et tout ce qui a suivi, je suis retourné dans le quartier d'avant sa mort et là, je l'ai vraiment laissé tomber, le milieu.* (Julien)

Violence qu'ils subissent, mais parfois qu'ils doivent faire endurer dans le cadre de leur relation d'affaires hors normes :

> *(I : Puis tu parlais de ta criminalité, la première fois, ce qui t'a fait arrêter, c'est que t'avais un peu peur de la violence qui arrivait?) Ouais, c'est bien ça. Ce n'était pas seulement la violence envers moi, c'est qu'il fallait que je m'y mette moi aussi à la violence. Me promener armé ou battre des gars. Deux personnes armées qui se rencontrent, qui discutent, il y a de grandes chances que ça finisse par des coups de feu.* (Michel)

Cette violence origine souvent de la concurrence féroce qui sévit dans le milieu du trafic :

> *Il y a trop de monde. C'est ça, le problème et c'est pour ça que je fous le camp. Il y a trop de monde là-dedans. Les gens n'ont plus d'argent. Tout le monde veut se lancer dans la drogue. C'est rendu qu'il y a cinq, six petits gars qui se mettent à mettre la merde partout, qui jouent à ça comme je te dis, qui jouent aux méchants, qui jouent à ça. Je trouve ça con maintenant. Je les vois faire et ça me fait rire. Parce que ça a de l'argent et un fusil, ça se pense plus fort et ça emmerde tout le monde.* (Yannick)

Elle vient parfois des « patrons » qui veulent se faire rembourser les dettes de drogues de leurs employés qui n'ont pas réussi à bien administrer leur commerce illicite :

> *Je leur ai donné quatre septs. Mais là, les gars n'avaient pas d'argent et ils ont foutu le camp. Bon, il* [son fournisseur] *n'était pas certain, il voulait savoir si c'était moi qui avais pris le stock. Là, j'ai reçu la visite de M. X. M. X c'était le tueur de la bande* [rire] *La petite camionnette en bas avec deux, trois autres et mon fournisseur et il est arrivé, puis il a déposé son fusil là. Il me le pointait: «Je vais te tuer.» Il y a d'autres façons de s'arranger: «Je gagne tant. Le réseau vaut tant par semaine.» Ça faisait peut-être 2 500 $, mais ce n'était pas à moi, mais les contacts, il y en a qui étaient à moi et tout ça. Tous les dealers qu'on avait, tous les acheteurs, en tout ça donnait 2 500 $ par semaine. Je dois tant, tant, tant, je vais les rappeler, je te les donne, tu t'en occupes. Et comme ils ont accepté, ça allait. (I: Donc, tu es sorti du milieu?) Je suis sorti du milieu.* (Marc-Antoine)

Elle est très clairement présente lorsque le commerce illicite prend de l'expansion:

> *Je me fais approcher par quelqu'un d'autre pour être associé dans le même domaine. Ça s'est mis à marcher beaucoup, peut-être pendant 8 ou 10 mois, mais assez stressant pour me foutre la trouille. (I: La trouille?) Oui, assez pour dire à la fin: c'est fini, ces affaires de fous. C'était du style que si je parlais avec mon partenaire, il me disait: «Lui, il nous doit tant, il faut faire quelque chose, lui arracher la tête, on lui fait faire n'importe quoi.» Moi, je disais: «On fait de l'argent à ne plus savoir quoi en faire. Il nous doit 2 000 ou 3 000 $ est-ce que je vais lui faire arracher la tête pour qu'ensuite j'vais me…» À peu près en même temps, il y avait des problèmes pour contrôler une bande de motards qui arrivaient en disant: «C'est par nous que ça passe, sinon ça ne marchera pas…» Genre de conneries comme ça. (I: Puis, ces conneries-là?) Eh bien, ça m'a donné assez la frousse pour dire: «J'abandonne, prends l'argent de qui tu voudras, je te laisse tout ça et oublie-moi!»* (Guillaume)

C'est ainsi que le trafic, à cause de la violence qui y est inhérent, en vient à constituer un facteur de réduction de la délinquance pour tous les sous-groupes de l'échantillon:

> *C'est juste que j'en ai marre. C'est trop violent à mon goût. Ça devient chiant. C'est drôle pendant un moment, puis tout à coup tu te dis merde! J'ai un problème de consommation, mais j'ai une bonne réputation par contre. Je ne suis pas un salaud, mais le gars qui travaille pour toi dans le club, il a sniffé tout son stock, il faut que tu le battes le gars, même si après tu te dis le gars, il ne mérite peut-être pas ça. C'est ce que je n'aime pas, c'est tout le temps ce genre de conneries.* (Yannick)

Malgré cette aspiration à quitter ce milieu, ce n'est pas toujours facile de le laisser :

Je venais d'avoir 32 ans ou 31 ans parce que c'est au printemps que j'ai décidé que... En fait, ça m'a surpris. Au printemps, je suis allé au bureau là-bas, j'en avais deux, deux patrons avec lesquels je faisais affaire directement. C'était le lien entre la base et le tas. Puis, tu quittes ce milieu-là sans rien faire, c'est dur, c'est très dur. (I : Comment t'as réussi à le quitter?) Il y en a un des deux qui me considérait comme son fils, on était très proches. Quand j'étais dans des situations difficiles... Quand je n'avais rien, plus un sou, plus rien chez moi dans mon appartement, il venait me chercher pour m'amener chez lui. Il me disait tout le temps : «Joël, bois, sniffe pas, touche pas à la drogue, bois à la place.» On était très proches parce que j'allais chez lui de temps en temps, sauf que... au moment de l'initiation, ils avaient toujours des problèmes et c'est moi qui allais donner un coup de main. À partir de ce moment-là, on a fait de gros gains. En tout cas, quand il faisait des affaires chez eux, même si je consommais, il m'invitait. Il venait me chercher avant pour être certain que je ne prenne pas de drogue. Tu vois, c'est un milieu connu là-bas. La drogue, c'est bien, ils font de l'argent avec, mais ils n'en prennent pas. Et en tout cas, il me ramassait. Il m'a déjà retrouvé dans ma voiture, passablement abîmé, alors il m'amenait chez lui. Il a fait ça plusieurs fois. Lui, il s'appelait Gérard et l'autre s'appelait Steve. Avec Steve, il n'était pas question que tu quittes le milieu comme ça. Je le sais très bien, je suis allé les voir dans leur bureau et je savais très bien que j'en savais beaucoup trop... Je savais très bien qu'ils allaient réagir. Dans le fond, quand j'y suis allé, c'est ce que je voulais, parce qu'à ce moment-là j'avais déjà commencé à vouloir me tuer. En allant dans des endroits sans prendre de précautions, je savais qu'il y aurait des échanges de coups de feu. Et ce n'était pas parce que je m'en sentais pas capable. J'avais pas le courage de retourner le revolver contre moi et de le faire. Alors, tire-moi une balle dans la tête. Je me suis placé dans des situations pour que ça arrive, et la seule fois où ça m'est arrivé, j'ai reçu une balle dans la jambe. C'est la seule fois que quelqu'un m'a touché avec une balle et ce n'est pas faute de l'avoir voulu. Je voulais mourir, je voulais déjà mourir, j'étais à bout [soupir]. *Finalement, avec l'aide de Gérard, j'ai pu m'en sortir, mais rien de ce que je savais ne devait sortir. Parce que si quelque chose venait à se savoir ou si jamais mon nom sortait dans un endroit quelconque... il ne fallait pas que je sois un délateur ou quoi que ce soit d'autre. J'étais mort. Tu n'as pas besoin de te cacher, ils vont te retrouver. Ou si tu t'enfuies, ils vont être très dangereux et malgré tout ce que tu vas faire, tu vas mourir de toute façon. C'est ce qui arrive les trois quarts du temps.*

T'as beau dire que t'as 50 000 $ de la police pour aller témoigner, tu ne le dépenseras pas ou alors tu vas y passer. Ça fait qu'avec l'aide de Gérard, j'ai réussi à quitter ce milieu-là. (Joël)

Vouloir quitter certains groupes criminalisés peut signifier une peur accrue parce que les gens du milieu vont se méfier de la personne qui décide de partir, laisser peser sur elle des menaces et même, dans certains cas, chercher à supprimer la personne qui part :

(I: Mais en ce temps-là, tu pouvais te retirer comme ça?) Bien sûr! (I: Et maintenant tu ne pourrais plus?) Ben, ce n'est pas que je ne pourrais plus, c'est parce que... c'est dur à dire c'est... c'est là mais... regarde, si admettons j'appelle mon père, j'appelle tout le monde puis je me retire. Je me retire et un jour, il suffit alors d'une malchance... (I: Et là, ils vont penser à toi?) Ils vont penser à moi tout de suite, et c'est qui tu penses qui va se faire tuer, eh bien, c'est moi! Tant qu'à faire quelque chose, je vais m'en aller vite fait... ils n'y verront que du feu. Premièrement, les premières années s'il n'est rien arrivé, ils vont tout de suite s'apercevoir que ce n'est pas moi. Tandis que si je reste en contact avec eux, même si tu te retires... (I: Si tu sais qu'il va arriver quelque chose, tu vas te sentir sur tes gardes et tout ça?) Je vais paniquer, surtout si je sais qu'en plus il y a quelque chose qui se manigance quelque part, je vais me sentir quatre fois plus sur mes gardes. Je vais te dire quelque chose, je ne suis pas peureux, mais si je les ai après moi, je vais chier dans mon pantalon, O.K.? Parce qu'eux c'est... c'est comme ça. Tu ne peux pas lâcher le milieu... (André)

En somme...

Ce sont, en grande partie, les facteurs contextuels (accès limité à la substance, cadre familial, environnement sous-culturel) qui expliquent la régression ou le contrôle de la consommation. Cela est probablement dû au fait que la régression, contrairement à l'interruption, n'est pas motivée par une décision claire et réfléchie, mais représente plutôt le résultat de contingences contextuelles.

Les facteurs de régression ne sont que des freins à la consommation. Certains, avec les mêmes freins, vont décider d'arrêter définitivement, d'autres oscilleront entre l'abstinence et la rechute et, enfin, comme nous venons de le constater, plusieurs réduiront leur usage de substances psychoactives ou leur implication délinquante. Cela dépend de l'intensité du facteur et de la façon qu'il a été vécu et interprété.

Un mot pour conclure sur les trajectoires de consommation

On l'a vu, les vicissitudes de la vie de même que les propriétés du produit exercent parfois des pressions pour une consommation accrue de cocaïne. Pour leur part, les difficultés d'accès au marché, les pressions familiales, de même que celles provenant du milieu du travail ou des drogues favorisent une réduction de l'usage. Selon que le consommateur est davantage exposé à l'un ou à l'autre de ces facteurs, son interprétation de sa réalité pourra accroître ou réduire son usage. Une étude des trajectoires permet d'observer des périodes d'accroissement (fréquence) et d'alourdissement (mode) de la consommation qui font place à des phases de réduction et même d'abstinence plus ou moins longues (histoire de se refaire un peu). Toutes ces phases font partie intégrante de la trajectoire d'usage de la grande majorité des consommateurs. L'itinéraire de consommation ne constitue donc pas une route à sens unique, mais plutôt un parcours personnel dynamique caractérisé par la réorganisation à travers la discontinuité. En ce sens, il n'existe pas de trajectoire unique de consommation de cocaïne.

Cette trajectoire se façonne et se déforme aux heurts de certains événements de vie personnels et contextuels. Ces épisodes de grande importance pour l'individu engendrent un impact sur la trajectoire empruntée et peut la faire s'écarter de son parcours initial. Ces points tournants semblent beaucoup affecter les trajectoires de consommation. À titre d'exemple, on remarque que les sentiments dépressifs, souvent en relation avec un deuil ou une rupture amoureuse, amènent fréquemment une progression de la consommation. La personne peut même modifier ses choix lors d'une période de crise : dans le récit des participants, il a été possible de noter à plusieurs reprises l'adoption de comportements à l'encontre de leurs valeurs initiales à la suite d'un événement de vie difficile.

Vu ainsi, on pourrait croire que les éléments extérieurs ont plein pouvoir sur la trajectoire de consommation empruntée. Toutefois, bien qu'il n'en soit pas toujours conscient, chaque consommateur est le maître d'œuvre de sa trajectoire. Dans ce parcours, il répond à des besoins profonds tout aussi bien qu'à des contextes de vie spécifiques qui lui font prendre des avenues qui lui sont propres. Le chapitre suivant, présentant les efforts pour mettre fin à une trajectoire de consommation de cocaïne, en fournira certains exemples.

Notes

1. Brochu, Cournoyer, Motiuk et Pernanen (1999) notent que seulement 4 % de leur échantillon de détenus canadiens s'est initié aux drogues illicites par la cocaïne, alors que 86 % de ces derniers ont commencé leur consommation par le cannabis. De plus, seulement 18 % des consommateurs de cocaïne l'ont fait avant l'âge de 18 ans.
2. Désir intense des effets de la substance ressenti par le consommateur lorsqu'il se trouve en manque.

Chapitre 6

La retraite : les efforts pour mettre fin à un itinéraire d'usage de drogue

On l'a vu précédemment, une trajectoire de consommation de cocaïne ne se constitue pas de façon linéaire et unidirectionnelle. À travers ce parcours, il est possible d'observer des phases d'utilisation réduite ainsi que des intervalles d'abstinence. Ainsi, au cours de leur vie, chaque participant rapporte, en moyenne, deux ou trois périodes d'abstinence significative. En moyenne, les cycles de sobriété durent 10,5 mois. Les phases d'abstinence sont généralement beaucoup plus longues pour les « contrevenants » (15,9 mois) que pour les « trafiquants » (8,2 mois) ou les « travailleurs » (7,5 mois). De façon générale, après une consommation intensive, les participants retrouvent un usage plus contrôlé du produit (voir également Cohen et Sas, 1994; Harrison, 1994; Reinarman, Murphy et Waldorf, 1994). Loonis (1999) a pu identifier plusieurs stratégies de contrôle du produit qui s'offrent alors à ces consommateurs en quête d'une meilleure gestion de leur usage : régime strict de doses permises; intervalles d'abstinence imposés afin de dominer l'emprise de la cocaïne; dégagement d'un budget maximal alloué à l'achat de cocaïne; évitement du milieu de la drogue; usage dans des contextes très limités. Bien sûr, cette énumération des divers moyens mis en œuvre par les consommateurs de cocaïne constitue une attestation de la difficulté que pose une bonne gestion de la consommation et des problèmes que doivent affronter les personnes qui cherchent à se distancier de ce qui est devenu leur mode de vie. Nous en discutons dans le présent chapitre qui traite des périodes de réduction-interruption, de rechute et de changement de style de vie vis-à-vis la consommation de cocaïne.

I. LES TENTATIVES D'INTERRUPTION DE LA CONSOMMATION

De nombreuses tentatives d'interruption de la trajectoire de consommation ressortent des récits analysés. Il est courant qu'elles coïncident avec un ensemble d'événements personnels et sociaux, si bien qu'il s'avère difficile d'identifier quel facteur précis semble avoir eu un impact réel. En outre, souvent, ces éléments sont accompagnés d'une prise de conscience des conséquences négatives des « choix » antérieurs.

Les pages qui suivent présentent les facteurs d'interruption de la consommation les plus communément retrouvés dans les récits des participants. À l'instar de Zimberg qui, dès 1984, identifiait trois éléments à la base du contrôle de la consommation d'héroïne, nous regroupons ces facteurs dans les catégories suivantes : 1) la cocaïne; 2) la personne; 3) le contexte de vie.

1. Les facteurs d'interruption liés à la cocaïne

Les contrecoups de l'usage de cocaïne ne sont pas qu'agréables. Plusieurs rapportent avoir expérimenté des épisodes paranoïdes, particulièrement lors de consommation de la cocaïne épurée (dite base libre ou *freebase* par les usagers) ou par injection. Ce type d'incident a eu pour effet d'en décourager plus d'un. Richard en est un bon exemple :

> *Au mois d'avril, j'ai consommé un quart. J'ai arrêté parce que je suis devenu tout de suite paranoïaque. Mais si je m'étais bien senti... peut-être que j'aurais rechuté. Je ne peux jamais être certain que c'est de la paranoïa, mais je surveille... Je n'ai plus confiance aux gens autour de moi. Je ne me sens plus. Je ne suis plus en contact avec moi-même, je suis une sorte de robot. Là j'ai eu de la chance, j'ai arrêté ça tout de suite : un quart, j'ai dit : « Oups! » Cette fois-là, j'ai consommé gratuitement et je suis rentré chez moi me coucher. J'ai bu deux litres de lait, c'est un antipoison! Pour me désaouler un peu, il faut que ça finisse, sinon je vais mourir.*

Il arrive également que la personne prenne conscience de l'ampleur de sa consommation et qu'elle y réagisse. L'inquiétude induite par l'appréhension de la dépendance et l'image médiatisée du *junkie* fait réfléchir : plusieurs se voient s'enfoncer dans cette direction et décident alors d'endiguer leur consommation :

> *Mais je n'ai pas pris longtemps de la* freebase *parce que l'alarme a sonné. (I: De quelle alarme tu parles?) C'est comme lorsque tu te mets à changer, si tu descends d'une marche, c'est fini. Tu n'as plus le contrôle de toi-même.* (Robert)

Parmi les craintes, la peur de la mort attribuable à la surdose est invoquée à l'occasion par les gros consommateurs de cocaïne pour expliquer l'arrêt de leur usage. Ainsi Pascal, discutant de sa décision de cesser sa consommation, fait référence à la mort de proches :

> *J'ai vu tellement d'amis crever à cause de ça, des gars et des filles, des amis crever par* overdoses... *ouf!... (I: Ça t'a fait peur?) Oui.*

Michel est encore plus éloquent :

> *C'est comme la cocaïne, à un moment il y a eu une période où j'en ai pris par intraveineuse, et puis j'ai fait des* overdoses. *Je me suis réveillé à certains endroits et je ne savais même plus d'où je venais, et puis, c'était un an après que l'autre m'ait dit que c'est là où il en était arrivé et... J'ai arrêté, j'ai eu peur, c'était trop, j'ai eu peur de mourir. (I: Tu as arrêté la cocaïne aussi?) Oui, la cocaïne aussi par intraveineuse... J'ai eu vraiment peur. Et j'ai arrêté. (I: T'as arrêté tout court ou...?) J'ai arrêté, j'ai arrêté immédiatement, je n'y ai plus retouché (la cocaïne par voie intraveineuse). J'ai sûrement pris une pause pendant un long moment, puis j'ai continué avec de la* freebase. [...] *Et là j'ai commencé, ces derniers temps, à avoir très peur parce que j'en avais trop pris, et je n'étais plus capable de prendre de grosses quantités. J'avais peur que ça m'arrive encore, même en fumant. Et là, je me suis encore arrêté, et c'est pour ça que les deux derniers mois avant de rentrer dans le milieu carcéral, je n'y ai pas retouché, j'ai encore fait une autre* overdose, *et j'ai eu peur à nouveau de mourir.*

Cette peur de la surdose est paradoxale puisque la mort est parfois recherchée par une consommation excessive :

> *Mais tu sais, j'avais pas les nerfs assez solides pour me suicider alors j'ai dit : « Je vais continuer à me droguer et, à un moment donné, pfft! j'vais partir! »* (Arthur)

La peur induite par l'usage de cocaïne, qu'elle soit liée aux effets de certaines formes de consommation, à la dépendance ou encore à la surdose, semble être vécue par deux types d'utilisateur. Le premier est représenté par des personnes qui n'ont pas établi une dépendance avec la cocaïne et qui présentent une relativement courte trajectoire de consommation importante de cocaïne. Ces dernières perçoivent leur itinéraire qui semble les mener dans une voie qui comporte un certain nombre de risques qu'elles craignent. Elles décident alors de diminuer ou de stopper leur usage de cocaïne afin d'éviter les problèmes liés à la toxicomanie :

> *Les premières heures, ça va, mais après, t'es mieux d'arrêter tout de suite, sinon tu vas rester accroché pendant... La plupart des gens que j'ai connus qui se sont accrochés à la coke ne peuvent plus s'en passer. C'est un peu comme l'alcool, mais ça coûte un petit peu plus cher et ça fait beaucoup de dommages sur la santé parce que c'est chimique.* [...] *Je me suis rendu compte que ce n'est pas très bon, c'est pas très bon.* [...] *Mais disons que la cocaïne, je l'ai jamais aimée. Et aujourd'hui, je la déteste encore plus parce que j'ai rencontré des tas de gens qui se sont ruinés, qui ont gâché leur vie, qui ont gâché leur mariage, qui ont gâché tout ça. Mais eux ils ont vraiment tout perdu.* [...] *La cocaïne, c'est une chose de très, très, très grave.* [...] *La coke, tu vas te ruiner avec et c'est pas quelque chose de... À l'époque où j'en prenais, quand je voyais que j'en avais besoin, à ce moment-là, je m'engueulais moi-même en me disant «Jean-Luc, ne mets pas ton nez là-dedans, c'est pas drôle.» C'est pour ça en fin de compte que j'ai tout le temps détesté la coke, mais j'en ai pris, je peux pas le nier, j'en ai pris.* (Jean-Luc)

Le deuxième est constitué des personnes déjà bien engagées dans une trajectoire de consommation, assez pour avoir côtoyé la mort de près à la suite d'une surdose ou de celle d'un proche, en plus d'avoir expérimenté plusieurs problèmes découlant d'une consommation importante de drogues :

> *À un certain moment, tu tombes tellement vite que* [...] *y faut que ça s'arrête, mais tu ne peux plus arrêter. Tu le sens plus. Puis quand tu vois que t'es tombé là-dedans... Jusqu'à temps que tu te réveilles un jour et que là, ce soit ton corps qui te dise: «Hé ho.» Tu sais que si tu ne t'arrêtes pas, c'est la crise cardiaque. C'est ça le système d'alarme, c'est ce qui a fait que moi, j'ai arrêté parce que si ça n'avait pas été ça, je serais mort. (I: C'est ta santé?) Ma santé, et ma santé physique aussi si je me regarde les bras. C'est pas normal quelqu'un qui s'ouvre les veines du bras avec un couteau électrique pour dire: «Eh! y faut que j'arrête parce*

que... » C'est la seule façon que je peux arrêter. Je m'arrêtais ou je mourais ou encore je continuais à être malheureux et tu sais, la tristesse, être fauché... sauf que je ne voulais plus continuer comme ça à être malheureux et puis vivre... (I : Y a-t-il eu un événement particulier qui a fait en sorte que tu aies réalisé?) Quand je me suis réveillé après quatre jours de coma, j'ai réalisé. Parce que, vois-tu, quand j'essayais de me suicider, euh! j'ai... eh bien là, ils sont venus me chercher quand j'avais presque plus de sang! J'ai donc été quatre jours inconscient... pour eux à l'hôpital, c'était un semi-coma, et tout ce temps c'est bizarre parce que tout le temps où j'ai été dans le coma j'étais alerte et j'me voyais faire des trucs que j'ai toujours voulu faire, j'avais ma voiture, j'avais ma maison, j'avais ma tondeuse, j'avais mon chat, mon chien, j'avais ma femme, j'avais mes enfants et tout le reste. Je voyais tout ça, et puis j'aurais... je ne sais pas si j'aurais, euh! j'imagine que je devais rêver mais c'était... je pouvais y toucher, c'était bon, c'était amusant et, quand je me suis réveillé, c'était qu'est-ce qui fout là le putain d'sac de sérum? C'est à partir de ce jour-là que... (I : Que t'as pris la décision de...?) Oui. Je me suis dit qu'à partir de ce moment c'était... on était au mois de juin, ça faisait un mois que j'avais fait ma tentative de suicide et c'est mon anniversaire aujourd'hui. J'ai téléphoné à tout le monde, je leur ai dit : « Ne me faites pas de cadeau, je m'en vais, pour je ne sais combien de temps, mais je m'en vais, je n'appellerai plus, je coupe les ponts, je n'existe plus, je m'occupe de moi, je ne m'occupe pas de personne, je ne veux plus plaire à qui que ce soit, je vais me plaire à moi-même au moins une fois dans ma vie. » Je suis donc allé faire la thérapie. (Pierre-Antoine)

Dans les deux cas, la crainte ressentie peut conduire à une diminution de la consommation tout en entretenant parfois un objectif d'interruption complète et définitive. Bref, la crainte des effets pervers de la consommation constitue un facteur d'interruption fréquemment mentionné. Toutefois, les éléments biopsychologiques et contextuels paraissent beaucoup plus importants lorsqu'il s'agit de prendre la décision de mettre un terme à sa consommation.

2. Les facteurs d'interruption biopsychologiques

Les facteurs personnels liés à une interruption de la consommation comprennent principalement : 1) la maturation; 2) le sentiment de culpabilité; et 3) la santé physique.

2.1 La maturation

L'interruption de la consommation de cocaïne survient fréquemment à la suite d'une prise de conscience des conséquences de ses choix de vie. À ce sujet, Bernard nous raconte :

> *Ce sont des prises de conscience que j'ai faites. Je ne regrette rien parce que je ne peux pas regretter. Même si je regrettais, qu'est-ce que ça va me donner? Je vais m'enfoncer davantage? Je me dis qu'à l'âge que j'ai maintenant, il faut aller de l'avant; ou je recule ou j'avance. Mais une chose à la fois ou une heure à la fois si tu veux. Parce je ne peux plus me détruire comme avant... ou penser comme lorsque j'avais 30 ans, je suis passé à 40, mais là je ne peux plus faire ça, tu comprends?*

Cette prise de conscience survient généralement : 1) à la suite de nombreuses pertes ou 2) avec l'âge et la durée de consommation. En effet, à la suite de l'accumulation d'expériences négatives et avec le temps, une lassitude diffuse de même qu'un certain essoufflement s'installent attaquant ainsi l'attrait qu'exerçait jusqu'ici, un style de vie lié à la consommation de cocaïne. Cette prise de conscience s'effectue souvent dans un moment de crise et est parfois accompagnée de tentatives suicidaires.

2.1.1 La prise de conscience à la suite de pertes

À la suite de la prise de conscience des dommages causés par le style de vie adopté, certaines personnes décident de mettre un terme à leur consommation. Bernard poursuit :

> *J'étais en train de tout perdre : mes enfants, mes parents, et ça ne me plaisait pas du tout. Aujourd'hui, ça me plaît encore moins parce que d'après moi, je ne suis pas complètement rétabli. Mais je fais de gros efforts pour passer au travers, c'est sûr. D'après moi, je vais passer au travers.* [...] *J'ai pris conscience que je suis en train de perdre ma famille, mes enfants, que j'ai perdu la personne que j'aimais. Ce sont des prises de conscience que j'ai faites...*

Cette décision semble s'échafauder avec le temps, à mesure qu'elle perçoit les préjudices que sa consommation et son style de vie ont causés aux autres et à soi. C'est trop souvent lorsque la personne a l'impression d'avoir trop perdu ou fait trop subir de choses à son entourage que le changement s'amorce :

> *Je n'en pouvais plus, j'ai dit: « Ouais, on fait quoi? » Je n'ai plus de portes de sortie, mon patron me donne des vacances forcées, l'autre qui veut que j'aille me défoncer, mes parents sont découragés. Et moi, eh bien, j'en suis rendu à dormir avec un fusil dans les mains, j'ai tout le temps le fusil sur moi. J'ai dit: « Je vais au supermarché. » J'ai dit: « Il faut que je prenne mon fusil, parce que, si je manque d'argent, il va bien falloir que je fasse quelque chose. » Et là, j'ai dit: « C'est fini. » Je me suis donc rendu en désintox, j'en suis rendu là.* (Jacques)

La personne qui a développé une assuétude vis-à-vis la cocaïne doit percevoir que ce parcours est sans issue pour elle avant de considérer la possibilité de contenir sa consommation. Pierre-Antoine en avait long à raconter sur ce thème :

> *Je me suis réveillé parce que, pendant quelques jours, je couchais au parc Lafontaine, et j'ai rencontré une copine que je connais depuis des années. Et quand elle a vu ce que j'étais devenu, à quel point j'étais maigre, et: « Putain, qu'est-ce tu fais là? » Et là, j'ai commencé à discuter avec elle et je lui ai raconté un peu tout ce qui s'était passé. Elle a discuté presque deux heures avec moi et elle est partie. Après, j'ai continué à peu près deux jours. Une fois je me suis réveillé un matin et j'étais encore couché au parc Lafontaine, et je me sentais je ne sais pas comment... Un chien blessé, il va essayer soit d'aller se cacher sous un balcon pour s'y laisser mourir, pour que personne ne le voit, ou alors il va monter sur le balcon et se coucher devant une porte pour que les gens disent: « Ah! le chien, on va lui donner une chambre et essayer de le soigner. » Je me sentais comme ça, parce que, quand je me suis réveillé, je n'avais plus rien. J'avais un sac à dos contre moi. C'est tout ce qui me restait dans la vie. À part ce fameux sac à dos, il me restait ma vie. J'y pensais à ça. Je pensais au petit chien et tout le reste. En fin de compte, je me suis levé et je suis allé sur un petit balcon. Autrement dit, au lieu d'aller me coucher sous un balcon et me laisser mourir, j'ai pensé à aller me coucher devant une porte. C'est ça, c'est de là que, de fil en aiguille, j'ai fini par me retrouver ici. Je me suis aussi engagé à m'en sortir. Ils m'ont laissé une chance encore une fois, mais ce coup-là peut-être, comment je dirais bien ça, peut-être la prendre plus au sérieux, cette chance. Parce que c'est sûr que j'en ai eu d'autres avant, mais celles d'avant, disons que j'étais intéressé, mais disons aussi que je ne le prenais pas au sérieux comme aujourd'hui. Pour moi, ce n'était pas aussi sérieux que ça, mais là, étant donné que je suis malade et tout le reste... C'est sûr que je ne suis pas malade en tant que tel, je n'ai que le virus, mais c'est certain que si je ne fais pas attention et si je continue à faire des folies, eh bien, c'est sûr que je peux l'attraper*

beaucoup plus tôt. Il faut que je fasse attention. Ce sont toutes ces petites choses-là qui contribuent à faire en sorte que je veuille m'en sortir, à m'encourager et à chercher les raisons pourquoi je les ai faites, pourquoi ces consommations ont commencé, pour cacher des choses qui me dérangeaient. C'est pour ça que je suis devenu comme ça.

Lorsque la prise de conscience n'est pas liée à un ensemble de dommages causés par la drogue consommée et le style de vie qui y est apparenté, elle est suscitée par une perte très significative pour la personne; il s'agit alors habituellement d'une séparation amoureuse, comme ce fut le cas pour Sébastien :

Notre couple battait déjà de l'aile, comme on pourrait dire, et quand on s'est séparés, je ne l'ai pas vraiment accepté sur le coup... Je me suis retrouvé dehors, les valises dehors, les vêtements étalés dans le jardin derrière. J'ai flippé. J'ai essayé de me suicider. Ça n'a pas marché, je suis encore ici... pour le mieux, aujourd'hui, je vais te dire, je ne recommencerais pas. J'aime bien trop la vie pour ça. Et c'est ça, grosso modo [...] *Oui, j'ai décidé d'arrêter. J'avais pris cette décision au mois de septembre quand j'ai été hospitalisé.* [...] *Je suis sorti de là sevré, puis j'ai continué à être suivi en externe.*

La question du suicide évoquée ici s'avère fort importante puisqu'elle rend compte de l'expérience de plusieurs participants rencontrés. Il semble qu'une tentative de suicide constitue une demande d'assistance ou de prise en charge puisqu'il apparaît, dans bien des cas, que ce flirt avec la mort débouche sur une prise en charge médicale suivie d'une thérapie et d'une interruption de la consommation de drogue.

La période de sobriété peut alors être accomplie afin de réparer les problèmes engendrés par une consommation irréfléchie. Ainsi, dans le cas d'une rupture amoureuse, l'abstinence constituera la solution envisagée afin de regagner le cœur de la personne chérie :

J'avais décidé d'arrêter de consommer, de boire et de prendre de la drogue et tout le reste. Lors de ma sortie, c'était décidé, je ne buvais plus. Parce que je le savais que c'était ça qui avait provoqué tous mes problèmes [en particulier, la perte de sa conjointe]. *Je commençais à en être conscient et en même temps je voulais qu'elle* [sa conjointe] *revienne. La première journée où je suis sorti de prison, j'ai recommencé à travailler au bar et oui, je travaillais. Je n'ai pas pris d'alcool, je n'ai pas pris de drogues, ça a duré un mois. Ça te change.* (Julien)

Cette recherche de tempérance constitue même occasionnellement une réparation symbolique, comme c'est le cas parfois à la suite d'un deuil, par exemple :

C'est là que j'ai eu une période d'abstinence, quand je suis sorti du pénitencier. Ma mère est décédée, ça faisait cinq jours que j'étais en thérapie. Puis là, je me suis dit qu'il était temps de faire vraiment quelque chose pour moi. [...] Oui, c'est une thérapie, une thérapie douce. C'est sûr, tu as cinq étapes. Ce n'est pas la même chose qu'une thérapie à l'extérieur parce que ce sont tous des gars du pénitencier et tu n'as pas d'émotions, il n'y a rien, tu ne parles pas de tes blessures. Il n'y avait qu'une chose oui, ils appelaient ça la lettre à ta mère ou à ton père. Ils mettaient un mannequin sur une chaise en face de toi et tu lui écrivais une lettre. Tout ce que tu n'avais jamais pu dire à tes parents, ta mère ou ton père, eh bien tu le lui disais! Moi, ma mère venait de mourir, je me suis exprimé de cette manière-là. J'avais fait la promesse de ne plus reconsommer; ça a duré quatre ans et demi. [...] Surtout ma copine, elle m'a dit : « Tu n'as pas quelque chose à lui dire, vraiment? » « Merde, qu'est-ce que tu veux que je lui dise, elle est morte. » Là, je lui ai dit : « Écoute, je vais te faire une promesse, je ne reconsommerai plus, je vais tout faire pour essayer de ne plus reconsommer. » (Louis-Georges)

2.1.2 L'âge et la durée de la consommation

Par ailleurs, on observe, chez certaines personnes, le même effet de maturation commandant le désistement de la déviance, sans la conjoncture de pertes remarquées précédemment :

Il y a un moment où tu deviens sérieux. T'as besoin d'une carrière, mettre un peu d'argent de côté. Je vais avoir 30 ans. Je commence à être sérieux, je pense. Il est temps que je commence à avoir une vie normale; une petite famille, un appartement, la routine, la paix. Tu vas te demander toutes les heures si la police va venir, si ce sont des ennemis, est-ce que... c'est sûr que ça va me déranger. Tu vois un camion au coin de la rue; est-ce qu'il me suit en filature, est-ce que je suis sur table d'écoute? Tu consommes, tu te demandes si tu deviens pas paranoïaque. C'est comme si tu ne sortais plus, tu n'avais plus de vie. Ce n'est pas ça, la vie. Moi, j'aime faire plaisir aux gens autour de moi. Je ne veux pas être enfermé dans ma chambre, défoncé, être de ce monde-là, et ne pouvoir parler parce que, moi, quand je consomme, je ne parle plus. Je ne suis plus capable de dire un mot, je suis bloqué. J'entends la police : « Regarde ils sont là, quand ils vont arriver, ils ne pourront pas m'attraper avec mon stock. » C'est l'enfer. (Marc-Antoine)

Il semble alors que le vieillissement, puisque plusieurs mentionnent leur âge à titre explicatif, et la durée du temps passé à consommer s'associant à une certaine forme d'usure, suffise à provoquer une aspiration au changement. Les extraits suivants illustrent bien ce facteur d'interruption de la déviance par des phrases exprimant clairement que le consommateur se fatigue du style de vie lié à sa consommation ou qu'il se voit prendre de l'âge :

Même en prison, je n'en suis plus capable, je ne veux même plus les voir. Toutes les histoires que les gens se racontent, plein plein d'histoires. Il faut attendre en ligne pour les entendre parler, calomnier, dire des cochonneries et se raconter des mensonges, et mes copains... je suis fatigué, épuisé de tout ça. [...] *Et là à mon âge maintenant... À coup de 6... eh bien là, c'est ce que je veux dire... À coups de 6, 7, 8, 10 ans de prison, on ne peut plus, comme moi, en prendre comme ça. J'ai encore une chance de m'en sortir, de faire comme tout le monde, de travailler fort pour ramasser un peu de sous pour finir mes jours... finir mes jours légalement. Avec du soutien. Et puis, j'ai de la famille aussi, j'ai mon père qui m'aide financièrement, il lui reste quelques dollars. C'est maintenant ou jamais* [silence]. *Je ne veux plus gagner des millions, parce que j'en ai fait de l'argent, et je l'ai aussi gaspillé. Parce que c'est de l'argent sale. Je n'ai jamais eu de respect, il est sale. La façon dont j'agissais, la manière dont je le dépensais, aucun respect, c'était ça. Et puis, ça fait mal de dépenser de l'argent comme ça, aucun respect pour l'argent. C'est parce qu'il n'y a aucun respect pour la façon que tu l'as gagné ton argent, ça prend du respect...* (Carl)

Ainsi, même sans référence à un événement spécifique, un effet de maturation est signalé pour expliquer l'interruption du mode de vie :

En quittant le milieu de la coke, je l'ai quitté malgré moi. J'aurais aimé être toujours le gros coq et tout, mais tu t'en aperçois, il faut que tu te rendes compte que tu détruis les gens. Tu détruis les gens parce que, inconsciemment, tu veux faire de l'argent pour te sentir important ou pour devenir une grande vedette, tu deviens une sorte de vedette. Pour que je devienne une vedette, j'étais un fournisseur, je vendais de la coke, c'était à celui qui vendait la meilleure drogue, et tu vendais de la coke à tout le monde. Quand tu te rends compte que le père de famille qui achète de la coke, il se la met dans le nez et toi, t'es tout fier qu'il t'achète sa coke et lui il prend, disons, 100 $ de coke et il te l'achète, tu vends du plaisir instantané. Avec cet argent-là, il aurait pu avoir de bons moments avec sa famille. C'est là que tu te trompes. Au lieu d'être le « gros coq » que tu pensais vouloir devenir, tu deviens une machine qui détruit le rêve. Et c'est toi à l'origine qui devais être le vendeur de rêves et *à la toute fin, tu deviens le destructeur du rêve parce qu'il n'y a plus de rêves. Quand tu commences ce trip et que tu t'embarques dans la drogue, le rêve, c'est ce que tu vis à l'instant présent. Mais la vie, la vraie vie, c'est le rêve. Le rêve, c'est ce que tu peux imaginer qui va t'arriver demain. Mais quand tu te défonces et tout ton argent passe dans la drogue, le rêve c'est là que tu le tues.* [...] *J'ai complètement laissé le milieu de la cocaïne parce que ça me servait à ma propre cause. Je me servais, dans le fond. Je me suis servi un petit peu de la cause de tous ceux que j'ai détruits pour me rendre compte finalement que je me détruisais aussi. Que je vivais sur une autre planète et que je me laissais croire toutes sortes de choses. Je pensais être heureux dans un monde de pâte à modeler, et tout d'un coup quand tu t'aperçois que la pâte à modeler, tu n'arrives plus à la modeler à ton rêve, ça ne va plus. Il te reste quoi ? Il te reste la mort ou la vie, mais la vie, c'est ce que t'as connue depuis cinq ou six ans. Tu ne sais plus. Il y a des gens qui font des cures. Il y en a qui témoignent ou n'importe quoi d'autre. Moi, j'ai passé par autre chose, c'est la solitude ou n'importe, la chasse, la pêche. Je suis revenu aux sources. Mais, ça ne m'empêche pas de consommer un petit peu, mais...* [silence]. (Jean)

On le constate bien dans les vignettes précédentes, cette maturation nouvellement apparue n'affecte pas seulement la consommation de drogue, mais touche également d'autres formes d'activité déviantes ou délinquantes :

J'ai aussi arrêté de voler. J'étais découragé de la vie que je menais, je l'ai changée. J'ai changé de vie, j'ai changé mon mode de vie, je l'ai changé. Je me rendais compte que je n'avais jamais rien fait de vraiment bien. Je me suis donné un coup de pied au cul et j'ai dit : « Là je vais rentrer en thérapie. » Je ne ferai pas ma victime, je ne la fais jamais la victime. Et puis, j'ai suivi le conseil, je suis allé en thérapie pour mon plus grand bien. (Justin)

Plusieurs des extraits précédents font état de l'importance d'un cheminement thérapeutique. En effet, les prises de conscience sont, dans bien des cas, favorisées ou soutenues par l'entrée en thérapie pour des problèmes de consommation de drogue :

C'est parce que j'ai tellement fait de thérapies dans le passé que maintenant je ne suis plus capable de... je suis conscient de tout. J'ai eu peur, mais même si je me défonce, si je suis défoncé, eh bien je reste conscient, je reste conscient de tout ce qui se passe avec moi! (Frédéric)

Bien entendu, toutes les périodes d'abstinence n'ont pas été précédées de thérapie. Toutefois, l'intervention thérapeutique est fréquemment remplacée, dans ces cas, par un autre type de prise en charge. Dans près du tiers des périodes d'abstinence, on constate des prises en charge soit amoureuses, médicales ou judiciaires. Les prises en charge judiciaires sont beaucoup plus nombreuses pour les « contrevenants », qui ont subi davantage de périodes d'incarcération, que pour les « trafiquants » et les « travailleurs ».

2.2 Les sentiments de culpabilité

Bien souvent liée à une certaine forme de prise de conscience, la culpabilité apparaît renforçant l'idée qu'il s'avère impératif de transformer radicalement son style de vie. En effet, il arrive que le style de vie dans lequel baigne le consommateur le porte à agir contre ses valeurs sans trop s'en rendre compte. Lorsqu'il prend conscience de ses agissements, un sentiment de culpabilité surgit :

> *Prendre son salaire, et lui donner sa drogue et puis, les deux enfants sont là dans l'appartement. Deux, trois heures plus tard, il te rappelle pour la même chose. Tu le sais qu'avec l'argent qu'il t'a donné ce soir-là, à l'intérieur de quatre heures, c'est à peu près 95 % de son salaire. Il a deux petits dans la maison, ils prennent de la* freebase. *Ça, j'vais te dire que j'ai eu beaucoup de mal avec lui. Même qu'une fois, il m'a assez marqué pour que je ne veule plus y aller. C'était trop pour moi. C'est bien beau de faire de l'argent, mais quand des trucs me tombent dessus, qui sont peut-être pas si fous que ça d'ailleurs, il y en a des pires. Comme le fait de négliger des enfants ou n'importe quoi d'autre! J'ai beaucoup de mal à digérer ces choses-là.* (Guillaume)

> *Mais il y a aussi les remords de vivre avec ça. Que l'illusion du bonheur, ce n'est pas ça. L'illusion du bonheur, je te dis ça comme ça. L'illusion du bonheur, c'est d'en arriver à vivre selon ce que tu penses, mais au fond, ça se peut que tu sois un démagogue ou peut-être un anarchiste, tu peux être n'importe quoi, mais tu peux être quelqu'un qui a quand même ses idées. Et quand tu vis au travers de n'importe quelle drogue, tu ne peux pas vraiment avoir tes propres idées, t'adoptes les idées du milieu. Ou lorsque tu t'en sors, d'un coup, paf! tu peux en arriver à faire réellement ta propre vie, et puis ta vie, c'est ça.* (Jean)

2.3 La santé physique

Le souci pour sa santé semble devenir plus important en vieillissant. Ce faisant, cette préoccupation serait souvent liée au processus de maturation et à une prise de conscience de l'impact de l'usage de substances psychoactives sur la personne. En fait, dans bien des cas, la régression de la consommation liée à des problèmes de santé physique annonce une prise de conscience qui sera éventuellement un motif d'interruption de la consommation de substances psychoactives :

> *La consommation te détruit à un certain moment. Quand j'avais 20 ans, il n'y avait pas de problème, le lendemain j'étais en pleine forme. Là, j'en prends un demi et le lendemain je suis décomposé. J'ai le nez qui coule pendant trois jours. Je n'ai plus 20 ans, il est temps que j'arrête. Il est temps que je passe à autre chose.* (Jean-Eudes)

De façon semblable, Jean-Luc relate les éléments qui lui ont fait prendre conscience de son état :

> *De 30 ans à 40 ans, je me suis rendu compte de tout l'effort physique que ça me prenait pour me lever, pour faire ce que j'avais à faire, même si je le faisais, sans m'en rendre compte, je dégringolais. Je dégringolais, je brûlais ma vie. Et ma santé physique s'en est ressentie. Ça, je le sais.*

En bref, trois motifs d'ordre biopsychologique peuvent être liés à la régression de la trajectoire déviante, dont le plus important serait la maturation. En effet, le développement d'un sentiment de culpabilité ou l'appréciation de l'importance de la santé ne font souvent que susciter ou renforcer une prise de conscience plus générale de son état, traduisant un effet de maturation. C'est cette maturation qui est davantage liée à une véritable démarche personnelle de réadaptation, beaucoup plus que les contingences extérieures qui créent un contexte dans lequel la consommation se trouve réduite.

3. Les facteurs liés au contexte de vie

Parmi les facteurs relationnels, sociaux et sous-culturels les plus importants liés à une régression de la consommation se retrouvent : 1) une période d'incarcération; 2) une nouvelle relation amoureuse; et 3) un changement contextuel important.

3.1 Une période d'incarcération

Les consommateurs de cocaïne, de même que ceux qui sont impliqués dans le trafic de drogues, doivent composer avec l'éventualité de subir une arrestation, d'être traduits devant les tribunaux et, éventuellement, de se voir imposer une sentence de détention. L'incarcération compte d'ailleurs parmi les événements de vie qui prédominent dans l'explication de l'interruption de la consommation de drogue. En effet, l'arrestation et l'incarcération sont mentionnées dans près d'un tiers des cas. Bien que les écrits scientifiques révèlent une certaine consommation à l'intérieur du milieu carcéral (Plourde, 2001), la plupart des sujets rencontrés discutent plutôt d'une interruption de leur consommation de cocaïne :

> *(I : Parce que quand t'étais en prison, tu n'as pas consommé ?) Oui, j'ai consommé, mais pas de coke. Je veux dire de l'alcool artisanal, ces trucs-là. (I : Du hasch ?) Non, pas de hasch. Non, ça fait* [soupir], *ça fait un bail que je n'ai pas touché à ça. Non pas de hasch.* [...] *C'est qu'il y a eu de bonnes périodes où je ne prenais rien. Mais au moins deux fois par mois, je prenais une bouteille d'alcool maison. (I : Ok. Ça, c'est en prison ?) Oui.* (Arthur)

Le fait de rencontrer, pour cette étude, des usagers réguliers de cocaïne et de s'intéresser plus spécialement à ce type de consommation a probablement intensifié la révélation d'un arrêt d'usage au cours des périodes d'incarcération, puisqu'il est connu que, de par ses propriétés stimulantes, la cocaïne constitue une drogue peu agréable à consommer en détention et que seule une minorité de détenus continue à en consommer à l'intérieur des murs (Plourde, 2001). Marc-Antoine affirme :

> *Je n'ai pas touché à la cocaïne une fois en taule. (I : C'est rare les gens qui prennent de la coke à l'intérieur ?) Ce n'est pas drôle* [rire]. *T'es enfermé dans ta cellule, tu ne peux pas sortir, t'es en manque, tu n'as pas de cigarettes, c'est... (I : C'est mieux du hasch ?) C'est mieux du hasch, ouais ! C'est ça. Tu fumes deux, trois bouffées, t'écoutes la télé avec des chips, tu relaxes.*

À la lumière des extraits présentés ci-dessus et plus bas, on constate que l'incarcération peut représenter soit un moment propice à l'interruption de la consommation cocaïne ou un événement assez important pour provoquer une prise de conscience menant au désistement. Pour sa part, Paul nous dit :

> *(I : Quand t'étais en prison, consommais-tu ?) Non, jamais. (I : Tu n'as pas consommé pendant six mois ?) Il y avait de la drogue en prison, mais je n'ai rien consommé. Non, donc en prison je ne consommais pas. Rien, rien, rien, ça n'a jamais été difficile. De toute façon, dans mon subconscient je m'étais fait à l'idée que ce n'était pas possible et que de consommer*

dans cet environnement, ça m'aurait sûrement fait flipper. J'aurais eu très peur. Je me concentrais beaucoup sur la lecture, sur l'activité physique et sportive, sur la Bible, sur le ménage et puis sur ce qui allait m'arriver.

Il y a même des personnes, tel Bernard, qui mentionnent avoir voulu être incarcérées pour se sevrer et ainsi se libérer de leur consommation :

Le 4 novembre à neuf heures un quart du matin, j'ai décidé que j'arrêtais. Comme ça, j'avais des contraventions qui n'étaient pas payées, ce genre de trucs-là, j'ai traversé la rue, je suis allé au poste de police me rapporter. Eux ils m'ont amené à Bordeaux, j'ai fait mon premier sevrage à Bordeaux, premier huit jours.

Toutefois, une partie des personnes continuent de consommer du cannabis ou de l'alcool pendant qu'ils sont détenus. On peut donc associer détention et régression, ou modification, de la consommation de substances psychoactives. Plourde (2001) dira qu'il s'agit d'une « trêve » dans la trajectoire de consommation.

3.2 Une nouvelle relation amoureuse

Une nouvelle relation amoureuse avec une personne qui ne consomme pas ou une relation amoureuse existante qui a beaucoup d'importance aux yeux du consommateur constituent aussi des facteurs sérieux d'interruption de l'usage de cocaïne, et parfois même de toutes formes de drogues, y compris l'alcool :

J'ai décidé d'aller habiter avec elle, je suis resté quatre ans avec elle. Durant ces quatre années, je peux te dire que je n'ai presque pas consommé. Je consommais comme ça, on buvait du vin en mangeant, ces choses-là. On allait voir ses parents. À ce moment, j'étais plutôt équilibré. (Jean-Christophe)

Quand j'ai rencontré ma copine, j'ai été deux ans avec elle, le temps où nous étions ensemble, je n'ai rien consommé. Pas d'alcool, pas de drogue, rien, rien durant ces deux années-là. C'est quand elle m'a quitté que ça a dérapé. Avant de la connaître puis après. Pendant que j'étais avec elle, je suis resté tranquille, tranquille, tranquille, tranquille. C'était la première fois [rire]. (Jacques)

Jusqu'à ce qu'elle me fasse la morale : des menaces. De me voir me détruire comme ça, non. (I: C'est ça, elle ne consommait pas?) Non, j'ai arrêté.

Oui, elle m'avait posé un ultimatum. (I: Si tu n'arrêtais pas, c'était fini ou... ?) C'était fini, elle me quittait et moi, je l'aimais. (Louis-Georges)

Au nombre des motivations relationnelles à la base de la diminution de la consommation se trouve donc très souvent le désir de satisfaire la nouvelle partenaire amoureuse. C'est ce que nous disait Jean-Christophe:

À un moment, je n'ai plus d'argent et elle m'a dit: «Jean-Christophe, on habite ensemble et ci et ça, va falloir que tu arrêtes ta consommation parce que ça n'a plus de sens.» C'est parce qu'elle avait sa mère, elle gardait sa mère qui avait 80 ans, elle en a maintenant 85, je pense. On a alors arrêté tout ça. (I: Toi, tu as arrêté?) Ouais, j'ai arrêté.

En fait, plusieurs extraits nous amènent à préciser que la relation amoureuse entraînera une diminution de la consommation dans la mesure où la personne estime que cet effort en vaut la peine ou qu'il s'agit d'un marché qui lui sied:

À ce moment-là, je ne me défoncais plus du tout. (I: Aussitôt que tu l'as connue ou... ?) Ça coïncidait à peu près, ça coïncidait. Parce qu'elle n'aimait pas ça et que j'ai été trois ans sans rien toucher ou presque... Un joint, peut-être deux ou trois. Mais jamais avec elle, et très rarement. L'alcool, oui par contre. (I: Qu'est-ce que ça voulait dire par exemple?) Qu'est-ce que ça voulait dire? Ça voulait dire: «Je t'aime et, si tu n'aimes pas la drogue, je suis prêt à l'enlever de notre chemin.» Ça voulait dire: «Bon, pour une fois dans ma vie, je vais faire un compromis, parce que moi je juge que ça en vaut la peine, et non parce que tu me le dis.» C'était ça, au fond, parce que tu me le dis, mais ça fait mieux de dire parce que je juge que tu en vaux la peine. C'est bien plus beau, hein! Et puis, j'avais de bons amis. (Tony)

C'est que, lorsque je l'ai connue, elle fumait du hasch. Moi, je prenais de la coke. Mais je n'aimais pas ça qu'elle prenne du hasch. Quand elle en prenait, elle ne m'allumait pas; elle était conne. Et puis, moi, je lui ai dit: «Si t'arrêtes de fumer du hasch, je vais arrêter de prendre de la coke.» Et ça s'est fait, elle a arrêté; elle avant moi. (Julien)

Il s'agit parfois de remplacer la dépendance aux drogues par la liaison affective:

Ma première amie, je suis resté un an et demi, deux ans avec elle. (I: Et pendant ce temps, tu ne consommais pas du tout?) Je consommais, mais rarement. Elle n'aimait pas ça, voyons! Et moi, j'étais bien avec elle, ce qui fait que j'écoutais ce qu'elle me disait. (Richard)

Ou encore de pénétrer dans un nouvel environnement social plus conformiste par l'entremise des camarades de la personne estimée. Ainsi, la conjointe de René l'a incité à quitter ses amis consommateurs pour intégrer un environnement « sans drogue » :

Et là elle dit : « Qu'est-ce qu'on va faire? » Elle dit : « Qu'est-ce qu'on va faire, on va déménager à Sherbrooke. » Elle dit : « Ça va peut-être te changer les idées. » Et elle dit : « J'ai de la famille là-bas, j'ai quelques cousins. Tu vas retrouver un nouveau mode de vie. » Et ça a marché, ça a marché pendant un long moment.

Si les situations citées plus haut témoignent d'une interruption de la consommation de cocaïne dans le but de permettre ou de conserver une relation amoureuse, il faut conclure, de façon plus générale, comme cela paraissait d'ailleurs être le cas en regard d'un épisode de détention, à une diminution de l'usage de substances psychoactives, et non à une cessation pure et simple, étant donné qu'une bonne proportion des personnes rencontrées dans le cadre de cette étude admettent avoir poursuivi durant ce temps leur consommation d'alcool ou de cannabis :

Mais on buvait pas mal quand même. On essayait de se limiter. Elle savait que j'avais des problèmes avec la coke. J'ai arrêté six mois avec elle. Elle m'encourageait. (Guy)

Durant cette période-là, je suis sorti avec une fille pendant 10 mois. C'est triste, mais quand je suis sorti avec cette fille, disons que j'ai passé un bel hiver. Disons que j'étais au chômage et elle recevait de l'aide sociale, donc au fond, je consommais, mais je ne prenais plus de coke. (Frédéric)

3.3 Un changement contextuel important

Il apparaît qu'un changement d'environnement peut faciliter l'arrêt de l'usage de drogues lorsque le nouveau contexte de vie ne constitue pas un milieu de consommation. Fréquenter un nouvel entourage plus conformiste est donc associé à une régression de la consommation de drogue. Ainsi, plusieurs choisissent de partir en voyage ou même de déménager définitivement dans le but de changer de contexte de vie de façon à arrêter leur consommation de drogue. Ainsi Frédéric prend appui sur un déplacement prolongé en Colombie-Britannique pour asseoir une certaine sobriété :

Pendant ces 18 mois, entre Vancouver et Montréal, je ne buvais rien d'autre que... J'avais complètement arrêté la drogue. (I: Pourquoi t'avais décidé d'arrêter à ce moment-là?) J'étais bien, non j'étais bien avec moi-même. C'est une période de ma vie, ces 18 mois, où j'étais bien avec moi-même.

C'est ce que Cédric, entre autres, appelle des « cures géographiques » :

J'étais encore livreur, mais j'ai déménagé. J'ai été très loin, une autre « cure géographique ». J'étais vraiment loin. Et je suis allé habiter avec mon frère.

La distance qu'ils prennent par rapport à leur milieu de consommation est plus ou moins grande selon le cas. Par exemple, lorsqu'il a voulu cesser de consommer, Paul a choisi de s'exiler au Mexique et de s'adonner à d'autres activités :

J'ai touché l'argent, j'ai dit : « Salut, je vais m'installer au Mexique. » Ça faisait sept ans que j'allais régulièrement au Mexique faire du surf. Donc je suis allé à Mexico et puis de Mexico je suis allé dans un petit village au bord de la mer et là c'était super. J'ai mis une semaine à m'adapter, je connaissais déjà beaucoup de gens. [...] J'ai fait plein de choses. Vraiment... j'achète des vêtements au Sud que je revends au Nord enfin, mais jamais de drogues.

Bref, la crainte de l'incarcération représente le facteur contextuel le plus souvent mentionné pour expliquer l'arrêt de l'usage de cocaïne par les participants. Toutefois, étant donné que ceux qui tirent leur principale source de revenu du travail légal ont été peu incarcérés, la détention n'apparaît pas pour eux un motif de régression de la consommation. Ce sont néanmoins ces personnes qui rapportent le plus craindre l'arrestation; probablement parce qu'ils sont moins engagés dans la déviance et ont plus à perdre dans l'éventualité d'une judiciarisation, dont leur travail. Par ailleurs, une relation amoureuse avec une personne non consommatrice joue également un rôle important dans la régression de la trajectoire des usagers de cocaïne; il constitue le deuxième facteur contextuel le plus souvent mentionné. De plus, ceux qui tirent leur principale source de revenu de la vente de substances psychoactives sont beaucoup plus nombreux à avoir diminué ou arrêté leur consommation de drogue en raison de leur relation amoureuse que les deux autres sous-groupes de l'échantillon. Enfin, étant donné que les « cures géographiques » semblent associées à une régression de la consommation, et ce, apparemment sans aide thérapeutique, on peut conclure que le fait de changer de milieu représente une dimension importante d'une démarche de réadaptation personnelle pour plusieurs personnes. La coupure avec les gens du milieu de la drogue et avec l'influence qu'ils peuvent engendrer diminue en conséquence les occasions de consommation. On peut facilement croire que ces éléments contextuels surgissant dans la vie des participants comme d'heureux incidents de parcours hors de leur volonté ne reflètent qu'une piètre motivation à réellement modifier leur style de vie. Toutefois, dans certains cas, tant la détention que les changements de contexte de vie apparaissent constituer des événements que se façonnent les usagers afin d'appuyer un arrêt de consommation intrinsèquement déterminé.

En somme…

La cocaïne, elle-même, par les menaces qu'elle fait planer sur le consommateur abusif ou compulsif, constitue un élément modérateur de la consommation. En effet, certaines personnes ont été témoins de problèmes de santé importants ou même de la mort de consommateurs significatifs dans leur entourage. D'autres ont même côtoyé la mort de près à travers des problèmes de santé importants, des épisodes de surdoses ou même par des tentatives délibérées de suicide. Ces expériences seront parfois suffisamment rebutantes pour que certains usagers décident de se « prendre en main » et d'endiguer leur consommation.

Dans bien des cas, cette prise de conscience menant à un contrôle de l'usage survient avec l'âge ou à la suite d'un parcours de consommation bien rempli. En effet, le style de vie emprunté par les consommateurs réguliers de cocaïne a, à longue échéance, un effet corrosif. Le ralentissement physique relatif au vieillissement, de concert avec la culpabilité naissante liée à un itinéraire déviant trop bien rempli, fait son effet pour donner lieu à un certain niveau de maturation qui fait en sorte que le consommateur ne peut plus percevoir les choses de la même façon.

Toutefois, plus que les éléments mentionnés précédemment, les facteurs contextuels dominent clairement dans l'explication de l'arrêt ou de la réduction significative de la consommation de drogue des usagers de cocaïne rencontrés. Le facteur d'interruption de la consommation le plus souvent mentionné est lié à l'incarcération. Malgré que les écrits scientifiques révèlent un certain usage de drogues à l'intérieur du milieu carcéral, la plupart des participants à notre étude nous indiquent habituellement une diminution ou, à tout le moins, une transformation importante de leur consommation lors de périodes de détention qui tend à faire disparaître, au moins pour un temps, l'usage de cocaïne. Il est probable que le fait que nous ayons rencontré des utilisateurs de cocaïne sous-tende cette constatation parce qu'il est connu que cette drogue constitue une substance peu agréable à consommer en détention. Une relation amoureuse avec une personne qui ne consomme pas de cocaïne peut également provoquer une diminution de l'usage afin de satisfaire sa partenaire et les exigences relationnelles. Un changement de contexte de vie et d'entourage peut de son côté contribuer à diminuer les occasions d'usage de cocaïne, amenant ainsi une réduction de la consommation. Toutefois, comme pour l'incarcération ou pour une nouvelle relation amoureuse, la « cure géographique » amène une régression de la consommation de cocaïne en raison de contingences extérieures. Ces circonstances se retrouvent parfois au hasard de la trajectoire de vie du consommateur; elles sont occasionnellement recherchées activement par un usager qui cherche délibérément à fournir une nouvelle inflexion à son parcours.

On ne peut passer sous silence que la régression ou la cessation pure et simple de la consommation de cocaïne est très souvent associée à l'augmentation de l'usage d'autres drogues, surtout l'alcool ou le cannabis. Il peut donc être trompeur de croire qu'une diminution de l'usage d'un produit représente le portrait de l'évolution de la consommation dans son ensemble.

Il faut bien préciser que les facteurs de régression ne forment que des freins à la consommation. Certains, devant les mêmes entraves, vont mettre un terme définitif à leur usage de cocaïne, d'autres oscilleront entre l'abstinence et la rechute et enfin, comme nous venons de le constater, plusieurs se contenteront de réduire leur utilisation de drogues; tout dépend de l'intensité des facteurs en présence, de leur synergie et de la façon qu'ils sont vécus et interprétés.

II. LES FACTEURS DE RECHUTE

Malgré une interruption de la consommation de substances psychoactives, on remarque fréquemment des périodes de rechute. Qui plus est, ces phases semblent faire partie du processus de rétablissement. Voyons les facteurs de rechute selon qu'ils sont liés : 1) à la substance; 2) à la personne; ou 3) au contexte de vie.

1. Les facteurs de rechute liés à la cocaïne

Parmi les facteurs de rechute liés à la cocaïne, on retrouve trois situations: 1) la poursuite de la consommation d'alcool qui favorise la reprise de l'usage de cocaïne; 2) une nouvelle utilisation pour tester sa capacité à bien gérer sa consommation; et 3) la rechute comme solution à une abstinence trop difficile à maintenir.

1.1. La poursuite de la consommation d'alcool qui favorise la reprise de l'usage de cocaïne

Lorsque la consommation de deux substances psychoactives est étroitement associée, le fait de continuer à utiliser l'une d'entre elles, même si celle-ci ne cause pas de problèmes, peut constituer un facteur de vulnérabilité pour la rechute avec l'autre substance. On rencontre fréquemment cette situation avec l'alcool et la cocaïne :

> *Et donc, la bière me ramène à la drogue, à la coke et puis je commence à m'en foutre dans le nez le soir quand je sors un peu, de temps en temps, et puis... Après quatre mois d'abstinence totale, euh...* (Paul)

> *J'ai décidé d'aller en cure pendant..., j'y suis allé 21 jours. Et je n'ai pas pris de cocaïne pendant un an... Aujourd'hui, je sais qu'un cocaïnomane va se mettre à boire, mais qu'un jour ou l'autre il va revenir à la cocaïne, parce que l'alcool fait en sorte que tu es ivre, tu marches de travers, et la coke... eh bien, ça te fait remonter.* (Cédric)

1.2 Un nouvel usage pour tester sa capacité de bien gérer sa consommation

À la suite d'une période d'abstinence de consommation de cocaïne, il arrive que certaines personnes en fassent à nouveau usage, croyant qu'elles peuvent maintenant bien gérer leur consommation :

> *Quand je me suis réveillé, je me suis dit : «Je vais aller fêter ça.» Ça fait deux ans et demi que je n'ai pas pris de coke. Ça va aller.» J'ai complètement dérapé. Bang, je suis retombé. J'ai continué à consommer de la coke de façon très progressive. Très vite, ça n'a pas pris de temps avant que je perde tout. [...] Il fallait célébrer ça parce que je ne consommais plus... c'est là que je me suis dit : «Tu vois depuis que tu ne consommes plus, tu t'es acheté trois restaurants.» Il m'en restait... Le dernier, il venait d'ouvrir. Il me restait celui-ci à payer au fond. Et c'était* cool*! J'ai donc voulu fêter ça*

> *en quelque sorte. J'ai commencé à boire et, dans la même soirée je suis allé prendre de la coke. Et les journées qui ont suivies, c'était l'enfer.* (Aimé)

Le récit d'Aimé indique qu'en voulant tester leur résistance, ou simplement en croyant pouvoir sans danger reprendre « une petite fois » l'usage de cocaïne, pour fêter un grand événement, ou même leur abstinence, certaines personnes auront tôt fait de se retrouver aux prises avec une consommation régulière, parfois intense, à nouveau problématique.

1.3 La rechute comme solution à une abstinence trop difficile à maintenir

Finalement, différents récits laissent entendre que la rechute fait parfois partie du processus d'interruption de la consommation de substances psychoactives. Il apparaît alors clairement que la trajectoire de consommation d'un individu n'est pas nécessairement linéaire et que même elle l'est rarement. Ainsi, lorsque la désaccoutumance devient trop pénible ou que l'abstinence se supporte mal, le désir de consommer se fait à nouveau bien présent. Cette situation affecte principalement les personnes qui consomment depuis plusieurs années ou qui ont développé une dépendance :

> *Je suis abstinent en thérapie, je suis abstinent un mois, deux mois maximum et après je retombe tout le temps. Ça ne marche pas. Ça fait six ans au fond que j'essaie d'arrêter et ça ne marche pas. Là, ça semble être la bonne, mais encore là tu vois, j'ai rechuté en janvier. J'ai du mal à franchir le cap des deux mois. J'ai beaucoup de mal, je ne sais pas si je vais passer au travers.* (Jean-Eudes)

> *Ça a été dur. Et là, je suis retombé dans la galère pendant trois ans et demi. (I : Comment ça se fait que tu aies recommencé ?) Je vais être très honnête, je pense que la cocaïne c'est comme une maîtresse, le téléphone est à côté de moi et elle m'appelle.* (Joël)

Bref, la rechute peut être liée aux substances psychoactives : 1) lorsque l'usage d'une autre drogue se maintient sans problème, mais, ce faisant, ramène sous différents prétextes à l'utilisation de cocaïne qui lui était associée; 2) lorsque la personne essaie à nouveau de consommer à la suite d'une période d'abstinence comme un test de ses capacités personnelles à contrôler sa consommation; ou 3) lorsque l'abstinence devient trop difficile à maintenir. Toutefois, peu de rechutes semblent liées à la substance en tant que telle, du moins cela n'apparaît-il pas dans le récit des participants à l'étude pour lesquels les motifs de rechute semblent bien davantage liés à des facteurs personnels ou contextuels.

2. Les facteurs personnels de rechute

Les participants sont nombreux à associer leur rechute à des émotions difficiles à gérer. Après une certaine période d'abstinence, les émotions auparavant gelées par la poudre blanche refont surface; l'ex-consommateur se retrouve vis-à-vis lui-même et ce à quoi il tentait de se dérober. Loin de conduire à un meilleur état, l'interruption de la consommation pourra contribuer à faire ressortir des difficultés bien enfouies :

> *J'ai rechuté voilà pas si longtemps, et quand je rechute, c'est parce que je repense à tous mes problèmes.* (Sébastien)

La personne incapable de gérer ses souffrances risque de traverser une période tourmentée et génératrice d'anxiété pouvant la conduire à la rechute. Ainsi, loin de régler ses problèmes, l'abstinence les lui présente avec une acuité blessante et une vividité acerbe :

> *Quand je redeviens tranquille, abstinent, je deviens fou. Sérieusement, après deux, trois mois, je commence à me demander si je suis normal. Je regarde les gens dans les autobus, je me dis : « Merde, je ne suis pas normal moi. Je dois avoir des problèmes psychologiques. Je suis fou, et tout le reste. » Et puis je rentre dans le métro, je ne me sens pas bien, je me sens diminué, j'ai peur... Je vois des bandes de Noirs, tu sais, je sens que j'ai vraiment la frousse et tout. Et tout ce qui m'aide à passer au travers, c'est consommer.* (René)

La rechute peut également se produire lorsque la personne se retrouve confrontée à de nouvelles situations anxiogènes, intenses ou malaisées à régenter, dans des moments où elle se trouve particulièrement vulnérable. Elle aura alors tendance à utiliser une solution qui a fait ses preuves dans le passé, l'aidant à oublier : la cocaïne. Bien souvent, on l'a vu, les consommateurs de cette drogue affirment que son usage constitue une solution pour ne pas ressentir certaines émotions et fuir leurs problèmes. Il n'est donc pas étonnant qu'ils utilisent ce moyen connu lorsqu'ils se sentent envahis par des sentiments particulièrement pénibles à vivre ou par des difficultés majeures qui apparaissent dans leur vie, comme le pressent Louis-Georges :

Eh bien non, ce sont des blessures qui pourraient me porter à consommer, à rechuter. Et évidemment, je n'ai pas envie de revivre ça. Aujourd'hui, je n'ai que des personnes qui me respectent, mon frère et mes deux sœurs, vraiment je pense que ce seraient les seules raisons de rechuter, c'est eux, mon frère et mes deux sœurs, s'il se passait quelque chose…

Dans le même sens, Michel explique avoir vécu de la frustration à la fin de sa thérapie et s'être senti incapable de gérer cette émotion autrement qu'en consommant à nouveau :

C'est que vers la fin de ma thérapie, je m'étais fait copain avec le personnel. Je jouais au base-ball avec eux. Je faisais des sports. J'étais avec le personnel plutôt que de rester avec les résidents comme d'habitude. Je faisais des activités le soir avec les gars de mon âge. Quand on était à l'extérieur de la thérapie, eux, ils faisaient des choses que je ne trouvais pas bien. Je leur disais « écoute », c'était le personnel, je leur disais : « Je ne comprends pas, toute la journée tu nous engueules, après on s'explique et tu me dis ça, ça, ça, quand vient le soir tu le fais. » […] *Alors, à partir de ce moment-là, tous les principes que j'avais face à ça sont tombés. Je suis donc retombé dans le processus. Je n'ai pas dit un mot, j'ai commencé à me replier sur moi-même. Je me suis aperçu que c'était de la vraie merde. Je me suis renfermé au lieu de… (I : Au lieu d'en parler?) Au lieu d'en parler et j'ai continué à m'occuper de mes petites affaires et à laisser aux autres les leurs. Et puis, j'ai terminé ma thérapie, j'ai commencé à… Eux, ils voulaient que je travaille à cet endroit, j'y ai travaillé. Mais à l'intérieur de moi, j'étais pas bien. Moi, ce que je voulais, pour passer ça, fallait que je me défonce. Le temps que je travaillais pour eux, je ne pouvais pas, je ne pouvais pas me défoncer. Ce que j'ai fait… un jour… je suis parti de chez moi, j'ai été prendre de la drogue.*

L'extrait suivant constitue un autre exemple d'émotions pénibles pouvant entraîner une rechute dans la consommation. Ainsi, relativement au décès de sa mère et au rejet vécu lors de la lecture du testament, Joël a éprouvé plusieurs sentiments pénibles qui l'ont conduit à consommer à nouveau afin de mettre un terme à ses souffrances intérieures :

Ma mère avec qui j'avais gardé contact est décédée au mois de février de l'année dernière. Nous étions une famille bien nantie, comme je te dis, depuis toujours. Mes frères et mes sœurs ont tous été dans la moyenne, ils ont eu 400 000 $, 500 000 $. Moi, ma mère m'a donné 20 000 $ avec une belle lettre me disant qu'elle ne m'aimait pas et que, de toute manière, *elle ne m'en voulait pas pour tout ce que je lui avais fait subir. J'ai volé ma mère pour payer mes consommations, peut-être près de 50 000 $, pour consommer. Si on calcule, 50 000 $ plus 20 000 $ d'héritage, ça fait 70 000 $, en comparaison avec les 400 000 $, 430 000 $ pour mes frères et sœurs, si on compte à la fois les biens et l'argent. Quand j'ai reçu cet héritage, mais encore là, même si c'était décidé, ils ont encore trouvé le moyen de contrôler ma vie. Quand elle est morte, elle a laissé une lettre à chaque enfant. Donc, six lettres. Ça devait être lu chez le notaire individuellement, et non en présence des autres, puis elles devaient être brûlées par le notaire après lecture. Elle a donc pu me dire les pires vacheries que tu peux imaginer.* [...] *Moi ça m'a fait mal et aussi à cause de ma maladie, ça faisait quand même 10 ou 15 ans que je pensais au suicide et, là, ça n'a pas passé.* [...] *J'essayais dans cette période-là d'être abstinent, de ne pas consommer puis j'essayais de repartir encore une fois à zéro. Mais ça n'a pas marché. Et puis c'est là que Joël a fait une autre connerie, je suis parti. J'ai dit : « Je vais consommer jusqu'à en crever. » Je le fais là, ça y est je me lance. Trois jours d'affilée sans arrêt, les 20 000 $ y passaient. Je n'étais plus capable de marcher, tu n'as plus de coordination au niveau de tes mouvements, tu voies double, tu ne vois plus rien. Je suis dans la rue, pas dans un champ, je veux crever. Je n'en suis pas capable. Je ne suis pas capable et ça ne rentre plus.* [...] *C'est là que c'est arrivé, l'*overdose. *J'étais en état de crise et je m'étais attaché parce que je voulais me tuer. Je le voulais, ça fait longtemps que je le veux, mais là c'est comme si c'était très fort. C'est suite à cette lettre, ma mère et ce que je suis.* [...] *La lettre de ma mère ça m'a beaucoup perturbé.*

Ainsi, la personne peut bien vouloir réapprendre à fonctionner sans l'usage de drogues, mais si elle n'a pas acquis de moyens de rechange pour faire face aux stress de la vie, elle risque fort de ressentir durement les épreuves et d'être tentée de retrouver les vieux moyens de faire face aux sentiments négatifs qu'entraînent de telles épreuves. L'ennui, la mélancolie, la morosité et la lassitude apparaissent comme des émotions fréquemment ressenties pendant les périodes d'abstinence et invoquées parmi les diverses raisons pouvant expliquer une rechute :

Être tout seul, ça m'a donné le goût de consommer. (Jean Christophe)

Il faut dire que, dans bien des cas, le traitement de la toxicomanie signifie que la personne quitte alors un milieu excitant où elle vivait fréquemment des sensations intenses en compagnie d'autres personnes. Il n'est pas étonnant que la rechute soit par plusieurs attribuée au désœuvrement, à la solitude, voire à l'isolement, qu'on dira vouloir faire cesser. Wilfrid et Pierre-Antoine expliquent leur rechute ainsi :

> *L'ennui, l'isolement, le manque d'affection, ça rentre en ligne de compte.* (Wilfrid)

> *Ce qui est dangereux, c'est l'ennui, quand tu t'ennuies.* [...] *Ça va revenir peut-être une heure après, si je refais tout de suite autre chose. Il ne faut pas que je reste seul à m'ennuyer.* (Pierre-Antoine)

Bref, les émotions enfouies sous la drogue de même que celles qui sont entraînées par les aléas de la vie mettent sérieusement à l'épreuve la sobriété recherchée.

3. Les facteurs de rechute liés au contexte de vie

L'analyse des récits des participants à notre étude révèle quatre facteurs de rechute associés au contexte de vie : 1) la fin d'une thérapie offerte en milieu résidentiel; 2) une rupture amoureuse; 3) l'entourage consommateur; et 4) l'argent.

3.1 La fin d'une thérapie en milieu résidentiel

Il est plus facile d'être abstinent dans un environnement encadrant, lors d'une thérapie interne, que lorsque l'on retrouve son quotidien :

> *Je suis sorti* [du milieu résidentiel thérapeutique] *le 18, je n'ai pas consommé pendant deux semaines. Je ne faisais pas de mouvement* [groupes d'entraide]. *Je m'étais loué une chambre. Et un samedi soir, je suis retombé là-dedans* [la cocaïne]. (Pascal)

Ainsi, la sortie de ces milieux clos et « protégés » semble représenter des moments de vulnérabilité pour la rechute, et cela semble d'autant plus vrai pour ceux qui cessent le traitement avant la fin, comme René, notamment parce qu'ils estiment que le type de thérapie proposé ne leur convient pas et que le milieu dans lequel s'effectue le retour n'a pas changé :

> *J'ai foutu le camp, dans la boue et en stop. Je n'en pouvais plus, je n'en pouvais vraiment plus. Et puis j'avais peur qu'on me fasse un lavage de cerveau, que je devienne une sorte de témoin de Jéhovah. Un gars qui*

aurait nettoyé après que tout le monde soit passé. Un: « Il écrase sa cigarette dans le cendrier; tu vas laver son cendrier. » Là-bas c'était comme ça. Et surtout, moi, j'avais mes copains. J'ai la même bande de copains depuis que je suis jeune. Ce sont des gens positifs. C'est comme ça que j'ai fait mon entrée dans le milieu du crime. Ce n'est pas moi qui ai décidé d'aller faire mon premier deal. *C'est eux qui m'ont appris ça, si tu veux. Ils me le disaient tout le temps. Ils me décourageaient: « Ne va pas là dedans, tu vas te faire remplir la cervelle, c'est vraiment du lavage de cerveau, qu'est-ce que tu fais, et fais comme tout le monde, pense à toi, laisse tomber les autres, fais de l'argent... » C'était comme ça.*

Il faut dire que plusieurs personnes mettent un terme à leur traitement parce que le type de thérapie proposé ne leur convient pas personnellement. Ainsi, selon ce que rapportent les participants à l'étude, on comprend que, devant la diversité des traitements offerts en toxicomanie, un mauvais pairage des besoins des clients en fonction de ce qu'offre le centre de thérapie constituerait un facteur important de l'abandon et, bien souvent, la fin de l'interruption de la consommation de substances psychoactives en raison d'une rechute :

Je suis allé à la cour, et là ils sont venus me chercher. La maison [le centre de traitement] *est venue me chercher au centre de prévention. Une fois là-bas, il y a 30 règlements qu'il me dit, mais en réalité tu en as 150 qui ne sont pas écrits. Et là: « Est-ce que je peux aller aux toilettes, est-ce je peux y aller? » Il faut tout demander. Tu te fais toujours confronter, ils hurlent derrière toi et moi en plus qui suis nerveux... J'ai fait deux crises d'angine. C'est garanti, quand ils se lèvent, ils crient. À chaque fois qu'il y en avait un qui passait devant moi, je pleurais! Ce n'était pas de ma faute, le gars, il passait devant moi et je me reconnaissais en lui. On est tous semblables, on a tous les mêmes comportements. Personne n'est* junky, *mais nous sommes des toxicomanes, alors on a tous les mêmes comportements. Et là, eux c'est pour aider les autres qui disent, mais ce n'est pas une manière d'aider. Ce n'est pas une mauvaise maison. C'est une bonne maison, mais ce n'est pas une maison... ce n'est pas une thérapie qui me convient. Ce n'est pas sur 12 étapes. C'est sur quatre étapes à raison de cinq semaines chacune. Il n'y a rien d'acquis. C'est tout le temps de la confrontation. C'est 16 heures par jour. « Hé toi, fais du ménage. » Putain, chez moi tu peux manger par terre tellement c'est propre. Là-bas ce n'est pas tout le monde qui me ressemble, mais là-bas c'est une discipline. Il faut que tu comprennes, mais, avec moi, ça ne marche pas. Ce sont tous des jeunes, mais moi j'ai 46 ans.* [...] *On était trois ou quatre du même âge, mais le reste étaient tous plus jeunes, ça ne marche pas. Il y en a qui arrivent avec des sacs de poubelle comme sac à dos, mais moi j'avais plus que ça. (I : Ce qui fait que tu es resté combien de temps là-bas ?) Neuf semaines. (I : Après t'es parti ?) Je n'étais plus capable, j'ai de nouveau été à la cour, le 18. Comme je lui ai dit au bonhomme de la maison, j'y ai dit : « Moi, je ne retourne plus à la maison, qu'ils me foutent en prison. » J'y ai dit à mon avocat : « Qu'ils me foutent en prison, moi, je n'y retourne plus. » Je vais aller me reposer en prison, j'étais en train d'y laisser ma peau. Ça marche pas pour moi...* (Pascal)

Le fait de quitter la thérapie peut constituer une infraction criminelle lorsque la personne suit un traitement dans le cadre d'une ordonnance légale. Ainsi, pour Frédéric, abandonner la thérapie signifie se retrouver en liberté illégale, occasion durant laquelle il reprend ses activités criminelles, pour finalement aboutir à nouveau à l'établissement de détention :

Je suis allé en interne, mais à un moment comme ils m'ont pincé au bout d'à peu près trois, quatre mois, c'est comme ils disent, tu te faufiles, mais tu ne peux pas te faufiler parce que ce n'est pas une thérapie où tu peux te faufiler longtemps. À un certain moment, j'étais devant sur la scène et « la famille » criait après moi, donc au lieu de craquer, j'ai ouvert la fenêtre et j'ai foutu le camp. On était au mois de mai. Je me suis retrouvé de nouveau en liberté illégale. J'ai refait des introductions par effraction et je me suis fait arrêter par la police au mois de juin.

La vulnérabilité relative à la consommation de substances psychoactives provoquée par la sortie d'un milieu protégé laisse croire à certains, tel Jonathan, qu'ils ont tout intérêt à bénéficier d'une forme d'encadrement quelconque.

Je suis sorti de là, ils m'ont foutu à la porte de la thérapie [...] *Alors, je me suis encore retrouvé dans la merde. (I : Pourquoi tu te retrouves dans ta merde ?) Ah ! je ne sais pas c'est... je ne suis pas bien tout seul dehors. Je ne peux pas avoir d'ami sincère. J'étais trop libre. Il ne faut pas que je sois libre. (I : Qu'est-ce qui fait en sorte que tu ne dois pas être trop libre, toi ?) C'est trop inattendu... Parce que, moi, je vais à droite, je vais à droite même s'il me disait d'aller à gauche. Je vais quand même à droite uniquement pour faire le contraire. Je suis fait comme ça, il faut croire. Je n'ai aucune discipline.*

À l'inverse, d'autres affirment que le fait d'être constamment en milieu fermé, sans possibilités de sortie, augmente leur risque de rechute ; c'est le cas de Jean-Eudes :

C'est vrai que c'est risqué si je ne reste pas en thérapie, mais c'est parce que ça fait six semaines, six week-ends en ligne que je ne suis pas sorti [...] *je ne suis plus capable de rester là, je suis en train de devenir fou. Eux, ils savent très bien que si je reste là le week-end et que j'ai de l'argent dans les poches, la pression va augmenter et je vais aller me défoncer automatiquement. Je fais un test en sortant et j'espère ne rien prendre. Il ne faut pas que j'en voie. C'est comme ça. C'est l'habitude qui revient... comme pour tous ceux qui consomment. Je joue un petit peu avec le feu et puis si je reste c'est sûr que je vais y aller. J'en suis rendu à un niveau de pression assez haut ces derniers temps. J'ai beaucoup de mal à vivre avec tout ça.*

La sortie d'un milieu fermé constitue donc un moment de vulnérabilité important pouvant conduire à la rechute probablement parce que la personne se retrouve alors soudainement dans son environnement initial, laissée à elle-même sans soutien, et qu'elle n'a pas appris, pendant sa thérapie, à composer avec les tentations à la consommation, les pressions des pairs et les épreuves inhérentes à la vie quotidienne. Les personnes dont la principale source de revenu provient du travail semblent particulièrement vulnérables à la rechute lors de la sortie du milieu thérapeutique. Ces résultats suggèrent quelques pistes de prévention à la rechute. Notamment, il apparaît assez clairement que les thérapies résidentielles devraient inclure un suivi après la sortie du milieu thérapeutique.

3.2 Une rupture amoureuse

Dans les récits de plusieurs participants à l'étude, le retour à la consommation de cocaïne est directement associé à une rupture amoureuse :

Je l'ai quittée, ça faisait neuf mois que je ne consommais plus, j'ai recommencé à consommer après. (Antoine)

On s'est quittés. J'ai presque fait une dépression [...]. *Avec tout ça, j'ai recommencé ma consommation. Et là, eh bien c'était pas beau.* (Jean-Christophe)

Le scénario présenté se déroule comme si ces gens ne ressentaient plus l'importance de poursuivre leur abstinence à la suite de la perte de cet être cher, surtout pour les personnes qui indiquaient avoir interrompu leur consommation en raison des suppliques de leur partenaire. C'est le cas de Wilfrid qui avait atteint l'abstinence face à la cocaïne à la suite de son union avec Mylène :

Quand j'ai quitté Mylène, c'est là que ça a recommencé, j'y suis retourné. J'ai recommencé la consommation. Ce n'était pas si grave, par contre. J'ai commencé avec quelques bières. C'est vrai que ça n'a pas été long avant d'y retourner, c'était en septembre et en octobre. À la fin octobre, j'ai recommencé à consommer du crack.

Puisqu'ils sont plusieurs à interrompre leur utilisation de cocaïne de façon à répondre aux demandes de leur partenaire amoureux, il n'est pas surprenant de constater qu'ils sont nombreux à associer la séparation d'avec la personne aimée à une période de rechute dans leur trajectoire. L'extrait suivant, tiré du récit de Michel qui a entrepris une thérapie dans le but de préserver la relation avec sa conjointe, illustre, pour sa part, comment la thérapie initiée dans le but de préserver, ou de ne pas détériorer davantage, la relation avec la compagne chérie n'apporte que peu d'impact si cette motivation ne devient pas intrinsèque, d'où la possibilité de rechuter :

Après [la thérapie], *je suis resté un an sans consommer. J'ai fait une rechute au bout d'un an environ. Quand j'ai rechuté une nouvelle fois, eh bien j'ai recommencé là où j'en étais. J'ai consommé un gramme et j'ai remis ça avec un autre gramme* [...] *Ce qui a fait que j'ai rechuté. Je me souviens que je le voulais bien. J'ai voulu reconsommer. Ce sont des choses que je n'avais pas réglées* [...]. *J'étais pas prêt à ça. La thérapie, je l'avais faite parce que ma femme... pour ne pas perdre ma femme, ma belle vie. Ce n'était pas moi qui avais décidé de la faire, je l'ai faite par obligation.*

3.3 L'entourage consommateur et le milieu de vie

La fréquentation d'amis et de connaissances qui consomment des drogues ou qui font partie du milieu du trafic illicite peut constituer une influence favorisant la reprise d'anciennes habitudes. Les deux extraits suivant en témoignent :

Je suis sorti de thérapie au mois d'avril. Quand je suis sorti, je suis retourné chez le gars avec qui j'avais été durant la semaine. Parce que, lui, il était maintenant en interne, sur Saint-Denis. Et là, je ne consommais pas, allez... non pas trop... peut-être une bière de temps en temps. Ça allait plutôt bien. Mais lui il revenait... il en avait chez lui et puis là, eh bien il consommait, alors il a recommencé à consommer... et puis, il m'en a mis sous le nez. J'ai recommencé comme ça à l'occasion... (Yan)

J'ai des amis qui habitent à Montréal. Ils sont ensemble. C'est avec lui que j'ai rechuté la semaine dernière. Et puis, moi, je me ramène, il dit : « Je t'offre

> *une chambre à la maison, ma femme et moi, ça nous fait plaisir de te recevoir à la maison. » Il tient une boutique. « Tu viendras travailler avec nous, on va s'arranger pour payer ensemble l'appartement. » Et en même temps,* [...] *c'est un fournisseur, un gros fournisseur. Il fait dans la coke. Le premier soir où je suis arrivé dans l'appartement, ce n'est pas une blague, il m'a donné trois onces de coke et l'a déposée sur le bureau de ma chambre. Je n'avais pas retouché à la coke. C'est trois onces de coke* [soupir], *je transpire un bon coup. Et là, on sort le soir. Je dis : « Sors m'en une ligne. » « Non, merde, t'en prends plus et ça ne donne rien... » « Aïe! putain, si, moi, je te dis que tu peux m'en donner, il n'y a pas de problèmes, je n'irai pas plus loin que ça. » O.K., il me donne une ligne. Mais aussitôt après avoir pris ma première ligne, j'ai été exactement comme j'étais lorsque j'avais arrêté d'en prendre. Écrasé, je ne parlais plus à qui que ce soit, mais j'ai continué. J'ai dérapé pendant trois mois, une grosse rechute. C'était sept soirs sur sept, j'allais au bar où il travaille tous les soirs, et j'ai commencé à vendre pour lui. Je ne vendais pas, je prenais tout pour moi.* (Julien)

Parfois, les usagers, tels Julien et Michel, ont l'impression de ne pas avoir le choix de retourner ou non dans des milieux de consommation ou de fréquenter des usagers :

> *C'était le seul endroit où je pouvais véritablement aller. Je ne reprochais ça à qui que ce soit, mais mon cousin, lui, il consomme... (I : Ça t'a fait consommer?) ... alcool et drogues. J'ai consommé le lendemain de mon anniversaire, j'ai consommé au réveillon de Noël et puis au réveillon du jour de l'An.* (Julien)

> *Je travaillais pour une compagnie de câblo-distribution, ça s'est bien passé et là... grâce à la bonne influence du gars qui était avec moi... Pendant trois mois, j'étais avec un gars qui me montrait le travail, et c'est un gars que j'avais connu en thérapie. Il nous parlait du sexe tous les jours. J'avais 80, 100 heures à faire par semaine, et lui me parlait de fesses. Il me racontait ses anciennes baises et comment c'était bon et... la fatigue, et puis t'es plus autant alerte. Tu te surveilles dans les premières années quand tu ne consommes pas. Je n'étais pas autant alerte. J'ai dit à ce gars-là : « Toi, tu ne me respectes pas. » Et là il ne m'en parlait pas, et puis, il revenait, et puis il me parlait de ci... C'était comme un lavage de cerveau, j'aurais dû quitter ce travail, c'est ce que j'aurais dû faire. J'aurais dû laissé tomber ce travail... Pour moi, ça représentait un nouveau défi, un nouveau* standing, *un respect social des gens parce que je devais avoir le statut d'installateur de câblo-distribution. Le statut, c'était bien. Les morceaux se recollaient dans ma vie, dans la société.* [...] *Je pense que je me suis planté parce que j'ai trop misé là-dessus. Je ne me suis pas assez accordé d'importance, et puis je me suis*

> *laissé influencer par ça, et bon le reste autour de moi a fait en sorte qu'il a fallu qu'ils me traînent, manque de... la fatigue, manque d'énergie, je suis retombé, j'ai rechuté avec lui.* (Michel)

Même lorsque la personne fait des efforts pour abandonner l'environnement qui influence sa consommation, il n'est pas dit qu'elle ne formera pas, dans son nouveau milieu de vie, un réseau de contacts l'y favorisant, malgré de bonnes résolutions :

> *C'est un peu pour ça que je suis parti de Québec et que je suis venu à Montréal parce que je n'avais pas de mal à m'en procurer* [de la cocaïne]. *Un seul appel, j'avais un copain qui venait m'en livrer à la maison et donc pas besoin d'argent, tu payeras quand tu en auras. Ça va très vite de cette façon. Tu finissais par avoir un compte de 1 000 $, de 1 200 $ assez rapidement. C'est une des raisons pour lesquelles je suis parti de Québec, je me suis dit qu'un changement d'air... Je ne connais personne à Montréal, mais j'ai quand même trouvé le moyen de rechuter à Montréal malgré tout. C'est con, mais c'est comme ça. Trouvé le moyen de rechuter et je me dis aussi que c'est peut-être encore plus difficile de rechuter ici que de rechuter là-bas, parce qu'ici j'ai besoin d'argent pour le faire, tandis que là-bas je n'en avais pas besoin.* (Sébastien)

Il apparaît clairement que le fait de continuer à fréquenter des personnes qui font usage des substances psychoactives ou qui sont impliquées dans le milieu de la drogue est susceptible de fournir des occasions de consommer de nouveau. Les entrevues montrent que l'entourage consommateur exerce une influence cruciale sur la rechute parce qu'un grand nombre des personnes composant l'échantillon présentent des difficultés importantes à s'affirmer, à dire non ainsi qu'à faire respecter leurs limites. Ce facteur se rencontre particulièrement pour les personnes dont le revenu provient en premier lieu de la vente de drogues ou de la criminalité. Les « travailleurs » fréquentent probablement un entourage plus conformiste, ce qui explique que ce facteur concerne rarement ce sous-groupe. Bref, sans nécessairement la provoquer, l'entourage fournit surtout des occasions de rechute. C'est sans doute pourquoi les intervenants des centres de thérapie en toxicomanie recommandent à leurs clients de s'entourer de personnes qui ne présentent pas de problèmes de consommation afin de faciliter l'interruption de leur usage de drogues. D'un autre côté, il ne faut pas négliger le fait qu'en demandant à l'ex-consommateur de se retirer complètement de ces milieux, le thérapeute puisse façonner un état d'isolement difficile à supporter pour son client, et ce, jusqu'à ce que la personne en arrive à se créer un nouveau réseau social. Il n'est alors pas dit que l'isolement ne deviendra pas, à son tour, un facteur de rechute; d'où la suggestion que la thérapie soit complétée par un suivi à l'externe.

3.4 Les motifs de rechute liés à l'argent

Puisque la consommation de drogue a souvent été liée aux entrées d'argent, il n'est pas étonnant que des surplus monétaires ainsi que des moments spécifiques tels le jour de paie ou celui de l'arrivée du chèque d'aide sociale se révèlent des circonstances particulièrement propices à la rechute :

> *J'ai rechuté trois ou quatre fois. J'ai rechuté, oui à peu près, environ, la rechute du premier.* (Sébastien)

> *Je suis payé deux fois par mois, à toutes les deux semaines. Quand j'ai ma paye, le mercredi, j'arrivais chez moi et tout de suite, je prenais ma douche. Je savais que j'allais sortir, que j'allais consommer.* (Pierre)

Bref, la sortie d'un « cocon », que celui-ci soit constitué par une thérapie résidentielle ou une relation amoureuse « protectrice », constitue des étapes charnières dans un parcours de sobriété. Cette sortie du « cocon » est souvent associée au retour aux « vieilles habitudes » incité par les anciens copains ou, plus généralement, par le milieu de la drogue et des déclencheurs tels que le jour de paye. Le contexte de vie semble donc avoir un rôle important à jouer en ce qui concerne la rechute.

En somme...

Trois grand facteurs de rechute ont pu être identifiés à travers l'analyse des récits des personnes rencontrées : l'attrait de la substance; le retour des émotions « gelées »; et un contexte de vie incitant à reprendre les anciennes habitudes. Ce sont toutefois, à travers les propos des participants, les facteurs liés au contexte de vie des consommateurs qui dominent l'explication de la rechute. En particulier, la sortie d'un milieu protégé (un milieu de thérapie, par exemple), une rupture amoureuse ainsi que l'influence de l'entourage constituent les facteurs majeurs liés à la rechute dans les récits des usagers interviewés.

Dans certains cas, les facteurs de rechute semblent constituer le pendant inverse des facteurs d'interruption. À titre d'exemple, alors qu'une nouvelle relation amoureuse constitue un facteur d'interruption important, la rupture amoureuse conduit souvent à la rechute.

III. LES CHANGEMENTS DE MODE DE VIE

Un changement de mode de vie signifie que le consommateur doit réapprendre à vivre sans l'apport des drogues. Une fois que la personne a interrompu son usage de substances psychoactives, elle doit transformer ses habitudes de vie. Ces modifications seront traitées selon deux grands thèmes : 1) la personne et 2) l'environnement. On pourra se surprendre que la substance ne soit pas présente ici. En fait, à travers le récit des personnes rencontrées, on constate que l'interruption de la consommation constitue, de leur point de vue, un aspect plutôt secondaire motivant un changement de mode de vie. En effet, la réinsertion sociale paraît s'appuyer davantage sur des changements personnels et interpersonnels que sur le simple arrêt de la consommation.

1. Les changements personnels

Il est connu que la modification d'un style de vie passe par une aspiration de transformation personnelle (Cormier, 1984). Une telle aspiration transparaît dans le discours de certains des participants à l'étude, comme Richard :

> *Aujourd'hui, je veux faire quelque chose de moi, être quelqu'un qui a du pouvoir, mais qui s'en sert de la bonne façon. Quelqu'un qui a du leadership. J'ai ça à l'intérieur de moi, ça ne sortira jamais de moi. Mais pas de la même façon. Moi, je peux l'utiliser de façon positive...*

Pour plusieurs, parvenir à un changement de mode de vie nécessite une meilleure compréhension de ses réactions, l'apprivoisement de ses sentiments, en un mot, une redécouverte de soi. Il s'agit d'un processus généralement ardu :

> *Mais le gros problème dans tout ça, c'est que c'est moi... c'est moi qui me fais rattraper par mes vieilles habitudes. C'est moi qui reste avec mes comportements, mes trucs et puis c'est à moi de faire quelque chose pour m'améliorer... C'est pour ça que j'ai fait la thérapie, mais la thérapie n'a pas tout*

réglé. Je passe des heures et des heures et des heures à lire des livres sur la psychologie et à essayer de comprendre mes comportements. Pourquoi je pense de cette façon-là, est-ce que c'est de ma faute, est-ce que ce sont les autres ? Des fois, j'en ai des maux de tête. (Pierre-Antoine)

La thérapie entreprise par plusieurs des participants à notre étude afin de faciliter l'interruption de la consommation de drogue contribuerait, dans bien des cas, à cet effort de repérage de soi, de découvertes personnelles :

J'ai fait le programme ALTO, Connaissance de soi, Vivre sans violence, Comment gérer un budget avec 245 $ par semaine. Malgré tout, ce ne sont que de petites choses que j'ai apprises. J'ai fait plusieurs thérapies. J'ai fait Compétences psychosociales, ce sont tous des cours que j'ai suivis en milieu carcéral. J'ai aimé, je ne me connaissais pas bien. Je n'avais jamais vu d'autres aspects de moi. J'ai appris que j'étais quelqu'un de sensible, quelqu'un qui avait du cœur et quelqu'un qui pouvait aussi aider les autres. Je ne suis pas quelqu'un de fou ou quelque chose du genre, non. Je suis quelqu'un de… j'ai tout appris de mes défauts, de mes qualités. J'ai bien aimé ces thérapies. (Richard)

La quête d'une meilleure compréhension de soi apparaît d'ailleurs l'un des premiers objectifs du processus de réadaptation tel que présenté, entre autres, par Paul, qui se passionne pour la démarche qu'il a entreprise :

Dans mon travail personnel, je fais une très grande recherche intérieure et ça me passionne. J'ai décidé que ce serait ma passion. Et, parce qu'il y a plein de choses à découvrir, parce que c'est un vaste monde, c'est un monde qui est extraordinaire parce qu'euh, ouf! On peut en parler pendant des heures et des heures et des heures de ce que j'ai, des enfants, des gens que j'ai connus, de mes relations, des gens à qui j'ai fait du mal, des gens qui m'aiment encore parce qu'ils m'ont vu quand je vais bien. Ça n'en finirait plus, ça n'en finirait plus. J'ai commencé à écrire mes mémoires, puis j'ai… Non c'est vrai, tous les jours j'écris beaucoup […] *J'ai tellement de choses à dire, je ne sais pas où, comment les mettre en forme. Ça me permet d'écrire ce livre, ça me permet de connaître les gens. Mais ce qui me passionne davantage maintenant… c'est de rechercher* [court silence] *une certaine spiritualité dans la chose. Pas Dieu etc., mais l'énergie que ça peut dégager, qu'elle soit positive ou négative, qu'elle soit, je ne sais pas… J'aime comprendre, je veux connaître, je veux comprendre, je veux savoir. C'est presque une recherche scientifique sur moi-même, sur l'intérieur, sur l'intérieur de l'esprit. Et puis des fois je dis des choses, je sors des trucs qui me surprennent moi-même. Pour l'instant je n'ai pas d'exemple qui me vient en tête, mais c'est sûr que je m'investis beaucoup* [silence]. *Et je suis... on est tous quelque part à la recherche de soi-même et je suis à la recherche de moi-même et à la recherche d'autre chose aussi. Et là je travaille beaucoup sur mon propre rétablissement, je l'ai mis en... maintenant j'ai quatre priorités, je dirais que j'en ai cinq. J'ai quatre priorités dans ma vie maintenant, premièrement c'est moi.* [...] *En ce qui me concerne, j'ai mis les outils en place, c'est-à-dire ma thérapie, mon psychologue et mon travail personnel.*

Se connaître soi-même amène à prendre conscience de son potentiel et à gagner confiance en soi qui, à son tour, permet de résister aux influences extérieures, dira Louis-Georges dans ses mots :

Aujourd'hui, je suis bien. Depuis ma thérapie j'ai examiné mes blessures et je suis capable de le mettre dans... comment je dirais bien ça ? De stopper les personnes qui vont essayer de me faire du mal aujourd'hui. La personne qui passe en premier aujourd'hui, c'est moi. Il n'y a pas une autre personne qui va passer en premier. [...] *Je ne me ferai plus de mal. Bien faire vis-à-vis des autres, maintenant je ne ferai plus ça, plaire aux autres, être bien devant tout le monde, non. Maintenant, c'est moi. Je vais prendre soin de moi, c'est tout ce que je peux faire aujourd'hui. Et vivre en fonction qu'il n'y a que 24 heures dans une journée, je ne peux faire plus. Je ne me crée pas d'objectifs à long terme.*

Cette confiance en soi représente une dimension importante, mais souvent difficile à acquérir pour ces personnes qui, comme Frédéric, n'ont pas nécessairement évolué dans un milieu permettant de se forger une perception positive d'elles-mêmes et qui traînent un lourd passé d'échecs et de rejet :

Je m'aperçois de toute l'énergie... de toute façon je m'aperçois de tout ce que j'ai pu mettre là-dedans... si je mettais trois, quatre ans, cinq ans à m'en sortir. Mais je commence avec ce que j'ai, à ouvrir un petit peu mon coffre à outils. Je commence à y croire parce que pour moi, il faut que j'accepte que ce soit normal que tout aille bien. [...] *Pour moi, ce n'est pas normal que ça aille bien, non mais il faut que je l'accepte. Il faut que je l'accepte, et je commence à dire que je suis un bon bougre, mais c'est pas encore ça. J'ai encore beaucoup de chemin à faire, mais je crois malgré tout à mon potentiel. J'y crois davantage maintenant. J'y crois beaucoup plus.*

Peu importe les termes utilisés par ces ex-consommateurs de drogues, il ressort explicitement des propos tenus par un bon nombre des personnes qui ont participé à notre étude l'importance de s'accorder du temps pour le consacrer à une réflexion sur soi, à la découverte de ses valeurs personnelles :

> *J'ai fait des acquis quand même. J'ai appris des choses que je ne connaissais pas. [...] J'ai appris à penser à moi avant de penser aux autres. Tout était en fonction des autres avant, je donnais. Si les autres étaient heureux, j'étais heureux, mais ce n'était pas vrai. Si moi j'étais heureux, eh bien c'était en plus, tous les gens autour de moi l'étaient parce que je leur donne tout plein de choses et, moi, je ne suis pas bien dans ce que je fais... Si je travaille seulement en fonction des autres, ce n'est pas bon. J'ai appris comment gérer mes émotions. Mais le problème, celui qui est le plus grave, on dit que c'est mon orgueil. Je suis orgueilleux. Je suis très orgueilleux. Je vais me battre pour quelque chose que je sais que je vais perdre. Je vais me battre. [...]. Mais je sais que ça aura des conséquences pour moi parce que j'étais désavantagé à la base, mais je me battais quand même. Ça c'est parce que je suis orgueilleux. Moi je ne perds jamais la face, je ne veux pas perdre la face. [...] Et ça, c'est un côté qu'il faut que je travaille. Il faut que j'arrête de m'en faire avec ce que les autres pensent de moi et je vais... Parce que moi je sais ce que je veux, si je le veux, moi, eh bien tant mieux. Si les autres, ils ne me veulent pas comme ça, eh bien tant pis. Tu comprends ? Donc l'autre, Julie ou Marcel ou encore Gérard peuvent penser ce qu'ils veulent de moi, il faut que je m'en foute. Il faut que je sois en mesure de voir ce qui pourrait être avantageux pour moi. C'est tout ça.* (Richard)

Bref, au plan personnel, un changement de style de vie passe par un approfondissement de soi-même, une meilleure connaissance de soi. Cet aspect introspectif apparaît très important dans le discours de ceux qui tiraient leur principale source de revenu de la délinquance et du trafic de drogues. En effet, ces personnes plus fortement engagées dans la déviance sont généralement celles qui cumulent davantage de facteurs de risque et qui ont commencé leur consommation de substances psychoactives à un âge précoce. Ainsi, par le fait même, leur intégration sociale se trouve beaucoup moins développée que les autres consommateurs. Pour ces personnes, il apparaît important d'interrompre leur consommation de drogue avec l'aide d'un soutien thérapeutique à long terme. Or, ceux-ci reconnaissent que la thérapie contribue à développer une meilleure connaissance de soi et à affermir la confiance en soi, dimensions qui étaient initialement moins présentes, et donc vraisemblablement plus importantes à acquérir, pour ceux qui se sont davantage engagés dans la voie de la déviance.

2. Les changements interpersonnels et contextuels

Les personnes rencontrées dans le cadre de cette étude mentionnent également que le processus de réadaptation nécessite de nombreux changements aux plans des relations interpersonnelles et de leur contexte de vie.

2.1 Les changements interpersonnels

Abandonner définitivement la consommation de cocaïne et le style de vie qui l'accompagne n'est pas un processus facile à réaliser, on aura pu s'en rendre compte au fil des pages qui précèdent. De façon à entreprendre un changement radical de leur mode de vie, plusieurs, tel Louis-Georges, choisissent de ne plus fréquenter des pairs qui consomment des drogues ou qui commettent des actes illégaux.

> *J'ai coupé les liens avec les relations. Aujourd'hui, mon frère ne consomme pas et les deux amis que je fréquente ne consomment pas non plus. Ceux qui consomment, les autres, c'est de leurs affaires, mais ne vous approchez pas de moi.* [...] *Il faut que je change complètement, que je trouve des gens qui... En faisant du* meeting, *tu rencontres des gens qui sont «propres», qui ne sont pas vraiment criminalisés, qui ont un emploi. Ton environnement social, il faut que tu le changes complètement. Mon environnement est à changer complètement, ça commence, mon environnement commence à s'améliorer. En particulier, en changeant de ville, personne ne te connaît, au moins tu peux faire quelque chose.*

Ces propos concordent avec certaines études qui indiquent que, parmi les procédés susceptibles de faciliter la vie sans l'apport de drogues, se trouvent l'évitement de certains endroits de consommation ou de certains amis consommateurs ainsi que la découverte de nouveaux centres d'intérêt (Reinarman, Murphy et Waldorf; 1994).

Non seulement essayent-ils de se recréer un nouveau cercle de relations sociales, mais les participants à notre étude entrevoient différemment leurs rapports interpersonnels, la façon de gérer leurs relations :

> *Je ne suis plus capable de jouer avec les gens. C'est franc-jeu, et si ça ne fait pas ton affaire, c'est ton problème à toi. Moi je dis tout ce que j'ai à dire. Je*

ne joue plus avec les gens, je ne joue plus avec qui que ce soit. Même au niveau de l'aspect sexuel, avec les femmes c'est clair, je ne peux me permettre d'avoir quelqu'un dans ma vie en ce moment. Ce dont j'ai besoin, c'est de faire l'amour et de recevoir de l'affection. C'est clair. Si tu l'acceptes, tant mieux, mais ne viens pas me dire le lendemain que je suis un sale type parce que je m'en vais. C'est clair, net, je mets tout sur la table. Je joue franc-jeu avec tout le monde. Il n'y a personne qui peut me reprocher quoi que ce soit. Avec mon ancienne copine, c'est la même situation. Je faisais attention pour la ménager, mais maintenant je lui dis ce que j'ai à lui dire et si elle n'est pas capable de vivre avec ça, ce n'est pas mon problème, moi, j'ai besoin de le dire. (Jean-Eudes)

Donc, les personnes qui visent à modifier leur mode de vie ressentent non seulement le besoin de changer leur cercle d'amis, mais elles veulent également assainir les relations qu'elles tentent d'établir avec leur entourage :

À partir de cette période jusqu'à aujourd'hui, j'ai réussi à me reprendre en main. Je me suis repris en main. Je fais un gros résumé de ça. Ce que j'en apprends, c'est qu'aujourd'hui je pense que je commence à penser à moi parce que je ne pense plus à mon travail. Aujourd'hui, je mets ça de côté : quand je vois quelqu'un qui se met à parler contre les autres, à critiquer tout, je me lève et je m'en vais. Dans un groupe, quand quelqu'un va se mettre à parler, il ne parlera pas de lui, il va commencer à parler dès qu'il y a quelqu'un qui se met à pisser de travers. Je vais vous dire : « Ça n'a pas d'intérêt, commence par parler de toi-même. » Maintenant, je vais le dire directement aux gens, ce que je pense d'eux... (Frédéric)

L'expression de leurs perceptions laisse entendre qu'ils ont le sentiment que les relations interpersonnelles gagnent ainsi en qualité :

Ma santé aujourd'hui, elle passe devant tout. Je suis capable de dire non. Je touche du bois. C'est que, pour moi, j'ai de vrais amis aujourd'hui avec qui je vais être capable de parler lorsqu'il se passe quelque chose. J'ai mon frère... Mais aussi Johanne et Chantal, je suis très près d'eux maintenant et puis je suis capable de m'exprimer. [...] *Depuis ma thérapie, depuis le début de ma thérapie, je suis vraiment capable de leur parler du fond du cœur, chose que je ne faisais pas avant. J'étais froid, je les manipulais et puis maintenant, je n'invente plus rien, je ne les manipule plus.* (Louis-Georges)

Afin de favoriser le développement de relations sociales plus harmonieuses, les répondants tendent à développer une façon personnelle d'exprimer leurs besoins et leurs limites, une façon à eux de s'affirmer. Wilfrid nous en fournit un exemple :

> *Et puis je ressentais de la tristesse, de la peine à l'intérieur de moi. Alors moi, je ne voulais plus partir d'ici avec ça. Et puis j'ai demandé à Geneviève : « As-tu deux minutes pour moi? » Alors, nous sommes allés dans le bureau et je lui ai dit : « Est-ce que tu peux me serrer dans tes bras? » Elle a dit oui. Alors je n'ai pas eu envie de sortir d'ici parce que le seul fait de parler de soi comme ça, ça donne l'envie de redevenir quelqu'un de bien. Par contre, parce que tu parles de toi... Je n'avais donc pas envie de traîner ça hier.*

En somme, ils essaient de développer des relations qui reposent sur de nouvelles valeurs telles que la franchise, l'honnêteté et le respect :

> *J'ai fait une thérapie quelque temps. C'est mieux qu'avant, je respecte davantage les gens.* [...] *Il me dit : « T'es arrivé à quelle heure? » Je dis : « Neuf heures cinq. » Il dit : « Oui mais c'est neuf heures. » Je suis rentré cinq minutes plus tard et qu'est-ce que ça change... Plein de choses comme ça, et moi ça ne me dérange pas, mais, lui, ça le dérange. C'est la même chose quand tu ne vas pas à un rendez-vous et que tu n'appelles pas. Ah, c'est pas grave, merde. Tu ne téléphones pas et puis une personne t'attend et c'est comme si tu te foutais de cette personne. Ce sont des choses que je n'ai pas apprises, il a fallu que je les apprenne. C'est pour ça qu'on voit des trucs dans plein de domaines différents... Tout apprendre ça. Pas l'apprendre en tant que tel, mais apprendre à le faire le mieux possible.* (Jonathan)

Les extraits ci-dessous illustrent bien la conscience qu'ont les répondants des apprentissages à réaliser principalement dans le domaine de la communication afin de percevoir leurs relations interpersonnelles comme étant plus satisfaisantes :

> *Il faut que je sois plus tranquille, moins me faire remarquer. Avant je voulais tout le temps être remarqué ou bien être le premier à parler, des choses du genre. Maintenant, j'essaye d'être plus tranquille* [...] *(I : Puis comment ça s'est passé ta thérapie à ce moment-là? À quel point elle a été importante pour toi?) Ah, j'ai trouvé ça bien, ça m'a fait penser autrement.* [...] *Je suis une personne qui ne pensait qu'à elle. Je jugeais beaucoup les gens* [...]. *Disons que, lorsque je parlais avec des gens, je les jugeais. Depuis ce temps, j'essaye de moins juger. Je sais que je pourrais être à sa place, ça pourrait être moi qui se promène comme ça. J'essaye de retenir mon ego un peu plus. J'ai trouvé ce côté de la thérapie très bon.* (Pierre-Antoine)

Maintenant, laisse-moi te dire : si quelqu'un me demande quelque chose, c'est non. S'il n'est pas content, eh bien qu'il aille se faire foutre. Je m'en fous carrément. Avant, je ne pouvais pas dire non. L'honnêteté, ça c'est très important. (Cédric)

La qualité des relations sociales et son importance pour une intégration sociale réussie ont abondamment été discutées par les participants à l'étude qui tentaient de modifier leur mode de vie. Les écrits scientifiques traitent de ce thème en indiquant que la fréquence des relations et le soutien social représentent des indicateurs importants du succès de la sortie de la toxicomanie (Billings et Moos, 1983; Favazza et Thomson-Jackson, 1984). Toutefois, selon les participants de notre étude, la qualité des relations interpersonnelles représenterait une composante décisive de ce changement.

Les relations amoureuses constituent également un thème prédominant dans le récit que les participants à l'étude font de leur trajectoire. En effet, on l'a vu dans les pages précédentes, ils sont nombreux à expliquer les étapes de leur parcours de consommation de drogue par une nouvelle relation amoureuse ou une rupture. Au stade de la réadaptation à la vie sans drogue, la majorité des participants célibataires indiquent qu'ils ne souhaitent pas vivre une relation amoureuse. Ils mentionnent ne pas se sentir prêts à établir un rapport intime avec une autre personne et souhaitent ainsi se prémunir de la rechute en évitant les possibilités d'émotions intenses liées à la probabilité d'une rupture :

Après ça, j'ai dit, je ne cherche plus une copine jusqu'à ce que je sois un bon garçon. Je n'ai pas eu de copines depuis ma thérapie. Aucun contact avec les filles. Je n'ai rien que des amies jusqu'à ce que, moi, je sois un bon garçon. (I : O.K., c'est toi qui as dit que tu ne veux plus de personne dans ta vie?) C'est ça, jusqu'à ce que ça aille mieux. Parce que si je suis amoureux, je ne pourrai faire les démarches qu'il faut que je fasse. Même si je suis bien, ça peut être un élément déclencheur à une rechute et ça, c'est fini. (Jonathan)

Toutefois, la solitude, préconisée par plusieurs en début du processus de réadaptation s'avère, de l'avis de certains, difficile à vivre :

Dans mes années de sobriété, je n'ai pas vu le côté blanc, j'ai seulement vu le côté noir. C'est-à-dire que j'ai eu du mal à vivre la solitude les week-ends. J'enviais ceux qui formaient un couple avec des enfants. Pour moi, ça n'avait pas l'air accessible. J'ai beaucoup souffert de ça. (Frédéric)

Plusieurs personnes rencontrées se disaient très préoccupées par leurs relations familiales. À la sortie de la toxicomanie, le rapport avec les enfants doit, dans bien des cas, être reconstruit sur de nouvelles bases :

> *Il faut que je reprenne contact avec les enfants. Je ne suis plus capable de les appeler, je ne peux pas leur dire. Je les voyais tous les 15 jours avant. Même si je me défonçais, ils pouvaient se fier à moi, mais maintenant je ne sais plus quoi dire et je ne peux tout leur expliquer, donc j'ai espacé les appels et puis je ne les appelle presque plus. Je ne me sens pas bien, j'ai honte de moi. Je ne sais plus comment, quoi leur dire. Je les ai vus à Noël et je ne les ai pas revus depuis ce temps-là. Je ne me sens vraiment pas bien dans tout ça. C'est quelque chose qu'il faut que j'attaque au début du mois...* (Jean-Eudes)

Reprendre les responsabilités de père, surtout si ce rôle fut jadis très modeste, s'effectue souvent avec de nombreux soubresauts, comme en témoignent les récits colligés dans le cadre de notre étude. Un style de vie toxicomane laisse peu de temps à l'approfondissement des relations interfamiliales. Dans le cas où la famille était intacte, le père prend souvent l'allure d'un inconnu aux yeux de ses enfants. Reprendre contact, après toutes ces années d'effacement, ne constitue pas une tâche facile pour la personne qui veut transformer son style de vie et plusieurs souffrent de l'absence qu'ils ont eux-mêmes créée :

> *Et puis, je mets en troisième position mes enfants parce que mes enfants, c'est très important pour moi. Je les aime beaucoup. Je souffre beaucoup de leur absence, de leur amour et puis tu sais de leurs petits bras, de les toucher, de leurs chansons, de leurs regards, c'est très dur.* (Paul)

2.2 Les changements contextuels

Deux aspects liés au contexte de vie de la personne ressortent des propos tenus par les participants qui tentent de quitter leur ancien mode de vie. Il s'agit de l'intégration à l'emploi et de l'amélioration des conditions de logement.

2.2.1 L'intégration à l'emploi

La réinsertion sur le marché du travail semble particulièrement importante pour les personnes dont le revenu principal provient justement d'un emploi. Retrouver leur place sur le marché du travail devient un objectif important qui accompagne leur tentative de changer leur mode de vie :

> *J'espère me chercher un emploi le plus vite possible parce que la vie continue. [...] J'espère faire un bon pas, trouver quelque chose le plus vite possible. Moi, c'est un travail qui compte parce que quand tu t'occupes, le temps passe plus vite, tu n'as pas envie de consommer, tu n'as pas envie. [...] Et un emploi, je n'attendrais pas à 50 ans pour m'en trouver un. Je ne me trouverais plus rien, ils vont tous me fermer la porte au nez, voyons! Non, je dois me trouver du travail, sinon je ne sais pas ce que je vais devenir. J'espère bien me trouver un travail le plus vite possible.* (Jean-Christophe)

Jean-Christophe nous indique bien que l'emploi, tout en procurant autonomie et fierté, permet de combler le vide laissé par la drogue en structurant le temps qui devient trop envahissant pour l'ex-consommateur. L'obtention d'un emploi ne constitue pas un but recherché uniquement par les personnes faisant partie du groupe des « travailleurs » :

> *Je me suis trouvé un travail à Laval, il se peut que j'en aie un autre à Montréal en plus, donc je vais peut-être avoir deux jobs à la fois. Faire un peu de sous, me faire une place. (I: C'est quoi le travail que tu vas faire?) Je travaille dans un « dépanneur », je commence par le début, hein! (I: Qu'est-ce que ça te fait de te voir faire ça après tout l'argent que tu as fait dans le milieu?) J'en suis fier. Je me dis maintenant que j'ai réussi à m'en sortir, il y en a qui ne s'en sorte pas, mais ils sont toujours dans la merde.* (Yannick)

Pour plusieurs des personnes rencontrées, se trouver un emploi a aussi pour objectif de régulariser une situation financière souvent précaire :

> *Il faut que je me trouve un emploi, après le reste vient tout seul. En ce moment, je n'ai pas de travail, donc je ne peux rien faire. Tu ne peux pas fonctionner, tu n'as jamais d'argent; une fois tous tes trucs payés, il ne te reste plus rien. Travailler au noir, ce n'est pas évident non plus, toutes ces choses-là. Mais j'ai confiance dans le fait que ça va s'arranger, que ça va s'arranger au plus vite. J'ai confiance.* (Bernard)

Pour un certain nombre de participants à l'étude, l'emploi ne constitue pas une solution magique et l'amélioration de leur situation économique nécessite toutefois des apprentissages de base concernant les finances, comme apprendre à se faire un budget et à le respecter :

Aussitôt que j'avais de l'argent, ça me trottait dans la tête. On dirait que l'argent me brûle les doigts. Ça c'est vrai, c'est un aspect que j'ai à... il faut que je m'améliore de ce côté. Aussitôt que j'ai un peu d'argent, on dirait qu'il faut que je le dépense, ce n'est pas quelque chose que j'arrive à garder. (Pierre-Antoine)

En effet, certaines étapes de la trajectoire de plusieurs répondants sont caractérisées par de folles dépenses et des sorties extravagantes. Pourquoi s'en priver lorsque l'argent est si facilement empoché? Par ailleurs, les propos de plusieurs répondants laissent entendre qu'on ressent peu de «respect» pour l'argent gagné illégalement. En conséquence, l'argent provenant de délits lucratifs est rarement économisé. Lorsqu'ils décident de se prendre en main, les participants à l'étude se disent bien conscients que leur rapport avec l'argent doit alors être modifié.

Avoir un emploi et régulariser sa situation économique se révèlent des indicateurs d'un changement de mode de vie qui apparaissent particulièrement importants pour le sous-groupe de l'échantillon dont la principale source de revenu, au cours des dernières années précédant l'entrevue qu'ils nous accordaient, s'appuyait sur un travail légal. Il s'agit de personnes qui ont déjà connu une véritable insertion sur le marché de l'emploi et pour lesquelles le travail a toujours revêtu une certaine importance. À l'inverse, les personnes dont le revenu provenait surtout du trafic de drogues ou d'autres types de criminalité abordent plus rarement ce thème. Il est fort probable que cet objectif ne représente pas une préoccupation immédiate liée à la réadaptation pour eux étant donné, d'une part, qu'ils présentent ordinairement peu d'expériences et d'acquis sur le marché du travail, compliquant cette démarche qui devient un objectif à plus long terme. D'autre part, ils sont plus nombreux parmi ces sous-groupes à être incarcérés au moment des entrevues. Cette situation explique en partie pourquoi se trouver un emploi ne représente pas alors une préoccupation immédiate importante. Enfin, les personnes de ces deux sous-groupes qui se sont engagées plus fortement dans la déviance envisageraient d'autres changements prioritaires; pour elles, il s'agit d'abord d'apprendre à se connaître et de développer leur estime d'elles-mêmes.

2.2.2 L'amélioration des conditions de logement

Pour quelques personnes de notre échantillon, les plus désaffiliées socialement, un but important à cette étape de leur trajectoire qui doit les conduire à un changement de mode de vie consiste à se trouver un logement et à se créer physiquement et psychologiquement une place qui leur est bien à elles. Cet objectif de développer un « chez-soi » signifie aussi l'acquisition d'une forme de stabilité et d'autonomie :

> *Je commence à voir plus loin, je veux avoir mes affaires à moi, je veux être chez moi. Ce n'est pas que je ne sois pas bien avec ma mère, c'est pas pareil. Je veux avoir mon logement à moi, je veux avoir mes affaires. Je sais que si je continue à consommer, je ne l'aurai pas. C'est pour ça que là... Comme là, ça va faire un mois, un mois et demi que je n'en ai pas faite, j'ai moins de misère. Je me donne comme un but. Si je ne me donne pas de but, rien, ben ça ne me dérange pas, ben je peux me laisser aller* [rire]. (Pierre-Antoine)

Le dernier extrait illustre également l'importance de se donner des buts et objectifs, quels qu'ils soient, afin de maintenir l'abstinence et de se réinsérer dans un mode de vie plus conformiste.

Bref, les propos des participants laissent croire que, pour eux, l'intégration dans un style de vie moins déviant passe par l'établissement de nouveaux rapports significatifs avec les autres, mais également avec la société. Ainsi, se trouver un travail ou un logement représenterait en fait des dimensions d'un objectif plus large qui consiste à se construire une « nouvelle » vie socialement adaptée.

En somme...

Après des années de consommation de cocaïne et, souvent, un lourd passé de délinquance, les personnes qui tentent de se réadapter à un mode de vie plus conformiste énumèrent plusieurs aspects qu'ils doivent entreprendre de modifier dans leur vie. Tout d'abord, ils sont nombreux à profiter de leur sobriété récente pour effectuer un retour en arrière afin de comprendre leur trajectoire déviante et d'analyser leur itinéraire toxicomane. Toutefois, bien qu'ils ne présentent plus à ce moment de conséquences liées à l'usage de substances psychoactives, les problèmes que la consommation de drogue servaient à camoufler ressortent alors, en plus des nouvelles difficultés que l'abstinence peut faire surgir. Enfin, l'interruption de la consommation amène plusieurs modifications dans l'organisation de vie des ex-usagers faisant en sorte que de nouveaux problèmes apparaissent parfois. Par exemple, l'arrêt de la consommation peut parfois, paradoxalement, provoquer des difficultés conjugales puisque le couple doit retrouver un équilibre et une nouvelle façon de fonctionner sans la consommation de substances psychoactives d'un partenaire.

J'avais quelques thérapies de complétées, jusqu'à ce que je fasse la dernière. J'ai fait une thérapie de huit mois et demi. Je suis allé chercher mon certificat et j'ai été deux ans abstinent, ça allait bien. Ça allait trop bien parce que celle avec qui je cohabitais, on ne se comprenait plus tous les deux. (Wilfrid)

C'est sans doute pourquoi les changements les plus importants à opérer pour les consommateurs qui en arrivent au point de vouloir changer leur mode de vie se situent dans le fait de prendre le temps de mieux se connaître et s'estimer ainsi que de développer de nouvelles habiletés relationnelles qui se traduiront dans des relations interpersonnelles plus harmonieuses. Des objectifs fort concrets, tels que se réinsérer dans le marché du travail, régulariser sa situation économique, apprendre à dresser un budget ou se trouver un logement, sont également poursuivis et indiquent une volonté de se stabiliser. Derrière ces objectifs, on ressent l'importance pour ces personnes de définir et de poursuivre des buts acceptables socialement, ce qui correspond à se construire une nouvelle vie très différente du passé.

Bref, les préoccupations personnelles de ceux qui ont affirmé vouloir modifier leur mode de vie apparaissent relativement conventionnelles. Il s'agit de mieux se connaître et d'acquérir un minimum de confiance et d'estime en soi. Parfois, il s'agit d'aspects plus concrets tels que réintégrer le marché du travail et apprendre à gérer ses revenus ainsi que, pour quelques-uns, se trouver un logement et l'investir. Il s'agit d'indicateurs communs d'un style de vie stable. Toutefois, plusieurs extraits permettent de constater que le fait de se donner un but acceptable socialement est aussi très important, peu importe l'objectif en tant que tel. En effet, la précision d'objectifs de vie permet à ces personnes de maintenir leurs efforts de changement.

Je veux travailler, avoir une job, arriver à l'heure, avoir un avenir. Avoir un but dans l'avenir, un but dans le futur. (Jonathan)

Conclusion

Abandonner définitivement la consommation de cocaïne et le style de vie qui l'accompagne n'est pas un processus facile à réaliser. Ce processus d'abandon de la consommation se fait toutefois avec plus ou moins de facilité selon l'intégration sociale (dans un cercle autre que celui des consommateurs de cocaïne) de la personne et les méthodes employées. Parmi les procédés qui semblent les plus efficaces, on doit noter le changement radical de régime de vie (éviter certains endroits de consommation ou certains amis consommateurs, trouver de nouveaux centres d'intérêt). Selon Reinarman, Murphy et Waldorf (1994), peu d'usagers de cocaïne quittent cette habitude avec l'aide de traitements spécialisés; ils vont plutôt chercher l'appui nécessaire auprès du conjoint, de la famille, ou encore auprès d'amis.

À première vue, rien ne distingue vraiment l'interruption d'un processus beaucoup plus complexe que l'on a appelé dans ce chapitre le changement de mode de vie. L'arrêt ou la diminution de la consommation en sont les manifestations communes. Pourtant, les propos des participants pointent vers une différenciation essentielle. Les facteurs de réduction se trouvent fréquemment à l'extérieur du consommateur; il peut s'agir d'une période d'incarcération, du début d'une relation avec une personne qui ne consomme pas... Ainsi, la décision de mettre un terme ou de réduire l'usage n'est habituellement pas longuement mûrie; la situation ou le contexte l'impose. Nulle surprise alors de constater que les facteurs de rechute sont parfois ici ni plus ni moins que l'inverse des facteurs d'interruption ou de régression : sortie de prison, rupture amoureuse...

Par ailleurs, un arrêt plus définitif de la consommation fait appel à des processus de changements plus profonds, à une reconstruction identitaire, à un changement de mode de vie. L'arrêt définitif des comportements d'abus vis-à-vis de la cocaïne constitue plutôt une transformation personnelle qui s'accompagne d'une modification profonde des rapports à soi et des relations à l'autre dans un contexte qui permet le développement d'un nouveau parcours légitime.

Cette césure dans le parcours et la nouvelle orientation de la trajectoire est parfois la conséquence d'un choc biographique, un effet d'âge ou de maturation, une conséquence d'une régulation sociofamiliale plus forte, ou d'une alliance thérapeutique avec un aidant. Il ne suffit dès lors plus de réduire ou de stopper la consommation, mais il faut également réorienter les relations interpersonnelles, donner un coup de barre radical, chercher de nouvelles sources de valorisation. La notion de valorisation dans le changement de trajectoire apparaît cruciale car, il faut bien se l'avouer, la personne que l'on percevra encore longtemps comme un « ex-drogué » est captif d'un système dans lequel une grande partie de sa dignité lui est retirée.

Lorsque ce changement de mode de vie est accompagné par de l'aide professionnelle, on y référera en tant que trajectoire de réadaptation. Au cours de cette trajectoire, on peut offrir une multitude de traitements aux toxicomanes, si on ne remplace pas leur consommation par des activités tout autant structurantes, la démarche n'aura que très peu impact. À l'évidence, il ne s'agit pas d'un processus aisé ni linéaire : pour plusieurs, il faudra s'y reprendre à plusieurs reprises. Cette portion de la trajectoire de vie de l'individu est souvent ponctuée de rechutes; certaines périodes de rétablissement seront accompagnées de thérapie ou de diverses formes d'aide, mais dans tous les cas, le processus doit être voulu et désiré dans une certaine mesure.

Chapitre 7

Les transformations de la relation drogue-crime au cours de la trajectoire de consommation

QUE NOUS DISENT les consommateurs réguliers de cocaïne de leur relation à la criminalité? Ce chapitre leur donnera la parole en organisant l'analyse de leur récit autour de leur évolution à l'intérieur de leur trajectoire de consommation. Ainsi, nous discuterons de l'occurrence de la relation drogue-crime, du lien bidirectionnel qui se crée entre l'usage régulier de substances et la délinquance commise ainsi que de la relation économique que le dépendant à la cocaïne entretient avec le crime.

1. L'occurrence de la relation drogue-crime

À la suite de l'initiation aux substances psychoactives[1], de façon générale, les personnes interrogées affirment avoir entamé leur trajectoire de consommation par un usage irrégulier de cannabis et, par la suite, en utilisant un menu plus varié de drogues illégales. Au départ, la personne est donc, ordinairement, peu engagée dans la consommation de substances psychoactives. À ce stade de leur parcours, plusieurs abondent dans le sens de Jean-Luc en affirmant: « Il n'y a aucun lien... » entre la drogue et la criminalité.

En effet, à cette étape, l'usage s'avère peu fréquent et la consommation est peu onéreuse. L'usage de drogues n'est donc pas fonction directe des entrées d'argent, mais plutôt en relation avec les circonstances et les propositions de consommation :

> *Non, ça a commencé comme ça. C'est que les gars que je fréquentais commettaient des délits. Ils fumaient de la drogue et tout le reste.* (Pierre-Antoine)

Pour ceux qui sont impliqués à la fois dans la délinquance et la consommation de drogue, ces deux comportements répondront parfois aux mêmes besoins: la recherche d'une identité et le besoin d'appartenance. Les deux extraits suivants illustrent bien cette situation :

Premièrement, consommer de la drogue, j'ai toujours détesté à en mourir. Je consommais et je ne trouvais pas ça bon du tout. Je n'aimais pas ça, mais je consommais parce que la bande le faisait. Alors, je consommais avec eux et je me disais : « Allez, on le fait. Personne ne m'accepte de ce côté-là, alors j'essaye maintenant l'autre côté. » Je me sens accepté, les gens m'aiment. Donc, quand j'arrivais au parc, tant que Jean-Yves n'était pas arrivé on ne commençait rien. Ils m'attendaient tous, parce que, moi, je faisais chier tout le monde. Je lançais des cailloux aux policiers. Il n'y a rien que je ne faisais pas. C'était moi le gros dur, le caïd, et ils savaient qui j'étais. J'étais pas si méchant, c'était pas ça. Alors quand j'arrivais, j'étais tout content; avec mon plus beau sourire et puis j'arrivais avec la caisse de bière, et « allez, c'est parti, on va s'amuser ». C'était moi le chef de bande. C'est là que les vols ont commencé et puis tout le reste. Mais je ne volais pas pour me payer ma drogue au début. Je volais simplement comme ça, pas même pour l'argent, pas pour... euh... J'imagine que c'était une façon de tuer le temps comme si c'était une sorte de rituel pour montrer à la bande que t'es le chef et qu'il fallait que tu te fasses respecter, et puis c'était ça, la loi de la jungle. Je pense que c'est plutôt ça... (Jean-Yves)

Les premières fois où j'ai commis des actes délinquants? (I: Qu'est-ce qui a fait en sorte que tu commences à faire ça?) À cause de l'argent, et puis j'ai volé mes parents. Voler mes parents [...]. *Pour sortir, pour rencontrer des gens. Finalement, probablement pour me défoncer aussi, et aussi pour consommer. À cause de ce besoin d'appartenance, de la reconnaissance que je recevais de la part de ces gens-là. Je volais de l'argent et puis on allait se défoncer ou on sortait.* (Wilfrid)

En effet, à la période de l'initiation aux drogues illégales, le contexte social qu'offre la fréquentation des pairs revêt une grande importance puisque l'utilisation de substances psychoactives est souvent fonction des contacts avec d'autres usagers, tout comme l'accomplissement d'actes délinquants d'ailleurs. Or, groupe de pairs signifie ici souvent des personnes exposées à des difficultés sociales identiques ou comparables qui ressentent le besoin de se regrouper pour se procurer des plaisirs, une identité, un certain cocon. Ainsi, Wilfrid poursuit:

Mais si je reviens au début, c'était le sentiment d'appartenance. L'amour qui se dégage à travers l'appartenance. De s'identifier à des jeunes. Mais il y avait l'argent, et puis il y avait la consommation.

À cette étape, il s'agit souvent d'une petite délinquance correspondant aux « quatre cents coups » de jeunes turbulents, du genre de celle que décrit Tony :

> *Notre façon de nous habiller était bizarre. Cheveux longs et toutes ces conneries. Je n'en reviens pas encore lorsque je regarde des photos, mais c'était vraiment trop. [...] On s'habillait comme les voyous et puis on agissait comme eux. Toutes les conneries que les jeunes font : lancer des boules de neige dans les vitres, ce genre de bêtises, des mauvais coups. On se réunissait pour savoir quel mauvais coup on ferait le soir : un sac de merde à la porte et tu y mets le feu. On a fait tout ça, on a épuisé tous les trucs de petits voyous. Vols de bière chez nos oncles dans la cave, se regrouper en bande pour la boire cette bière et puis (I : À ce moment, tous ensemble, vous consommiez aussi ?) Ah Oui ! on consommait. On avait 12, 13 ans, ou peut-être vers 14, 15, ça commençait. Ça commençait avec de la bière, de l'acide, un peu de tout à la fois, du Rolodium, l'époque du Rolodium, bière, acide. Les joints sont venus à ce moment-là...*

L'argent provenant des menus larcins sera alors utilisé pour différentes dépenses, parmi lesquelles l'achat de substances psychoactives :

> *Au début, je volais parce que j'avais besoin de sous pour mettre dans les machines. Ça nous prenait aussi quelque chose pour nous sentir à l'aise avec les gens ; s'acheter de la drogue, fumer un petit joint de mari* [...]. *Je ne sais pas, je ne peux en être certain, je ne le sais pas. C'est sûr que c'est à cause de tout ce qu'il fallait que j'achète et des moyens que j'ai pris pour me procurer tout ça. Au début, c'était pour jouer au billard, acheter des cigarettes, des trucs comme ça. Après, c'était pour acheter de la drogue, mais c'était malgré tout toujours dans un contexte de groupe, un contexte social.* (Guy)

Toutefois, si la délinquance peut fournir l'argent nécessaire à la consommation, elle n'est pas toujours commise dans ce but. Les deux extraits qui suivent constituent une illustration de ce lien drogue-crime où la substance psychoactive accompagne bien le « succès délinquant » sans en constituer la cause ou même le prétexte :

> *On se fixait des rendez-vous et on allait voler aux endroits prévus. C'était toujours moi qui arrivais le premier, et c'est moi qui ouvrais la porte, c'est moi qui pétais les vitres, c'est moi qui les défonçais, c'était encore moi. On volait, et lorsqu'on avait fini de voler, on allait s'acheter une caisse de bière, on retournait au parc et on s'amusait, on allumait des feux, on se racontait des histoires, on déconnait, on ne foutait rien au parc, rien, rien, rien.* (Jean-Yves)

> *Si on en revient à avant les délits de fuite et tous ces trucs-là, non je ne relie pas ça à la consommation [...] j'étais fêtard, mais ce n'était pas un besoin d'argent, le vol de mon frère. Je n'avais pas vraiment besoin de cet argent. C'était seulement pour rire un peu, mais je veux dire que ce n'était pas prévu... Je n'avais pas besoin de drogue pour faire un hold-up, ce n'était pas ça. C'était* [le hold up] *uniquement pour améliorer mon sort, si tu veux.* (Jean-Eudes)

À cette étape, la vente de drogues à petite échelle constitue une activité souvent effectuée pour la rétribution qu'elle procure, sans qu'il y ait nécessairement un lien avec la propre consommation du vendeur :

> *(I : Tu ne vois pas de lien entre ta consommation et ton implication dans le trafic ?) Ah! non, non, non!. C'est venu comme ça, c'était seulement pour l'argent. J'ai toujours été un peu.... leader. Je veux dire, capitaine de l'équipe de base-ball, de hockey, et ce genre de chose. À l'école, toute la bande tournait autour de nous, et puis, ça s'est toujours passé comme ça. J'avais des aptitudes pour ça.* (Claude)

> *Je ne consommais presque pas quand j'ai décidé de commencer à vendre. J'ai commencé pour gagner de l'argent. Selon moi, ce n'était pas pour m'en procurer moi-même ou pour ne pas en manquer ou n'importe quoi d'autre. C'était en priorité pour gagner de l'argent. Et puis je vais te dire, j'ai adoré ça parce que je suis entré dans cet univers et tous ceux que je rencontrais ne comprenaient pas parce que pour eux, ça ne se pouvait pas, par exemple, de vendre 30, 40 grammes de hasch par jour, et de passer des journées sans fumer. Dans l'univers où j'étais, ça n'avait pas de sens. Le gars qui vendait 30, 40 grammes, il en fumait certainement deux, trois, si ce n'est pas plus... Il se conditionnait complètement, n'importe quoi. (I : Tu ne vois pas de lien entre ta consommation et la vente ?) Au début, c'était vraiment pour l'argent, je voulais gagner de l'argent. Ce n'était pas, comme je te dis, pour combler, pour dire que je ressentais toujours le besoin d'en avoir sur moi.* (Guillaume)

En fait, il y a bien un lien entre la consommation de la personne et son activité de trafic puisque c'est du fait de son propre usage, même irrégulier, que la personne a pu se mettre en contact avec des distributeurs. Toutefois, le trafic ne revêt pas, à cette phase du parcours de consommation, un objectif utilitaire qui consisterait à satisfaire son propre usage. L'attrait de l'argent rapidement obtenu, d'un style de vie plus aisé est à ce moment plus présent que le besoin toxicomane. C'est ce que Yannick nous raconte :

Je revendais ça à l'intérieur [centre d'accueil pour adolescents]. *Aux gars, je leur disais, je ne sais pas moi : « À la cantine, achète-moi deux paquets de cigarettes et je vais te refiler un gramme de hasch. » Ça dépend quelle sorte de drogue ils te proposent. Avec de l'acide par exemple, je risquais plus de me faire pincer parce que ça se voit quelqu'un qui a pris de l'acide. Je vendais ça beaucoup plus cher. Je demandais de l'argent comptant, mais à Cartier ce n'est pas évident. À Bosco, je le faisais, mais c'était seulement de l'argent comptant, je demandais de l'argent comptant. À Cartier, c'était pour des articles. Des articles de cantine* [soupir] [...]. *Si mon père ne m'achète pas de vêtements, il faut que je les achète, mes putains de vêtements. Je ne me fie pas à lui. Je ne me fiais pas au centre d'accueil non plus pour m'en acheter, des vêtements. Il fallait que je me batte pendant six mois pour avoir des jeans, pour qu'ils me donnent 30 $ pour m'acheter des jeans, il fallait que je les paye moi-même mes putains de jeans. Ils se demandaient, les éducateurs, comment je faisais pour payer mes vêtements. Ils disent : « Merde, ses parents ne subviennent pas à ses besoins, nous on ne dépense presque pas d'argent pour lui, il ne nous demande presque plus rien. » Ils me posaient des questions : « Dis-nous où est-ce que tu as eu ça, tu les voles, qu'est-ce que tu fais ? » Je n'allais pas dire que je vendais.*

Bref, au stade d'initiation à la consommation de drogue, la délinquance et la consommation représentent toutes deux des activités effectuées pour répondre aux besoins d'affiliation et d'alliance entre jeunes éprouvant les mêmes difficultés et partageant les mêmes angoisses existentielles. Ces activités permettent parfois de se trouver une identité, de satisfaire son besoin d'appartenance et de se procurer un style de vie haut en sensations. À cette phase du parcours de consommation, on peut envisager une association spatio-temporelle entre les deux comportements sans qu'il y ait de relations entre eux. On pourrait conclure, dans cette optique, qu'il s'agit de la cooccurrence de deux comportements faisant partie d'un même style de vie en développement.

2. Un lien cocaïne-crime bidirectionnel

Si la personne amorce une consommation régulière de cocaïne, un lien drogue-crime peut alors apparaître. On se situe dans ce cas bien souvent à la toute fin de l'adolescence ou au début de l'âge adulte. À cette étape, il est possible d'observer une certaine relation bidirectionnelle entre la criminalité et la consommation de substances psychoactives, alors que l'une et l'autre se soutiennent réciproquement. C'est-à-dire que l'argent acquis de façon légale ou non (crime) soutient la consommation régulière de drogues, alors que cette dernière favorise l'implication ou la diversification des activités criminelles.

2.1 L'argent favorise la consommation...

À ce stade de parcours, l'argent disponible constitue l'élément le plus important qui permet de régulariser et de rationaliser la consommation. Plusieurs usagers de cocaïne peuvent conserver un travail rémunérateur alors que d'autres se sont déjà initiés à diverses activités délinquantes.

2.1.1 L'argent de sources licites

D'entrée de jeu, mentionnons que, à ce stade, l'argent provenant de la délinquance n'est pas toujours nécessaire :

> *J'ai été promu directeur d'une grande entreprise, une succursale sur une île. J'étais très content, mais je ne savais pas que c'était l'île de tous les vices. C'est l'île où transitent ces folies, tu entres, tu sors comme dans une église et c'est la même chose avec les marchandises, il n'y a aucune loi, aucun règlement. C'est une île divisée en deux pays, il y a une zone hollandaise et une zone française, il n'y a aucune frontière. Voilà, j'en étais là et puis il y a beaucoup de cocaïne, il y a beaucoup d'alcool, il y a beaucoup de femmes et c'est l'île de tous les vices. Je n'étais jamais allé dans un endroit où il y avait autant de vices* [...] *j'ai eu des moments de gloire, j'ai gagné beaucoup d'argent, j'ai acheté une maison, enfin j'ai aménagé dans une maison sur le bord de l'eau sur une plage. Mon bateau était devant. J'avais une voiture. J'avais une moto, j'avais tout. Le rêve américain vraiment. Donc, je me défonçais de façon classe comme on pourrait dire. Je gagnais entre 10 000 $ et 20 000 $ et peut-être davantage par mois. C'est un gros salaire et puis je voyageais tous les week-ends...* (Paul)

Bien que l'histoire de Paul sorte dans une certaine mesure de l'ordinaire, il reste qu'en effet, à cette étape de vie, certains tirent d'excellentes rétributions de leur travail légal et d'autres besogneront de longues heures afin de se procurer les revenus nécessaires à une consommation qui s'avérerait coûteuse. Les exemples suivants illustrent bien cette situation :

> *Pendant deux ans, j'avais beaucoup d'argent du restaurant. C'était l'argent du restaurant ainsi que mon argent. C'était mon argent.* (Aimé)

(I : Votre consommation, vous l'avez toujours payée avec vos salaires ?) Toujours avec mes salaires, tout le temps. Je travaillais 12, 15, 20 heures par jour. J'ai déjà commencé le lundi matin pour finir le vendredi soir sans aller me coucher. J'ai toujours travaillé, j'ai été un « alcoolique du travail ». C'est comme ça qu'on appelle ça aujourd'hui, un alcoolique du travail. Ah ! j'ai travaillé, j'ai travaillé. (Bernard)

Enfin, plusieurs pourront utiliser une vaste panoplie de stratégies pour consommer de façon régulière sans nécessairement avoir recours à des vols qui risquent d'être rapportés aux autorités policières; ces agissements se trouvent toutefois dans bien des cas aux frontières de la légalité :

Parce que j'étais naïf, mais j'avais un côté intelligent qu'ils appellent, c'est-à-dire un petit côté futé... Je n'ai jamais compris pourquoi, mais quand j'étais plus jeune, je prenais de l'argent dans le sac à main de mes parents. Je faisais ça pour m'acheter un bonbon, voler 2 $, voler 1 $. C'est mon petit côté délinquant qui se formait, et puis il s'est beaucoup développé quand j'ai commencé à prendre de la cocaïne. Au début, j'avais suffisamment d'argent avec l'argent que je pouvais obtenir de mes parents, de mes amis en les manipulant, seulement avec des promesses. À moi tout seul, j'ai pu subvenir à mes besoins de cocaïne pendant cinq ans. (Hébert)

2.1.2 L'argent de sources illicites

Pourtant, la plupart de nos répondants affirment, déjà à cette étape, s'être tournés vers la criminalité de façon à se procurer un peu de « bon temps » et à soutenir leur consommation. En effet, sans l'argent provenant des activités criminelles, il deviendrait difficile pour plusieurs de supporter les coûts d'une consommation régulière de cocaïne. En conséquence, ils sont nombreux à s'impliquer activement dans la délinquance. Comme Yannick l'exprime, la délinquance procure davantage d'argent, ce qui permet diverses dépenses, dont une consommation de drogue plus importante :

Je vivais bien. Je consommais sans arrêt. J'étais toujours bien habillé et tout le reste. Plus t'as d'argent, plus t'en dépense. Cinquante mille dollars de poudre, c'était trois fois rien et puis je disais : « Allez, on en profite. »)

De fait, la criminalité permet de se procurer l'argent nécessaire à l'entretien d'un style de vie composé non seulement de consommation de substances psychoactives mais aussi de sorties et d'excès divers :

Ce n'était pas seulement la drogue. Des fois, c'était de dire je m'ennuyais trop chez-moi. Je n'ai rien à foutre. Je prenais un fusil, puis j'allais faire un hold-up, après, je pouvais sortir le soir. (I: À cause du fait que tu t'ennuyais?) Oui, je dis : « Moi, je sors ce soir, je ne reste pas à la maison, c'est chiant. Je vais dans des boîtes de nuit. » (Yannick)

Ce faisant, il apparaît paradoxalement que, malgré les revenus considérables tirés de la délinquance, les personnes qui participaient à notre étude possèdent peu d'argent : elles l'ont rapidement dépensé pour les drogues et d'autres activités fastueuses. Elles mettent rarement de l'argent de côté, dépensant plutôt de façon assez compulsive à la recherche de bonheurs éphémères, de plaisirs instantanés. Voyons ce qu'Antoine a à nous dire sur ce sujet :

Quand il y avait des chambres libres, je le disais à mes amis qui consommaient... qui travaillaient, et puis, leur paye ils me la donnaient... un va-et-vient d'argent, de vols et de chèques. De l'argent, il y en avait toujours : ils m'en donnaient, moi je payais le fournisseur, je leur en refilais, je leur en vendais. L'argent, la drogue c'était toujours relié, et l'alcool et puis l'appartement à payer, ce genre de choses. C'est sûr qu'aujourd'hui je paye mon appartement. La bouffe, j'en achète un minimum. Je consomme un peu, j'en vole un peu.

Les actes illégaux constituent souvent la pierre angulaire de la relation avec la consommation de substances psychoactives, les entrées monétaires permettant d'entretenir le style de vie adopté et même parfois de l'amplifier, dans une spirale sans fin comme en témoigne Guillaume :

Je ne faisais pas ça pour avoir un gros rythme de vie, mais vraiment parce que j'aimais l'argent et que j'aime dépenser. Ça s'est fait petit à petit. Plus le temps avançait, plus je voulais sortir et je me disais : ça coûtera ce que ça coûtera. Ça finira lorsque le soleil reviendra. N'importe quelle connerie. C'était toujours comme ça et c'était croissant.

Plusieurs s'habituent alors à la relative opulence, à l'image et au pouvoir que l'argent procure :

Oui, je voulais avoir de l'argent rapidement, comme je te dis. Et aussi pour consommer. Alors, j'aimais montrer que j'en gagnais beaucoup. (I: Ça t'apportait quoi?) Du pouvoir. J'ai toujours voulu montrer que j'étais le plus extravagant. J'ai toujours aimé montrer que j'étais fou, que j'étais le plus fou, qu'ils ne sont pas capables de... j'étais capable de faire n'importe quoi, et rien ne m'arrêtait. Toujours parler plus fort que les autres pour qu'ils se ferment la gueule, les autres. (Justin)

Ces avantages alimentés par l'argent constituent d'ailleurs de puissants agents de renforcement à poursuivre sur une voie criminelle :

Et c'est revenu : la grande vie, les voyages, la consommation. On gagnait beaucoup d'argent : 10 000 $ par mois. Ma consommation, elle était comme avant. Régulièrement, tous les jours. Je me levais le matin, j'allais travailler, j'en prenais pour me réveiller. Après, aussitôt qu'on avait terminé, on allait vendre ce qu'on avait et on s'achetait de la drogue. On se défonçait toute la nuit. On dormait quelques heures et puis on recommençait. C'était comme ça tous les jours. (Michel)

La délinquance fait alors partie d'un éventail d'occasions.

De plus, comme la personne n'est pas vraiment dépendante de la cocaïne, elle peut choisir le type de délinquance dans lequel elle veut s'investir, selon ses valeurs. On peut en effet constater qu'à ce stade de son parcours de consommation, l'usager régulier de cocaïne n'est tout de même pas prêt à accomplir n'importe quelle besogne afin de se procurer de l'argent. Les propos de Maxime sont ici très illustratifs :

Pour payer ma consommation, j'ai vendu de la drogue, j'ai fait des échanges, des choses que j'avais, j'ai vendu des trucs que j'avais. Je troquais alors certaines choses que je m'étais achetées, disons que je m'étais acheté une chaîne en or. Bon, eh bien, à la fin d'une soirée il manquait de poudre, il manquait un gramme. Pour un gramme, j'échangeais la chaîne pour un gramme. Mais, voler de l'argent ou voler, je n'ai jamais fait d'entrée par effraction dans une maison privée, j'ai jamais vidé les poches de qui que ce soit.

À cette étape de leur parcours de consommation, deux grands types d'activités criminelles s'amorcent : la vente et le trafic de drogues ainsi que la criminalité en milieu de travail.

2.1.2.1 La vente et le trafic de drogues

La vente et le trafic de drogues représentent les activités criminelles les plus fréquentes à cette étape de consommation régulière de cocaïne :

J'ai commencé tout doucement, un petit quart. Il était gratuit, autrement dit parce que j'en avais acheté un bon morceau. Je le vendais à mes copains autour, ceux qui sortaient avec moi et je récoltais peut-être 100 $ de profit, et mon demi-gramme était gratuit. C'était très bien comme ça. Mais après, ça change, ça augmente. Alors les gars venaient me voir et : « Ah! peut-être demain matin, j'en prendrais 200 $. » Et là ça augmente tout le temps. Putain, ce n'est plus une affaire comme avant, c'est à coup de 200 $, 500 $, 1 000 $. Finalement, je n'avais pas de problème avec ça. Moi, j'avais l'argent pour l'acheter. J'allais toujours chercher ma drogue avec ça. J'avais aussi quelques connaissances. (Richard)

Cette implication permet d'obtenir de l'argent pour subvenir à sa consommation et de réduire les dépenses liées à l'achat de la substance, tout en procurant une grande facilité d'accès à la substance convoitée. Ainsi, René nous raconte :

Moi, quand j'ai commencé à vendre, d'accord je consommais, on me l'a proposé, et moi tout de suite ce que je me suis dit, je me suis dit : « Eh! je n'aurais plus besoin de payer un prix élevé alors. » Pour moi, je devenais à un certain point un client privilégié. C'est sûr que je n'étais pas vraiment un gros client parce qu'à la quantité à laquelle j'en vendais, j'aurais pas réussi à consommer autant que ce que je vendais. Mais c'est sûr que c'est pour cette raison que j'ai commencé à vendre. Parce que pour moi c'était relié. Pour consommer, il faut que tu vendes, tu comprends.

À cette étape, un facteur important de la progression de la délinquance réside dans l'apparition de nouvelles occasions criminelles qui semblent alléchantes :

C'était un de mes fournisseurs, il m'a dit : « T'as envie de faire de l'argent? » « Bon, d'accord c'est bon. » J'ai commencé à m'associer avec les Dominicains dans la drogue, la coke. Pas n'importe laquelle en plus. (Maxime)

Quand tu vois 10 000 $ qui t'arrivent comme ça en plus de passer deux semaines de vacances au Sud, les risques que tu te fasses pincer toi-même sont minimes, et puis d'ailleurs je ne me suis jamais fait pincer. C'est très attrayant. On m'offrait 10 000 $, il y a une chance sur mille que je me fasse pincer. Les gars qui venaient, qui transportaient, ces gars-là, s'ils se faisaient pincer, ils fermaient leur gueule, ils ne disaient pas que t'étais dans le coup avec eux. C'était très intéressant [rire]. *Et moi, je voyais mes 10 000 $, combien je peux consommer avec 10 000 $? C'est ce qui*

> *m'intéressait. (I: L'argent servait à la consommation?) En général, en général. J'en ai économisé un peu, mais pas autant que j'aurais dû, seulement une petite partie.* (Aimé)

Les « contacts » utilisés pour l'achat de drogues sont souvent des personnes bien « branchées » avec le milieu criminel en général et peuvent ainsi proposer toute une panoplie d'occasions délinquantes. La consommation d'une drogue illicite, parce qu'elle est légalement interdite et donc contrôlée par le marché criminel, permet d'une certaine façon une transformation et une diversification des activités clandestines.

Il faut aussi noter que plusieurs usagers s'impliquent dans la vente de drogues, non pas pour subvenir à la compulsion causée par une éventuelle dépendance aux drogues, mais plutôt de façon à pourvoir au besoin d'une consommation régulière sans remettre en cause les autres nécessités survenant dans le sillage de la vie quotidienne :

> *C'est sûr que lui, il en passait. Une semaine j'en passais, et l'autre semaine c'était lui. Bon, trois grammes et demi, quatre grammes, c'est 50 $ du gramme. Tu en vends un, c'est ton argent de poche de la semaine. Il nous reste quand même tous les deux suffisamment pour consommer, acheter de la viande et acheter des fines herbes...* (Antoine)

Cette facilité d'accès à la substance psychoactive procurée par la vente et le trafic de drogues pourra toutefois produire un effet pervers, soit une augmentation importante de la consommation :

> *Dans le sens où plus tu vends, plus tu consommes. Plus tu vends, plus tu as un train de vie intéressant, plus tu gagnes de l'argent, plus tu consommes, [...]. Ça c'est sûr. L'argent que j'ai gagné, c'est de l'argent que j'ai aussi dépensé.* (Marc-André)

Cette consommation régulière peut devenir alors fort importante et s'avérer très pénible à maîtriser :

> *Je le faisais parce que ça servait ma propre cause. Ça me donnait un peu plus d'argent dans mes poches pour pouvoir me défoncer, moi aussi. Parce que je pouvais consommer beaucoup plus. Parce qu'en vendant de la coke, je commençais à consommer comme il se doit. Je consommais jusqu'à sept, huit heures du matin. Je prenais régulièrement de la coke. Pas de vie familiale, rien de tout ça. Je me défonçais à la coke.* (Jean)

Face au danger d'une telle escalade, certains choisiront plutôt de diminuer leur implication dans la vente de drogues afin de mieux contrôler leur propre consommation de substances psychoactives :

> *Non, je suis resté presque toujours au même niveau. C'est sûr que j'aurais pu aller plus loin et en vendre plus, mais ça ne m'aurait rien donné parce que ce que je vendais, comme je te dis, c'était pour ma propre consommation. Plus j'en aurais eu, plus j'en aurais pris. Alors, à un certain moment, je n'aurais plus été capable de vendre, et j'aurais trop consommé. J'aimais mieux m'en tenir au minimum, et en vendre pour payer ce que je prenais, mais je ne faisais pas d'argent avec ça. Dernièrement, c'est sûr que j'ai fait un peu d'argent, mais d'habitude je ne faisais pas d'argent. Tout ce que je vendais, les profits, c'était pour ma propre consommation.* (Pierre-Antoine)

Toutefois, ce contrôle n'est pas chose facile et, on le constate, les vendeurs de substances psychoactives sont nombreux à consommer leurs profits provenant de la vente :

> *Oui, je vendais. On achetait, on vendait, mais je veux dire, on consommait tellement que tout le profit y passait. C'était que pour consommer.* (Frédéric)

2.1.2.2 La criminalité en milieu de travail

Outre l'implication dans le commerce de la drogue, un deuxième type de délinquance fréquemment commis à cette étape du parcours du consommateur de cocaïne consiste en des délits opérés en milieu de travail. Ainsi, certains commettent des fraudes, des vols ou d'autres types de comportements illégaux lucratifs dont l'occasion leur est rendue possible grâce à leur emploi. Il s'agit, bien sûr, d'une situation qu'on remarque plus fréquemment pour le sous-groupe de consommateurs dont la principale source de revenu est tirée de leur emploi :

> *Donc elle est devenue enceinte et alors ma consommation a terriblement augmenté et puis, je prenais de l'argent de la société où je travaillais parce que j'avais épuisé mes réserves personnelles dans mon compte de banque. Donc il fallait que l'entreprise réponde à ma consommation et également à mon style de vie. Donc, je blanchissais de l'argent. Je m'étais aperçu que les différents actionnaires de l'entreprise, les propriétaires, le faisaient, donc pourquoi pas moi ? Donc, eux, ils basculaient côté hollandais et moi aussi je basculais côté hollandais. Et puis, finalement, je me suis fait prendre, ils m'ont dit qu'ils avaient découvert que je détournais de l'argent, je leur ai*

dit : « Moi aussi, je sais que vous le faites, donc si vous me menacez, je vous menace. » Alors, on s'est dit au revoir, on s'est serré la main, et puis c'était fini. (Paul)

J'étais livreur, je travaillais avec mon camion et pour payer mes dettes, je volais de la marchandise. Sans qu'ils le sachent, je ne me suis jamais fait pincer. Je ne me ferais pas non plus pincer maintenant [rire]. *Je vendais de la marchandise à petit prix, ça payait ma cocaïne.* (Cédric)

Le courrier... on le livrait pour des compagnies de systèmes d'alarme. En livrant des systèmes d'alarme, j'ai appris à connaître les systèmes d'alarme. En enlevant des systèmes d'alarme de voitures, je connaissais les systèmes d'alarme de voitures. Je connaissais les systèmes d'alarme de maison, je connaissais tous les genres de systèmes d'alarme [...] *Travailler ne me rapportait pas assez. Il m'en fallait tout le temps plus.* (Justin)

Dans bien des cas, on peut croire que la personne ne se serait pas immiscée dans cette délinquance si elle n'avait pas consommé de drogues illicites. En effet, les participants à l'étude signalent ici explicitement que les gains issus de la criminalité servaient à défrayer les coûts de leur consommation. À ce stade, le besoin en drogue peut donc favoriser la criminalité.

2.2 *La drogue favorise le crime...*

Le fait que certaines drogues soient illégales et qu'elles se transigent dans des milieux interlopes invite en quelque sorte au recours à la criminalité lorsque des besoins divers se font sentir. La drogue favorise ainsi la criminalité par 1) les contacts que l'environnement des consommateurs de drogues illicites procure; 2) les valeurs que le milieu véhicule; 3) l'état d'esprit que la drogue fournit; et 4) l'argent qu'elle nécessite.

2.2.1 ...par les contacts que l'environnement des consommateurs procure

Selon les propos des répondants, plusieurs consommateurs n'auraient pas possédé les « contacts » nécessaires pour s'insérer dans certaines activités criminelles n'eût été le fait que la drogue se transige dans l'illégalité :

L'autre, il arrive avec des bijoux volés. Bon, je vais te les acheter, je vais avoir de l'argent. Je joue dans l'illégalité [...] *Consommation égale criminalité, c'est sûr et certain. Parce qu'il faut que tu ailles dans des lieux où ils en vendent. Tu vas dans les bars, tu vas dans les maisons privées, ce genre d'endroit. Ce sont tous des criminels qui vendent de la drogue. C'est automatique la criminalité.* (Louis-Georges)

On l'imagine facilement, une consommation régulière place les usagers en contact avec des occasions de trafic « intéressantes »:

Le gars à cet endroit ne travaillait plus. Alors le patron cherchait quelqu'un pour le remplacer; il me l'a donc proposé. Aucun problème, ça me plaisait. Tu n'en manques jamais, il y en a toujours. (Cédric)

De fait, peu d'usagers réguliers résisteraient à l'appel du trafic, de la disponibilité en drogues qu'il crée et de l'argent qui y est associé :

Moi, quand j'ai commencé à vendre, je consommais, et on me l'a proposé. Alors, ce que j'ai tout de suite pensé, c'est : « Eh! je n'aurai plus besoin de payer cher. » (René)

2.2.2 ... par les valeurs que le milieu véhicule

Le milieu social qui entoure le consommateur de drogue et qui prend de plus en plus de place dans sa vie contribue à faciliter l'implication criminelle. Ainsi, les valeurs familiales et sociales se dissolvent parfois dans les normes véhiculées par le milieu. L'exemple suivant montre bien comment le milieu social des consommateurs de substances psychoactives fournit les occasions de délinquance et les valeurs pour permettre cette implication criminelle :

C'est que, moi, ça a commencé avec ma consommation. La consommation, tu vis avec des gens qui consomment et, parmi ceux qui consomment, ils font tous... de petits crimes. Si ton environnement le fait, pour toi ce n'est pas grave, ça fait partie de la vie, tout s'imbrique, tout ça commence. C'est que ce n'est pas comme si tu étais chez toi avec ta famille à ne faire que des choses honnêtes, et qu'un gars vienne te voir : « Veux-tu venir voler un vélo avec moi ? » Ou euh: « Veux-tu faire une passe? » Tu vois, ça c'est un crime. Mais c'est une période de transition qui m'a amené, qui t'amène au crime dans mon cas, de la façon dont ça s'est passé. C'est que t'es dans un milieu de consommateurs, et dans un milieu de consommateurs, eh bien même si tu es jeune, il y en a toujours qui vont commettre de petits crimes. Voler ci, passer ça, vendre un petit peu de drogue pour subvenir à leurs besoins. Et c'est acceptable, ça l'est aussi socialement, dans ton propre cercle social, c'est acceptable, ce genre de choses. C'est sûr que si le gars

> *vient me voir: « Viens, celui-là on va le tuer. » « T'es fou, ça ne se fait pas. » Ou: « Prends un fusil, on va faire les poches de telle femme. » « T'es malade ou quoi? » Ce n'était pas ça. C'étaient de petites conneries. Le gars me disait: « Ah! t'as envie de venir? » « Ah! oui, on va y aller, on vient vous aider. » Mais tu ne vois pas ça comme un crime. Pour moi, c'était pas un vrai crime, tu ne fais de mal à personne. Ça ne fait vraiment aucun mal à qui que ce soit. Ou alors si l'imbécile, il est assez con pour le prendre le chèque, c'est lui qui devra vivre avec ses remords, ha! ha! ha!* [fait semblant de rire]. *Et puis t'es défoncé, tu déconnes, et puis... C'est ça la période de transition parce que, au début, la consommation amène le crime sans que, toi, tu t'imagines que c'est réellement un crime. Ce n'est pas comme si t'es chez toi et quelqu'un vient t'offrir d'aller faire un coup. Quand tu vis dans un environnement sain, tu vas t'en apercevoir tout de suite que c'est un crime et que c'est illégal, que ce n'est pas honnête. Parce que tu as des principes, tes principes à ce moment tu les oublies. T'as de belles valeurs familiales et tout ça; moi, j'essayais de tout oublier. Moi, j'essayais d'oublier tout ça chez moi, jusqu'à ce qu'il y en ait un qui se pointe à la maison donc, pour moi, ce n'était pas comme commettre des crimes, c'étaient de petits larcins. Comme on dit en anglais, de petits* white lies, *de petits mensonges blancs, et tu te justifies comme ça. Mais t'es dans ton milieu, ton univers. C'est toi qui est le bouc émissaire si tu penses que si tu émets l'opinion que: « Hé! tu ne devrais pas prendre ce chèque. » Ou: « Ce magasin, il est bien à quelqu'un, ils doivent travailler très fort ces gens-là. » Tout le monde se serait foutu de ta gueule, ça aurait... Donc si tout le monde rit de toi, ce sont les copains que tu fréquentes, les 10, 15 personnes que tu vois. Alors tu te dis: « Merde alors, c'est eux qui ont la recette, ce n'est pas... c'est pas si terrible que ça n'y paraît. » C'est moi ou... Parce que ça se fait à n'importe quel moment dans la société, quand tu es le seul à penser d'une certaine façon, eh bien tu te remets en question.* (Carl)

Parfois, le milieu familial a déjà contribué à favoriser l'adhésion à des valeurs criminelles liées à une implication éventuelle:

> *Ce sont toutes des relations du copain de ma mère. Le copain de ma mère, il m'a toujours montré à ne jamais me faire pincer. Qu'il fallait être intelligent, être fort et faire la part des choses entre ceux qui sont en prison et ceux qui ne le sont pas. Il m'a tout appris. Il m'a appris à me battre. Il m'a appris comment parler fort, comment me faire respecter et comment avoir du pouvoir. (I: Et lui, est-ce qu'il faisait le même genre d'activités?) Lui, c'est ce qu'il faisait aussi. Il cachait des armes, il vendait de la cocaïne* [silence]. (Justin)

C'est pourquoi certains affirment que la consommation de drogue a facilité une implication criminelle accrue, mais ils avouent qu'ils auraient sans doute commis des actes délinquants sans leur usage de substances psychoactives, quoique de façon moins fréquente :

> *C'est évident que si je ne consommais pas je serais peut-être devenu délinquant, mais beaucoup moins. (I: Beaucoup moins, mais tu dis que tu le serais quand même?) Ouais, je dis que c'est vrai parce que c'était un* challenge *quand j'étais jeune, peut-être je ne serais pas ce que je suis devenu, mais j'aurais toujours été un peu délinquant mais pas euh... autant.* (Yan)

2.2.3 ...par l'état d'esprit que la drogue procure

Les effets des substances psychoactives peuvent contribuer à neutraliser les réticences à commettre un acte illégal, soutenir un courage défaillant et supporter la détermination afin d'accomplir un geste répréhensible :

> *C'est sûr qu'en consommant j'étais plus confiant pour voler, j'étais plus* [court silence]. *(I: Quand tu volais, tu consommais avant d'y aller?) Pas toujours. Pas toujours. Il y a des vols que je faisais à jeun. (I: Tu te sentais moins confiant dans ces vols?) Plus nerveux, pas moins apte, mais plus nerveux. Il y a certainement autre chose, plus... Il y a des vols que je n'avais pas envie de réussir. Des vols qu'il fallait que je fasse, des vols plus... je m'en foutais. Ça me permettait aussi d'avoir de l'argent, ça me permettait de consommer davantage.* (Justin)

2.2.4 ...par l'argent qu'elle nécessite

On l'a vu précédemment, la cocaïne s'avère fort coûteuse pour un usager régulier :

> *Je commençais à vendre du hasch pour l'un, vendre de la mari pour l'autre. Je pouvais en même temps payer ma consommation.* (Sébastien)

Ainsi, après avoir épuisé leurs ressources financières habituelles, certains peuvent être charmés par les petites occasions criminelles que le milieu illicite de la drogue leur procure :

> *Tu consommes, alors t'as besoin d'argent pour consommer, que tu sois millionnaire ou que tu n'en aies pas beaucoup, t'as besoin d'argent pour pouvoir consommer. À un moment, si tu consommes, la criminalité apparaît.* (Michel)

Si l'on en croit les propos des répondants, une implication plus ou moins grande dans certaines activités criminelles apparaît quasi inévitable pour une personne qui fait un usage régulier de cocaïne :

> *Oui, mais avant, c'était pour gagner de l'argent, pour gagner de l'argent et payer la drogue que je vendais. Je connaissais beaucoup de gens. Je suis connu dans le secteur du Plateau Mont-Royal. Je connais tout le monde, tous ceux qui consomment, ce sont tous des voleurs. Donc, j'avais la possibilité de gagner de l'argent avec ça. J'ai saisi l'occasion. J'ai gagné beaucoup d'argent, mais j'en ai dépensé beaucoup malgré tout. Si je me mettais à calculer tout ce que j'ai consommé dans ma vie, ça équivaut à un million facilement.* (Louis-Georges)

3. La dépendance incite à une criminalité lucrative

L'usage régulier de cocaïne ainsi que la proximité à la drogue que procurent les activités de trafic peuvent faire en sorte que certaines personnes ne maîtriseront plus leur consommation; ils en feront un usage compulsif, ils en deviendront dépendants :

> *Je suis toxicomane, il faut que j'en prenne toujours plus. Quand j'ai expérimenté la drogue, c'est comme si j'avais déjà ça en moi. C'est comme si j'avais eu une grosse tétine à l'intérieur de moi : « Donne-m'en, donne-m'en, donne-m'en. » Et pour lui en donner, eh bien j'avais besoin d'argent.* (René)

Cette dépendance accentuera le fardeau financier déjà ressenti par les usagers réguliers :

> *La gaffe! J'ai reniflé tout le camion et je l'ai fumé en* freebase *en deux mois.* (Pascal)

Les délits commis à cette phase du parcours des usagers de cocaïne sont donc essentiellement lucratifs, même s'ils peuvent être aussi violents, dans l'objectif très clair d'obtenir de l'argent pour leur consommation :

> *Ouais, mais moi je dis que c'est la consommation qui m'incite à commettre des crimes, c'est sûr, c'est le manque d'argent, c'est sûr que c'est ça.* (René)

Les personnes rencontrées dans le cadre de notre étude expriment bien en leurs mots cette relation drogue-crime :

> Ça [des vols chez son employeur] *a commencé au garage, puis par des hold-up parce que j'avais besoin de plus d'argent, ça coûte plus cher. J'en étais à la seringue. Je me suis retrouvé au pénitencier. (I: Pour des hold-up?) Pour des hold-up...* (Antoine)

3.1 Une intensification et une diversification des activités lucratives

3.1.1 ...licites

De façon à payer leur consommation, certaines personnes travailleront des heures supplémentaires, réduiront leurs dépenses et utiliseront leur imagination pour se procurer de l'argent de façon plus ou moins légale, tout en réduisant leurs autres dépenses courantes:

> *J'ai deux, trois jobs, je travaillais dans les pneus, je travaillais au garage* [...] *je mettais tout mon argent dans la consommation, ce qui fait que je n'avais rien. Je ne payais rien, pas de déplacements pour moi, pas de vêtements, pas de bouffe, rien.* (Maxime)

Toutefois, pour un consommateur régulier et fréquent, conserver un emploi n'est pas une tâche facile et les moyens licites, s'épuisant très rapidement, permettent rarement de satisfaire, à eux seuls, les exigences d'une consommation compulsive. Ceux – une minorité – qui ne s'étaient pas préalablement initiés à la délinquance auront alors recours à des moyens illicites; les autres les amplifieront ou les diversifieront.

3.1.2 ...illicites

Lorsque le consommateur devient dépendant de la cocaïne, il modulera alors ses activités criminelles en fonction des nécessités monétaires engendrées par la drogue. L'extrait suivant illustre comment la personne développe sa criminalité pour satisfaire à ses obligations pécuniaires liées aux drogues. En effet, la personne s'initiera souvent à une criminalité lucrative par des délits perpétrés auprès de proches. Elle poursuivra éventuellement sa trajectoire délinquante en commettant des crimes dont les risques et la gravité s'amplifieront, afin d'acquérir toujours plus d'argent pour sa consommation de drogue. Laissons, à ce propos, la parole à Hébert:

> *Mes délits ont commencé à cette époque. J'ai commencé à voler. J'ai commencé à frauder. Je volais des chèques. J'imprimais des chèques. Je fraudais et, à travers ça, j'ai connu des gens du milieu. Des gens plus ou moins*

crédibles, mais qui l'étaient beaucoup pour moi à l'époque parce qu'ils me permettaient de consommer. Donc j'ai commencé à vendre, voler, voler. Les premières personnes que j'ai arnaquées ce sont mes parents. J'ai arnaqué mes parents pour plusieurs, plusieurs, plusieurs milliers de dollars. J'en ai même profité, ça te pousse bien bas la coke parce que j'ai profité des moments de faiblesse de ma mère. Ma mère était en procédure de divorce avec mon père, à un moment où elle avait besoin de moi, elle avait besoin de ma présence. J'ai menti, j'ai profité de sa faiblesse pour de l'argent et puis, je l'ai beaucoup manipulé, ma mère. En quatre mois, elle m'a donné environ 100 000 $. De faux placements de toutes sortes. J'avais une grande, j'avais une gigantesque, très grande imagination, et elle m'a beaucoup servi. Avec tous ceux que je connaissais en fait, autant mes employeurs... Je pouvais, je travaillais dans les garages, je volais de l'argent, je volais l'argent que les gens donnaient pour leur voiture, je volais de l'argent pour consommer. J'étais heureux à partir du moment où j'avais mon sachet de coke. J'étais bien avec moi-même, tout était cool. *Mais quand le sachet de coke était fini, j'en revenais toujours au même point, mais avec toujours une merde de plus, un problème de plus. J'en avais beaucoup. À cette époque, j'ai fait un vol qualifié parce qu'à un moment ça ne marchait pas, j'ai essayé autre chose. J'ai fait un vol qualifié et je me suis retrouvé en prison. Je ne me suis pas fait arrêter pour le vol qualifié. J'ai eu l'argent, j'ai consommé la drogue, la coke.*

En plus d'une intensification, on assiste généralement à une diversification des activités criminelles. Ce faisant, la criminalité de la personne dépendante deviendra souvent moins réfléchie et préméditée. L'important étant de se procurer de l'argent rapidement, peu importe les conséquences :

C'était pour me procurer de l'argent, pour ma consommation, quand je faisais ça c'était pour... bon je volais pour me procurer des biens, que je revendais pour l'argent et pour consommer aussi, parce que ma consommation de cocaïne, eh bien, ça coûte cher, c'est donc de cette façon que je procédais. Ça ou bien en fraudant de différentes manières. De toutes les manières possibles pour me procurer de l'argent. [...] *C'est peut-être bien de la fraude, il n'y a pas que les vols, il y a plusieurs autres choses. Tu peux également arnaquer. Tu peux raconter des conneries* [rire]. *Je pourrais venir te voir et te dire que je suis en train de mourir ou, je sais pas, que j'ai besoin d'argent. Tous les moyens illégaux ou immoraux.* (Marc)

En un an j'ai tout perdu. Je prenais de la freebase *tous les jours et j'ai même fait des sacs à main en tissu; j'ai même volé des enjoliveurs de roues.*

> *Je faisais n'importe quoi pour en avoir. J'étais totalement accroché. Et puis, j'ai perdu mon travail pour cette raison.* [...] *C'était irréfléchi, beaucoup plus irréfléchi. N'importe quoi, j'étais en manque, il ne me restait plus de poudre, je sortais et je trouvais quelque chose. Une voiture n'importe quoi, une bonne femme qui passait sur la rue. Je m'en suis voulu pour ça. Je me sens encore coupable aujourd'hui. Parce que, moi, ma mère je l'aime beaucoup, hein? Et s'il y en a un qui s'en prend à ma mère pour lui voler son sac à main, je vais te dire que je lui ferai sa fête. Mais je peux dire que, moi, j'ai fait la même chose. J'ai commis la même erreur. Mais je n'ai jamais recommencé. Je peux dire que ce n'est pas bien. Ce n'est pas bien du tout. C'est sûr, lorsqu'on parle d'effets secondaires reliés à la consommation, eh bien, ça peut aller jusque-là.* (René)

Cette criminalité irréfléchie ou impulsive amènera certains consommateurs à tenter d'arnaquer les gens du milieu criminalisé, multipliant les risques de se trouver en situation périlleuse. Voyons ce que nous raconte Wilfrid à ce sujet:

> *C'est sûr que quand tu manques d'argent, tu as tendance à vouloir en avoir au noir. Il y a une passe que j'ai fait que je ne te raconterai pas. C'est sûr que, quand tu manques d'argent et que tu es en manque... Je vais quand même te raconter la dernière... J'ai déjà fait quelque chose de pas très bien face à ça. J'ai mes raisons de ne pas te le raconter. La dernière fois que j'ai consommé, le livreur qui venait, je le connaissais bien. Et quand il est venu ce soir-là, je n'avais pas d'argent, j'avais 10 $. Je dis: « Je veux avoir un gramme. » Il me donne un gramme. « Tu me payes? » Je dis: « Non, je vais te payer lorsque je vais avoir ma paye mercredi. » Lui, c'est un débutant, les autres, je sais combien ils font par soir, c'était environ 70 $, et, lui, il gagne déjà 100 $ par soir. « Je ne te demande pas la permission », que je lui dis. « T'es un livreur. J'en ai besoin, je suis en manque putain. » Et, lui, il pensait que le gars avec moi avait un fusil, donc il ne s'est rien passé. Il était hors de lui. J'avais un couteau à côté du sac, il pensait que je voulais m'en servir du couteau. Je lui ai dit: « Non, putain, jamais je ne ferai de mal pour un gramme. » Il dit: « Mon fils de pute, je vais te revoir et tu vas payer pour ça. » Je m'en foutais moi... Et 10 minutes après, je dis: « Merde, il y a une bande derrière chez moi. J'ai appelé le patron, je lui dis: « Hé! mon grand, je viens de faire une grosse gaffe. » Il dit: « Je sais, je me demandais quoi faire de toi. » J'y ai dit: « Écoute bien, tu sais que ce n'est pas moi qui ai fait ça, je suis en manque. » J'y dis: « Je vais te payer lors de la paye cette semaine, je ne vois pas de problèmes. » « Tu aurais dû m'appeler avant. » Ouais, mais je dis: « Tu sais comment que c'est quand tu paniques, quand tu es en manque. » J'ai dit: « Moi, j'y*

ai pensé quand il est arrivé, et je l'ai fait, bing bang, et là, ça fait 10 minutes et je suis en pétard après moi. Me taper sur la gueule, je n'en ai pas besoin. » Il dit : « Je le sais, j'étais prêt à t'envoyer quelqu'un. » Je lui dis : « Écoute, me faire taper sur la gueule, je n'en ai pas besoin, tu sais qu'on est capable de se comprendre, tu sais que je paye, tu sais que je suis un bon client. Tu comprends ? » Il dit : « Oui, tant que, moi, tu me payes, il n'y a pas de problèmes. » Encore une fois, il y avait deux bandes qui attendaient dehors et j'ai eu peur. Mais ça m'a appris à être plus intelligent. Je suis au bout du rouleau. Si je continue à prendre de la poudre, je vais me faire tabasser, et j'ai peur de me faire tabasser.

À ce stade, deux phénomènes viennent complexifier la relation entre la criminalité et la consommation de substances psychoactives. Premièrement, l'intensification de l'implication criminelle dans l'objectif de se procurer l'argent nécessaire à l'usage de drogues peut créer une forme de dépendance à l'égard de la délinquance. Ainsi, pour certains, la criminalité devient compulsive :

> *Oui, parce que, si tu consommes, si tu n'arrives pas à payer ta consommation, tu vas en venir à la criminalité, ça c'est sûr et certain. Moi, c'était toujours ça.* [...] *Moi, il y a des moments où je ne consommais pas. Je recommençais à consommer et puis elle est devenue plus chère, eh bien là, j'en prends plus, au lieu de un demi-gramme par jour, j'en suis maintenant à un gramme. Je passe à deux grammes. C'est quand même 200 $, 300 $ par jour. Ouais, on ne peut plus suivre. On va se faire quelques maisons. Ça recommence. On dirait que l'envie de voler revient. C'est un sentiment que t'as. Si tu me dis : « Cette maison, tu ne rentreras jamais dedans », ce que je fais, une heure après, je vais à la banque. C'est sûrement comme... comment on appelle ça, une sorte de maladie.* (Louis-Georges)

Deuxièmement, les actes délictueux commis peuvent entraîner un fort sentiment de culpabilité pour plusieurs consommateurs de substances psychoactives qui n'étaient pas déjà impliqués dans ce type d'activités. Or, de nombreux toxicomanes tenteront d'oublier ce sentiment en consommant, ce qui crée un cercle vicieux. Ainsi, la personne commet des délits pour subvenir à son besoin monétaire engendré par sa dépendance aux drogues, puis elle tente ensuite d'oublier son implication délinquante en consommant davantage et en s'enfonçant ainsi plus loin dans sa toxicomanie, ce qui demande en retour une criminalité lucrative intensifiée. Cette situation malheureuse se répète alors constamment et enfonce la personne dans sa déviance, de laquelle il devient de plus en plus difficile d'émerger :

Ben ouais, c'est sûr qu'après quelques années, quand je volais, c'était vraiment pour me procurer cette drogue. Et je n'aimais pas, je n'aimais plus voler puis consommer, mais j'en avais besoin. C'était viscéral. À partir d'un certain moment... tu vois, t'as le côté physique et le côté mental. Ton psychologique va te dire que ce n'est pas bien, mais tu le sais. Donc, toutes les fois où tu fais quelque chose qui est contre tes principes, tu le fais, mais tu te tapes dessus trois fois plus fort. Mais pour oublier, pour geler ça, il faut que tu te défonces, alors tu recommences. Tu fais un autre acte qui, selon toi, n'est vraiment pas bien, et ce n'est pas dans tes valeurs. Tu le fais. Tu recommences. Le cycle de l'assuétude, c'est carrément ça. [...] *Je sais pourquoi je volais, je sais pourquoi je commettais des crimes et c'était simplement pour payer la consommation. C'était que pour ça.* (Pierre)

Toutefois, il ne faut pas oublier que cette multiplication des activités criminelles ne peut se produire que si la personne effectue un choix délinquant et que cela ne compromet pas ses valeurs les plus fondamentales. Les autres mettront fin à leur usage de drogues dès que celui-ci demandera une compromission délictueuse trop importante. Ainsi, ce n'est pas tous les consommateurs de substances psychoactives qui se rendront à ce stade. Parmi les consommateurs réguliers de cocaïne rencontrés[2], on estime que seulement un peu plus du tiers des personnes dont la principale source de revenu provient de la délinquance ou du trafic de drogues ont atteint ce stade économico-compulsif, alors que moins de 10 % des participants dont le revenu est majoritairement tiré du travail se sont rendus à cette étape de la relation drogue-crime. Il faut mentionner qu'à ce stade, la plupart ne peuvent plus satisfaire aux exigences liées à un travail légal en raison de leur toxicomanie. Ainsi, si la dépendance aux drogues entraîne un besoin monétaire important nécessitant une implication délinquante accrue qui va à l'encontre des valeurs de la personne, celle-ci pourra rapidement mettre un frein à sa trajectoire en cherchant à diminuer ou à interrompre sa consommation de substances psychoactives.

Dès que je pouvais voler quelqu'un, je le volais! [...] *Mes parents, ma sœur, c'était ignoble. À un moment, j'étais déprimé, défoncé. Je trouvais que ça allait trop loin, et je pense que c'est la raison pour laquelle j'ai fait un vol qualifié. Le lendemain, je m'en voulais terriblement. J'étais un vrai con. J'ai dit : « Qu'est-ce que j'ai fait, ce n'est plus possible. Ça ne marche plus. » J'ai dit : « Je vais en thérapie, sinon je me tue. » Je suis donc entré en thérapie.* (Guy)

Ainsi, une criminalité qui dépasse les bornes des valeurs personnelles profondes s'avère parfois un signal d'alarme efficace pour l'interruption de la trajectoire drogue-crime.

Conclusion

Bref, trois types de rapports cocaïne-crime ont pu être identifiés au fil de la trajectoire de consommation des personnes rencontrées. Au stade d'initiation, la consommation est irrégulière et dépend beaucoup plus des amis, des contacts, des circonstances que des entrées d'argent. À cette phase, il n'existe donc pas vraiment de lien direct entre la consommation de substances psychoactives et l'accomplissement d'actes délinquants, si ce n'est qu'à travers l'attachement au groupe de pairs (voir également à ce sujet: Erickson et Cheung, 1999; Johnson, Dunlap et Maher, 1998). Plusieurs situations, événements, émotions, contextes ou occasions peuvent faciliter soit la consommation de substances psychoactives, soit la délinquance, ou encore l'avènement des deux comportements simultanément, sans nécessairement qu'une relation directe puisse être établie entre ces deux conduites. Ainsi, la petite délinquance et la consommation irrégulière servent parfois à combler les mêmes besoins adolescents, dont celui d'appartenance à un groupe de pairs. L'usage de substances psychoactives constitue alors une source de dépenses parmi d'autres à laquelle l'argent de la délinquance, ou l'argent d'autres revenus licites, peut servir, quoique les actes illégaux ne soient pas commis spécifiquement dans ce but.

Si l'usager amorce un parcours de consommation régulière de cocaïne, une modification des rapports drogue-crime pourra alors apparaître. À ce stade, il sera possible de noter une relation bidirectionnelle entre la criminalité et la consommation de cocaïne, alors que l'une et l'autre se supporteront mutuellement. Ainsi, le milieu de la drogue fournira contacts et prétextes pour l'implication dans une criminalité lucrative. Quant à lui, le milieu de la délinquance, les activités illégales, et plus particulièrement la vente de drogues, fournissent à la fois un accès à la substance, de même qu'un contexte propice et un soutien social à la consommation, ouvrant ainsi la porte à un usage alourdi qui nécessitera des revenus accrus. En d'autres termes, l'appartenance au milieu de la cocaïne favorisera un certain nombre d'activités délinquantes, dont le trafic, alors que la criminalité lucrative permettra quant à elle de supporter les débours engendrés par une consommation habituelle d'une drogue coûteuse. Bref, la cocaïne devient à la fois cause et conséquence de la délinquance à l'intérieur d'un style de vie qui s'acquiert graduellement. Comme l'affirme Tony, on peut résumer ce lien de renforcement mutuel ainsi :

> *La délinquance m'a incité à consommer, ma consommation a fait en sorte que je sombre dans la délinquance. Ça résume bien le problème, hein ?*

Plus tard dans son parcours de consommation, certains usagers de cocaïne présenteront des signes de dépendance psychologique et d'usage compulsif. Ces épisodes se trouvent en liens étroits avec l'intensification des activités lucratives. Bien sûr, pour une majorité de consommateurs à ce stade, les activités rentables nécessaires pour combler le besoin compulsif en cocaïne s'avèrent illégales. On observe donc, durant cette phase, une intensification et une diversification des activités criminelles. Pour certains, l'implication criminelle nouvelle ou la confrontation au milieu criminel sera suffisant pour décrocher radicalement de la trajectoire. D'autres tenteront de se fuir en intensifiant encore davantage leur consommation.

À travers la description sommaire de ces stades se dessine en filigrane l'impression que ce n'est pas tant la relation cocaïne-crime qui importe, mais plutôt ce rapport à un milieu de vie qui intègre à la fois consommation de drogue et délinquance pour fournir, graduellement, une certaine identité à l'acteur social qui y évolue. L'identité déviante que procure ce milieu fournit également une motivation additionnelle à poursuivre la trajectoire amorcée. À l'image de l'assuétude aux substances psychoactives, on peut concevoir une certaine habituation ou accoutumance à un mode de vie déviant.

Notes

1. Vers l'âge de 12 ou 13 ans, sauf pour le groupe des « travailleurs », alors que l'initiation se fait plus tard, soit vers 15 ou 16 ans.
2. Rappelons que les participants à l'étude ont été recrutés sur la base de leur consommation régulière de cocaïne.

Synthèse et conclusion

GUIDÉS PAR L'ANALYSE EFFECTUÉE dans les précédents chapitres, nous tenterons maintenant d'acquérir un regard plus global de la situation dynamique des usagers réguliers et habituels de cocaïne. Pour ce faire, nous reprendrons les grands thèmes qui sont apparus en filigrane dans les discours recueillis et qui décrivent bien la relation que le consommateur régulier entretient avec la cocaïne : 1) une trajectoire; 2) un style de vie; 3) une relation complexe; 4) une réintégration sociale difficile.

Avant d'aller plus loin dans les analyses, rappelons que les usagers de cocaïne que nous avons rencontrés ont grandi et évolué, pour la majorité, dans des conditions de vie difficiles et rudes, qu'il s'agit d'usagers réguliers et fréquents et que certains ont été choisis en fonction du fait qu'ils se trouvaient en centre de détention ou en traitement, ce qui n'est évidemment pas le cas, quel que soit l'aspect considéré, de tous les usagers de cocaïne. De ce fait, l'échantillon des participants à notre étude ne représentent vraisemblablement pas l'ensemble des consommateurs de cocaïne. Il ne faudrait donc pas céder à la tentation de généraliser les résultats de nos analyses à l'ensemble des utilisateurs.

1. Une trajectoire

Le terme trajectoire nous paraît adéquat pour définir le cheminement des usagers que nous avons rencontrés. Ce mot est préféré à celui de carrière, car il permet de bien décrire les processus d'apprentissage[1] et d'engrenage[2] observés chez les usagers de cocaïne qui en consomment de façon régulière, sans faire appel aux notions de volonté, de prévisibilité, d'ascension et de réussite présentes dans la définition de la carrière[3]. Dans les chapitres précédents, la trajectoire des consommateurs réguliers a été découpée en trois grands segments : l'initiation, la progression et le désistement. Ce choix a été rendu nécessaire étant donné la pluralité et la complexité des cheminements rencontrés. Reprenons une à une ces étapes afin de synthétiser l'information recueillie et lui donner un sens global.

1.1 L'initiation

Parmi les usagers rencontrés, plusieurs ont été exposés durant leur enfance à ce que l'on appelle des facteurs de risque pour une mauvaise gestion de leur consommation (parents alcooliques ou toxicomanes, milieu dysfonctionnel, violence familiale, etc.). En fait, plusieurs sont nés dans un « espace en crise » affecté par un cumul de problèmes tant socioéconomiques qu'environnementaux et personnels. Leur milieu familial ne leur a pas fourni le bagage social nécessaire afin de bien s'adapter à la vie en société. Au sortir de cet environnement initial, ils se sont alors heurtés à de nouveaux échecs; entre autres, ils n'ont, pour un bon nombre, pas su répondre adéquatement aux performances exigées par le système scolaire, ou s'y intéresser. Profitant d'une plus grande autonomie et des nouveaux contacts que leur offrait l'entrée au premier cycle du secondaire, ils se sont alors impliqués, avec d'autres jeunes partageant une existence et un vécu similaires, dans des expériences caractérisées par des activités procurant des sensations fortes en même temps qu'elles libéraient leur sentiment d'opposition et leur désir de distinction. Ceux qui n'ont pas déjà été initiés à la consommation de drogue au sein de leur milieu familial (fratrie ou parents) ont habituellement vécu leur première expérience à l'adolescence, lors de leur passage au secondaire, « pour faire comme les autres » et pour partager le plaisir de la découverte illicite.

Il apparaît difficile d'identifier le moment exact où s'est produit l'initiation à la trajectoire de consommation. En effet, l'introduction à un parcours d'utilisation de substances psychoactives ne peut se résumer à une expérience isolée (le premier usage de drogue), mais renvoie plutôt à une combinaison d'événements complémentaires qui relèvent d'une certaine acclimatation. En effet, plus importants que la toute première consommation, l'appréciation graduelle des effets éprouvés ainsi que l'apaisement éventuel des tensions internes ressenties avant la consommation constituent les véritables éléments qui contribueront à amorcer la trajectoire d'usage de drogues. Parallèlement, la personne aura un groupe d'amis partageant les mêmes préoccupations, les mêmes besoins, les mêmes appétits, les mêmes valeurs. Ce groupe constituera un lieu d'écoute, de partage, de solidarité et d'appartenance contribuant à ancrer la trajectoire de consommation et, éventuellement, à accélérer l'érosion de l'emprise (pour la plupart malingre) des normes conventionnelles véhiculées tant bien que mal par la famille et l'école, qui auront depuis longtemps cessé d'intéresser le consommateur. En effet, il apparaît que la disqualification sociale[4] favorise la solidarité dans l'inadaptation, la marginalisation et la déviance.

Plusieurs des personnes rencontrées sont sorties relativement rapidement de la zone d'influence de l'école[5]. Un certain nombre de ces adolescents se trouvaient alors découragés par les exigences scolaires, accablés et frustrés de leur piètre performance, ou encore ils se montraient indifférents à l'égard de ce qu'on y enseignait et attirés par l'argent ainsi que par l'autonomie que procuraient un travail rémunéré ou les activités délinquantes lucratives. Le milieu du travail et de la délinquance prend alors la place du milieu scolaire et de la famille en fournissant une nouvelle structure à la vie de ces adolescents. L'argent constitue alors, à leurs yeux, une source de valorisation bien supérieure aux quelques réussites scolaires qu'ils pouvaient éventuellement accumuler. Le travail et la délinquance, par l'argent qu'ils procurent, permettent l'essai de nouvelles drogues plus coûteuses.

Somme toute, le stade de l'initiation constitue généralement la scène d'un processus de socialisation à certaines pratiques illicites et aux risques de la consommation. Toutefois, il s'agit généralement d'un processus discret qui peut demeurer inconnu de l'entourage immédiat. À cette étape, pour plusieurs, l'utilisation de drogues illicites répond déjà à deux grands appétits : le plaisir et la fuite. Ainsi, cette consommation répond parfaitement à une quête ludique juvénile tant par les effets qu'elle procure que par l'interdiction dont elle est frappée. D'autre part, elle permet l'évasion hors de soi-même et l'oubli des souffrances de la vie. Au fil des contacts et des circonstances, la personne élargira éventuellement son répertoire d'usage pour y intégrer la cocaïne qu'elle consommera à l'occasion. À ce stade, comme les occasions d'user de drogues sont, somme toute, peu nombreuses et qu'il n'y a pas d'habitude ou de routine établies, les revenus coutumiers s'avèrent généralement suffisants pour défrayer les montants d'argent nécessaires à la consommation. La drogue et la criminalité n'entretiennent alors que des rapports de voisinage éventuel et non de causalité (voir à ce sujet Jobard et Fillieule, 1999).

1. 2 La progression

Après certaines expériences initiatiques, certains consommateurs se rendront compte que la cocaïne possède toutes les caractéristiques pour bien répondre à leur quête de sensations fortes: ses effets foudroyants; son interdit social et ses tabous tenaces; le mode de vie tonitruant qui y est associé. Toutefois, au départ, l'usage de cocaïne s'effectue généralement à une faible fréquence.

Bien que certains éléments liés aux effets de la cocaïne (le plaisir d'en consommer, le faux bonheur qu'elle suscite, l'illusion de toute puissance qu'elle fomente et la tolérance subtile qu'elle engendre) puissent soutenir le parcours à l'intérieur d'une trajectoire de consommation, il apparaît que la progression, l'usage régulier et, plus particulièrement, les pointes de consommation soient plus fréquemment associés à la fragilisation du consommateur à la suite de différents événements de vie. La drogue, par la stimulation externe qu'elle procure, permet alors de dissimuler un vide intérieur ressenti trop vivement, de se dérober à des événements de vie excessivement pénibles, de détourner son attention d'une réalité outrageusement violente, d'étouffer des sentiments démesurément intenses. Ceux qui s'intégreront ainsi dans une trajectoire d'usage régulier deviendront par la suite des entrepreneurs actifs de leur consommation cherchant les amis compréhensifs et indulgents, les conjonctures favorables et les bonnes affaires.

Un consommateur de cocaïne peut en faire une utilisation régulière pendant des jours, des semaines et des mois sans nécessairement sombrer dans la dépendance. L'usage contrôlé de cocaïne ne constitue toutefois pas un statut fixe et, pour certains, les activités quotidiennes se concentreront graduellement de plus en plus autour de la drogue et de sa consommation. La cocaïne et tout ce qui l'entoure (le contexte et les préparatifs de la consommation, l'usage et ses conséquences) deviendront alors une maîtresse exigeante. Comment expliquer que l'enthousiasme de la passion se transforme ainsi en tourments de la dépendance?

L'observation de la progression de la trajectoire de consommation des usagers réguliers et habituels de cocaïne (chapitre 5) fait clairement prendre conscience qu'elle entraîne des risques élevés de perte graduelle des structures habituelles de vie. Au fil des ans, ces charpentes s'écroulent non pas parce que le consommateur les a détruites de façon délibérée, mais beaucoup plus parce qu'elles n'ont pas été entretenues. L'employeur insatisfait renvoie, le locateur impayé expulse, la compagne négligée fait ses bagages, l'ami déçu se tait et disparaît.

Cet éloignement par rapport aux structures de vie précipite un cycle de vulnérabilité favorisant un usage de drogue marginalisant. Cette perte de structure de vie apparaît comme un *facteur de cristallisation* de première importance dans la trajectoire de consommation des personnes rencontrées. C'est lorsque, graduellement, le consommateur se départit des structures qui constituent les fondements de sa vie, ou qu'on les lui retire, qu'il s'enlise dans la dépendance. La cocaïne risque alors d'occuper le vide laissé par l'ancienne structure, la consommation devenant l'élément moteur d'une restructuration de l'existence.

En d'autres mots, les propos recueillis permettent de croire que la dépendance apparaît au moment où la structure de vie du consommateur est affectée de façon importante. Les principales attaques à cette charpente de vie des consommateurs proviennent de ruptures significatives et brutales imposées: chômage, séparation, deuil... En effet, l'être humain échafaude habituellement sa structure de vie autour des relations amoureuses, de la famille, des proches et du travail (ou de l'école). Des altérations importantes dans ces dimensions laissent fréquemment un vide tragique dans la destinée du consommateur. Ainsi, le chômage entraîne d'interminables moments de liberté non recherchés, la rupture amoureuse ou le deuil est associé à la solitude et à l'isolement. Pourtant, ces armatures fournissaient, à l'origine, des balises qui encadraient la trame de vie du consommateur de même que sa consommation et lui permettaient de résister à l'attrait éventuel de la défonce. Avec la privation de cette charpente, le consommateur a alors l'impression qu'il n'a plus rien à perdre. En fait, il a même tout à gagner à se « geler ».

Il faut toutefois éviter de définir les conséquences de la perte des structures de vie simplement par le nombre d'heures que la personne est laissée inoccupée. Les structures de vie ne se définissent pas uniquement en termes de temps, mais plus encore par leurs demandes en ce qui regarde l'investissement personnel (nécessité de se lever pour aller travailler, d'être suffisamment en forme pour être productif, d'être convenablement présent pour s'impliquer dans une relation, etc.) qu'elles requièrent ainsi que par les repères et les cadres de référence ou d'orientation qu'elles fournissent. Somme toute, la perte de structure de vie laisse un grand vide tant en ce qui concerne le temps disponible que l'encadrement fourni.

Le recours à un euphorisant de façon plus ou moins habituelle pour vivre en société et avec soi-même en vient à constituer une partie intégrante du style de vie (Cormier, 1984) de la personne. Au bout de la trajectoire, rien ne pourra plus être entrepris sans la présence de la cocaïne ou d'un substitut. Au fil de l'itinéraire, la vie du consommateur s'organisera autour de la substance : en obtenir, en consommer, s'en remettre. Pour la personne qui en devient dépendante, la cocaïne occupe son temps, structure sa vie et lui procure une identité (Cormier, 1984).

À mesure que les structures de vie se désagrègent, la marginalisation apparaît. Ainsi, le travailleur en chômage perd son statut défini par son occupation (menuisier, électricien, etc.) pour n'être plus qu'un consommateur. Il peut alors viser à obtenir un nouveau statut : trafiquant, cambrioleur ou fraudeur, mais ce faisant, il se désocialise encore davantage. La marginalisation peut à son tour donner naissance à la stigmatisation, et ce, même à l'intérieur du monde de la drogue.

Il ne faut surtout pas négliger le processus d'aliénation qui entraîne la personne à voyager de « ruines en décombres » et finalement à se percevoir comme un étranger et un paria au sein même du milieu où elle doit pourtant vivre (Mailloux, 1971). En effet, le parcours de marginalisation se poursuit encore davantage pour certains et les dettes non remboursées (accumulées du fait de l'augmentation de la consommation et de la perte des moyens d'y pourvoir) deviennent alors un boulet extrêmement lourd et pénible à porter, surtout à l'intérieur du milieu de la drogue : le dealer menace! Ainsi, le consommateur qui n'arrive plus à régler ses dettes devient condamné, menacé, victimisé, stigmatisé et proscrit à l'intérieur même du milieu de la drogue. À mesure que les structures de vie se désagrègent, que la marginalisation apparaît et que la stigmatisation fait son œuvre, l'espoir de s'en sortir la tête haute s'estompe.

1.3 Le désistement

Le désistement de la trajectoire de consommation consiste en quelque sorte à rebrousser chemin, à faire fi de l'itinéraire parcouru et des personnes qu'on y a connues pour prendre un chemin inexploré. À l'inverse de l'amorce de la trajectoire qui était motivée par la quête d'un mieux-être (l'attrait du plaisir ou celui de la fuite), le retour se caractérise davantage par l'incertitude de ce que l'on cherche et de ce que l'on va trouver.

Le consommateur sait désormais qu'il ne peut aller plus loin dans son parcours, mais le retour en arrière ne constitue pas nécessairement une perspective très attrayante. La sobriété équivaut quasi inévitablement à refaire face aux sentiments auxquels la drogue servait à se dérober. Pire, elle met en lumière les dégâts causés par les nombreuses années de consommation (casier judiciaire, manque d'expérience au travail, relations personnelles déficitaires, etc.). Nulle surprise de constater que le consommateur entreprend sa démarche avec certaines hésitations qui se manifestent concrètement par de nombreux épisodes de rechute.

Consentir à remettre en cause ses choix de vie, parmi lesquels la consommation de cocaïne occupait une place importante dans le style de vie adopté, ne constitue pas une décision facile à prendre. Celle-ci implique une transformation personnelle qui doit s'accompagner d'un changement profond des rapports à soi et à autrui. Elle est parfois la conséquence d'un événement critique qui est apparu dans la vie de la personne et lui a permis de maturer. Elle est souvent la conclusion d'un style de vie bien rempli qui ne répond toutefois plus aux aspirations de la personne qui sent ses énergies la lâcher.

Certains semblent arriver plus facilement à donner ce coup de barre; ce sont ceux qui conservaient une certaine structure de vie.

Parmi les procédés qui semblent les plus efficaces pour mettre un terme au parcours de consommation, on note un changement radical du style de vie (rompre avec le cercle d'amis consommateurs, éviter les lieux de consommation, trouver de nouveaux centres d'intérêt, retrouver des éléments autres que la drogue qui permettent de structurer sa vie). Ce changement fondamental peut être accompagné par de l'aide professionnelle ou des mouvements d'entraide, mais, dans bien des cas, il s'agit avant tout d'une démarche bien personnelle.

Bien que l'exposé de la trajectoire de consommation régulière de cocaïne, brossée à grands traits, puisse le laisser supposer, le parcours de ces usagers n'est pas linéaire ou unidirectionnel; bien au contraire, il est dynamique et souvent irrégulier (voir Decorte 2002 qui obtient des résultats similaires). Des périodes de réduction et même d'abstinence, plus ou moins longues, font partie intégrante de la trajectoire d'usage et sont davantage liées à des facteurs relevant de l'individu (prise de conscience) et de son environnement (entre autres, le soutien des proches) qu'aux propriétés pharmacologiques de la cocaïne. Pour des raisons similaires, des périodes d'escalade sont parfois entrecoupées de moments de stagnation ou de régression. La progression dans la trajectoire n'obéit à aucune règle universelle et l'itinéraire n'est certes pas dicté de façon mécanique par la pharmacologie. À travers bifurcations et fourches, la personne est alimentée par une force interne qui la presse de progresser (Brochu et Brunelle, 1997) dans un sens qui lui apparaît le seul porteur d'occasions valables pour elle.

Étant donné que chaque consommateur constitue le maître d'œuvre de sa trajectoire, ce parcours répond à la fois à ses besoins profonds ainsi qu'aux heurts et aux occasions du contexte de vie auxquels il est exposé. La personne peut même modifier ses choix lors d'une période de crise : il a été possible de noter à plusieurs reprises, dans le récit des participants à notre étude, l'adoption de comportements qui allaient à l'encontre de leurs valeurs initiales, à la suite d'un événement de vie difficile. Plus spécifiquement, pour le thème de ce livre, les propos des personnes rencontrées permettent de présumer que, si la cocaïne influence le parcours personnel, la personne conserve tout de même une certaine emprise sur sa trajectoire de consommation. Il s'agit néanmoins d'une emprise limitée puisqu'une série de facteurs antérieurs à l'initiation à la trajectoire de consommation placent l'usager en position d'entamer ce parcours.

2. Un style de vie

La consommation de cocaïne constitue un comportement complexe qui s'appuie sur une multitude de facteurs (voir Harrison, 1994); ne pas en tenir compte consiste à se priver d'une richesse inestimable permettant une véritable compréhension du phénomène. Se limiter aux paradigmes «pharmacocentriques» surévalue les effets pharmacologiques de la cocaïne tout en désavouant l'expérience humaine ou en la réduisant à un choix forcé par l'intoxication ou la compulsion à consommer.

Si la notion de trajectoire nous apparaît fort intéressante afin de bien décrire la consommation comme un processus en transformation, cette représentation nous paraît par ailleurs ne pas bien rendre compte des éléments relatifs à la *manière* de vivre, à l'interprétation des événements, aux choix des consommateurs qui apparaissent, dans le discours des personnes rencontrées, d'une importance capitale et qui affectent leur quotidien. La notion de style de vie constitue un construit, une architecture de l'esprit, qui permet de comprendre la réalité, l'expérience de vie, l'ajustement de l'acteur social à son environnement. Ce construit présente l'avantage de rejoindre et de réunir les concepts d'inadaptation sociale, de marginalisation et de déviance, mais en dépassant les paradigmes de base sur lesquels s'appuient chacune de ces notions. Ce concept tient à la fois compte des facteurs prédisposant à l'amorce d'une trajectoire de consommation que de ses facteurs d'activation et de désistement. Il organise l'identité de la personne autour des comportements, des significations et des contextes compris selon la perspective de l'usager. Le concept de style de vie en est un qui tient compte de la complexité du phénomène entourant la consommation de cocaïne, de l'interaction entre les contingences individuelles, contextuelles et temporelles, ainsi que de l'apport fondamental de la signification personnelle que l'acteur social assigne à ces divers éléments (Brochu et Brunelle, 1997). En somme, la notion de style de vie représente un construit qui tient compte de certaines dispositions individuelles et structurelles et qui définissent une tendance à adopter des agissements, des manières de vivre plus ou moins adaptées, marginales ou déviantes pour donner un sens à son existence et se définir une identité personnelle (Brochu, 1995; Brochu et Brunelle, 1997).

C'est à l'intérieur d'une interaction dynamique individu-société que le style de vie s'érige. Le consommateur constitue donc un acteur social situé. Il constitue un « *pôle interprétant et agissant à partir d'un point de vue qui a sa particularité et qu'il importe de prendre en compte* » (Debuyst, 1989, p. 26). Ainsi, chaque personne effectue constamment des choix plus ou moins conscients et éclairés qui affectent leur style de vie. Ces choix s'imbriquent alors dans un ensemble complexe de dispositions et d'aptitudes, de valeurs et d'interprétations, d'antécédents et de décisions antérieures, de détermination et de buts ainsi que de routines et de rituels (Brochu et Brunelle, 1997).

La substance fait, bien sûr, partie du style de vie adopté par les consommateurs réguliers de cocaïne, mais n'en constitue toutefois pas le seul élément essentiel. Le style de vie des personnes qui nous ont fait part de leur vécu est plutôt caractérisé à la fois par une substance *et* une série d'interactions significatives et déterminantes avec leur milieu de vie, fonction de leurs perceptions et de leurs réactions.

En effet, la consommation d'une substance illicite telle la cocaïne ne se fait pas sans heurts et sans tensions : dangers de la dépendance; menaces pour la santé que représente l'absence d'un contrôle de la qualité du produit; problèmes judiciaires potentiels liés à son achat sur le marché illicite; tourments sécuritaires liés à l'approvisionnement dans le milieu délinquant; détérioration des relations interpersonnelles résultant de la marginalisation des consommateurs de drogues illégales; problèmes financiers liés au coût élevé du produit... Par une série d'apprentissages (liés à la drogue, au milieu dans lequel elle se transige et des réactions de son corps à la substance), le consommateur en vient à développer un assortiment de compétences qui lui permettent de mettre en place un ensemble de stratégies visant à limiter les conséquences négatives de son usage et ainsi à se forger un style de vie : on s'informe des modes de consommation efficaces et des doses sécuritaires; on tente de faire affaire avec des vendeurs reconnus pour leur « honnêteté », on a recours à des lieux, à des fréquences et à des modes d'utilisation qui « laissent peu de traces » et on conserve une certaine apparence conventionnelle; on établit un budget précis que l'on tente de ne pas excéder, mais dans lequel la drogue occupe une place de choix...

Le style de vie des consommateurs de cocaïne se forge donc autour de la prise du produit, mais également en fonction des dangers de la marginalité et des conflits potentiels multiples avec les milieux sociaux extérieurs à la drogue. En effet, dans plusieurs milieux, la cocaïne constitue une drogue chargée symboliquement de plusieurs caractéristiques négatives (perte de contrôle, compulsivité, dépendance, déchéance et immoralité) qui placent son consommateur en marge de la société (Caiata, 2002).

Les caractéristiques du style de vie associé à la consommation de cocaïne varient selon la trajectoire parcourue. Au départ, pour la recrue en quête de sensations fortes, la drogue constitue un instrument de liberté, de puissance et de stimulation. Pour d'autres, ceux qui en sont arrivés à un état de consommation compulsive, la drogue devient tentaculaire et affecte plusieurs sphères de la vie quotidienne; elle devient la priorité qui rythme le cours des journées en même temps qu'elle organise et hiérarchise les activités du consommateur qui se replie de plus en plus sur le produit (Caiata, 2002).

Aussi peut-on croire que le terme toxicomane est trop étroit pour bien définir l'expérience de certains usagers qui arrivent à tout négliger autour d'eux au profit de leur consommation? En effet, ce vocable laisse entendre que la dépendance se crée exclusivement envers la substance. C'est éventuellement le cas pour l'assuétude envers certains opiacés, mais cela décrit mal l'expérience des personnes rencontrées en entrevue; ce n'est pas qu'à la substance que les consommateurs deviennent asservis, mais aussi aux autres activités complémentaires qui forment le style de vie adopté.

En somme, plutôt que de tenter de prédire l'apparition d'un comportement par l'alignement ou l'addition de facteurs de risque, nous croyons qu'il est préférable de considérer la personne comme un acteur social qui organise sa vie en fonction de ce qu'il est, de ce qu'il vit, de ce qu'il ressent, de la façon dont il interprète les situations auxquelles il est confronté et des conditions biopsychosociales dans lesquelles il se trouve (Brochu et Brunelle, 1997). Le style de vie emprunté par plusieurs consommateurs réguliers de cocaïne ouvre sur un système de vie alternatif, un positionnement en regard de l'interdit, une valorisation de certains comportements, un milieu d'identification, une filiation ainsi que l'accession à des formes de plaisir et de sensation convoités. Il est dès lors inévitable que, dans ce style de vie, se tisse un ensemble de liens complexes qui s'auto-influencent.

3. Des liens complexes

On l'a vu dans les deux sections précédentes, la trajectoire et le style de vie des usagers réguliers de cocaïne sont constitués d'un ensemble de liens complexes entre divers éléments qui se soutiennent et se renforcent entre eux. Nous nous intéresserons maintenant à l'un de ces liens : la cocaïne et le crime.

Pour la grande majorité des personnes rencontrées, la criminalité est apparue au début de leur trajectoire de consommation et a rapidement été intégrée à leur style de vie. La relation au crime a toutefois pris des tournures différentes selon les étapes de leur parcours.

Le modèle explicatif actuellement dominant en Amérique du Nord concernant la relation drogue-crime est celui de Goldstein (1985). Ce modèle a comme mérite d'intégrer à la fois les propriétés psychopharmacologiques de la substance, son coût élevé d'acquisition et les caractéristiques du marché illicite des drogues (voir le chapitre 2). En effet, certains consommateurs développent des idées paranoïdes à la suite de leur usage de cocaïne. Ceux qui en deviennent dépendants sont certainement l'objet de vigoureuses pressions pour se trouver d'importantes sommes d'argent afin de répondre au besoin compulsif de consommer. Enfin, le marché nord-américain des drogues illicites constitue un milieu dans lequel la violence occupe une place importante. Toutefois, l'analyse des récits des consommateurs de cocaïne indique bien que cette explication de la relation cocaïne-crime en trois volets demeure incomplète et insuffisante pour bien rendre compte de la situation. Comment expliquer l'initiation à certaines pratiques délinquantes avant même la consommation de cocaïne, donc avant les premières intoxications, bien avant les premiers signes d'une consommation compulsive et d'une implication dans le marché de la drogue? Comment rendre compte, à partir de cette explication tripartite, de la situation des adolescents qui, plutôt que de commettre des délits pour se procurer de la drogue, vont célébrer leurs succès criminels par une consommation d'un produit de luxe comme la cocaïne?

Pour bien comprendre ces rapports cocaïne-crime, il est nécessaire de faire appel aux notions introduites en début de chapitre, soit celles de trajectoire et de style de vie. En effet, les récits de vie que partagent les personnes rencontrées permettent de croire que 1) la relation drogue-crime se modifie selon l'étape de la trajectoire de l'individu et 2) ces deux éléments (drogue et criminalité) finissent pas se confondre à l'intérieur d'un même style de vie.

3.1 Des rapports cocaïne-crime qui se modifient selon les étapes de la trajectoire

Au début de la trajectoire, quoique utile, la délinquance ne s'avère ordinairement pas nécessaire pour défrayer le coût des drogues consommées puisque, d'une part, ces dernières s'avèrent peu onéreuses et que, dans bien des cas, les premières consommations sont offertes gracieusement par les personnes qui en facilitent l'initiation. L'usage de substances psychoactives constitue plutôt une source de dépenses, parmi bien d'autres, à laquelle les revenus (dont ceux éventuellement procurés par la délinquance) peuvent être appliqués. À cette phase, une plus grande disponibilité d'argent pourra signifier une consommation légèrement augmentée, mais l'inverse est également vrai : si la personne n'a pas d'argent ou si elle fait face à d'autres priorités budgétaires, elle s'en passe! À ce stade, il n'existe donc pas vraiment de liens directs entre la consommation de substances psychoactives et l'accomplissement d'actes délinquants. C'est plutôt le contexte de vie (situations, événements ou occasions) qui font en sorte que consommation et criminalité s'observent chez une même personne. En fait, à ce stade, la délinquance et l'usage de drogues représentent deux des activités effectuées pour répondre aux besoins d'affiliation et d'alliance entre personnes éprouvant les mêmes difficultés et partageant les mêmes angoisses existentielles. Ces activités permettent plutôt de se forger une identité propre, en dehors des cadres normatifs traditionnels dans lesquels la majorité des personnes rencontrées affirment s'être senties trop à l'étroit et mal à l'aise à l'époque de leur adolescence.

Arrivés à l'âge adulte, les consommateurs de cocaïne ont recours à divers moyens pour acquérir leur drogue. La majorité des usagers continuent à se la procurer en puisant dans leurs revenus réguliers quels qu'ils soient (travail, petit trafic ou autres délits lucratifs). Plusieurs réduisent plus ou moins consciemment leurs autres dépenses et certains contractent des engagements financiers auprès de leur fournisseur, mais également auprès de leur famille et de leur entourage (voir également Brain, Parker et Bottomley, 1998; Erickson et Weber, 1994). Dans la majorité des cas, ces obligations sont à courte échéance, le temps qu'un chèque leur parvienne. Par les contacts qu'ils ont établis dans le milieu de la drogue, un certain nombre de consommateurs réguliers réaliseront qu'il existe une façon relativement aisée, pratique et « peu risquée » de réduire les coûts de leur consommation : la revente de drogues dans laquelle ils s'impliqueront à temps partiel (voir également Erickson et Weber, 1994; Hammersley et Ditton, 1994; Hunt, 1991). Il ne faut toutefois pas en conclure que l'usager s'engage dans le commerce illicite des drogues afin de subvenir à ses besoins de consommation. La personne qui n'est pas dépendante s'implique plutôt dans des activités de trafic afin d'obtenir une drogue d'une plus grande qualité à bon prix. En retour, pour certains usagers réguliers, la proximité de la drogue engendrée par les activités de trafic favorisera une consommation accrue.

Les propos des personnes rencontrées ne laissent aucun doute concernant la criminalité favorisée par le système de distribution illicite des drogues. Ainsi, en plus de prôner des « valeurs criminelles » et de soutenir le rapprochement entre les consommateurs et les milieux de la délinquance[6], le marché des drogues constitue la toile de fond de nombreuses altercations entre vendeurs et clients concernant la qualité ou le prix du produit, entre différentes organisations criminelles rivales qui convoitent le même marché lucratif ou encore à l'intérieur d'une même organisation pour le remboursement des quantités de drogue avancées. Dans ce marché illicite où la personne qui se sent lésée ne peut avoir recours au système pénal, les intimidations, les ultimatums et les menaces de représailles sont choses communes (Goldstein, 1985), beaucoup plus que les agressions réelles.

On l'a vu, certains usagers de cocaïne en deviendront dépendants. Habituellement, cette dépendance se construit perfidement. D'abord, sous l'aspect d'une habitude dispendieuse certes, mais qui se satisfait du produit du trafic. Pour certains, à des époques bien précises de leur itinéraire de consommation, l'usage de cocaïne se métamorphosera jusqu'à en arriver à exiger un apport monétaire constant. La consommation de drogue servira alors de courroie d'entraînement à l'intensification et à la diversification d'une implication criminelle lucrative (vols à l'étalage, vols par effraction, fraudes, vols à main armée et trafic de drogues) (voir également Brain, Parker et Bottomley, 1998; Erickson et Weber, 1994; Goldstein, Bellucci, Spunt et Miller, 1991).

On constate donc que les rapports cocaïne-crime ne sont pas nécessairement présents à tous les stades de consommation ou, du moins, ils ne revêtent pas les mêmes significations. De plus, lorsqu'ils existent, ils se transforment selon la trajectoire du consommateur.

3.2 Des rapports cocaïne-crime bien intégrés au style de vie

L'argent provenant d'actes illégaux constitue souvent la pierre angulaire des rapports cocaïne-crime; les entrées monétaires renforçant un style de vie adopté. Plusieurs usagers de cocaïne se sont habitués au luxe, à l'image et au pouvoir que la richesse pourvoit. Ces avantages procurés par l'argent constituent d'ailleurs de puissants renforcements, outre la possibilité de consommer des drogues, à poursuivre sur une voie criminelle.

Ainsi, la cocaïne devient à la fois occasion, prétexte, condition et conséquence de la délinquance s'insérant à l'intérieur d'une façon d'être, d'agir et de réagir qui est graduellement acquise et nuancée au cours de la trajectoire. Nous l'avons vu, ces façons de penser et de se comporter forment un style de vie acquis graduellement dans lequel le développement des activités de consommation et de délinquance s'épanouiront plus ou moins de concert, si bien qu'il deviendra de plus en plus difficile, dans bien des cas, de dissocier les deux conduites. Ces deux activités transformeront leur lien de voisinage initial en rapport de dépendance.

L'analyse des propos des consommateurs de cocaïne que nous avons rencontrés indique bien que ceux-ci exercent un certain contrôle sur leurs comportements et qu'ils décident d'eux-mêmes, au moins dans une certaine mesure, de poser ou non certaines actions qui correspondent à ce qu'ils sont. On l'a vu précédemment, graduellement ces décisions contribuent à former un style de vie et inversement, le style de vie fournit une série de réponses toutes prêtes. Avec le temps, la consommation et la criminalité s'inscrivent au nombre de ces réponses privilégiées.

La conception la plus en vogue présentement consiste à croire que la principale cause de la criminalité se trouve dans la drogue; en d'autres mots, que la consommation de drogues illicites, particulièrement la cocaïne et l'héroïne, entraîne la délinquance. Les récits des personnes rencontrées laissent croire que la situation n'est pas aussi simple. L'étude des rapports cocaïne-crime doit arrêter de s'abreuver à des modèles d'inspiration « mécanique » chargés d'*a priori* qui tentent de procurer à des corrélations une saveur probabiliste et actuarielle. Une statistique, un dénombrement ou un modèle linéaire ne pourront jamais résumer (réduire) ces liens. Le fonctionnement humain se révèle une cathédrale de complexité faisant en sorte qu'il s'avère nécessaire de quitter nos chapelles paradigmatiques pour emprunter des concepts qui lui conservent son dynamisme interactif, tout en évitant un éclectisme désastreux.

Nos travaux (voir également Brochu, 1995 et 1997; Brunelle, Brochu et Cousineau, 2002) nous placent en rupture épistémologique avec la conception positiviste de la relation drogue-crime. Nos études nous laissent plutôt croire que la consommation de drogues illicites (telle la cocaïne) et la délinquance se situent dans un large schéma de déviance sociale (nous empruntons la notion de déviance aux travaux de Da Agra, 1986). De plus, sans nier l'importance des faits traduits en facteurs de risque (caractéristiques sociodémographiques et milieu dans lequel le jeune évolue, famille, pairs, éloignement par rapport aux institutions de socialisation ou par rapport aux normes socialement établies), il nous apparaît que leur influence est médiatisée par les significations que l'acteur social leur attribue (Brunelle, Cousineau et Brochu, 2002).

4. La réadaptation : une bifurcation de trajectoire et une modification profonde du style de vie

La lecture de la section traitant du désistement peut laisser songeur quant à la véritable motivation des utilisateurs de cocaïne à imposer un changement draconien à leur parcours et à modifier réellement leur style de vie. En effet, on pourrait croire que les conditions suscitées par la justice ou la famille, plus qu'un processus de maturation personnelle, guident les intentions de mettre un terme à sa trajectoire de consommation et à modifier son style de vie. Toutefois, un certain nombre d'usagers de cocaïne affirment avoir personnellement entamé une démarche de réadaptation (avec ou sans aide professionnelle[7]) afin de changer profondément leur mode de vie.

En effet, après un long itinéraire de consommation, le style de vie s'y rattachant perd de son attirance initiale; on a fait les « quatre cents coups »; l'attrait de la nouveauté et le goût du risque s'estompent et disparaissent; le corps accompagne plus péniblement les folles nuits et présente des signes incontestables de fatigue et d'essoufflement; la recherche de sensation est moins prégnante; la maîtresse ne produit plus cette sensation orgasmique des premiers jours. On prend alors conscience que la cocaïne, tout comme l'entourage, ne nous apprécie que pour l'argent qu'on lui consacre. La fin qu'on avait toujours voulu gommer apparaît alors avec une acuité extrême et pénible. Ce qui était acquis (l'immortalité ou l'insouciance face à la vie) ne l'est plus et ne pourra plus jamais l'être. Cette prise de conscience, que certains appellent la « maturité » et d'autres un « point tournant », inflige toute une dégelée au consommateur et constitue souvent un moment critique dans la trajectoire de consommation, conduisant alors à une modification du style de vie qui se fera plus ou moins graduellement et parfois péniblement. En effet, on ne sort pas d'une longue trajectoire et d'un style de vie comme on quitte une pièce, on apprend à s'en sortir (voir à ce sujet Hser, Anglin, Grella, Longshore et Prendergast, 1997).

Évidemment, le processus n'est pas aisé. Le consommateur trouve difficilement des appuis dans son milieu pour quitter son style de vie. Plus dramatique encore, la sobriété nouvellement acquise a pour effet de mettre en lumière les problèmes initiaux que la consommation de drogue permettait d'occulter et rend la personne consciente des dommages que son style de vie lui a infligés au cours de sa trajectoire de consommation. Enfin, l'interruption de l'usage fait surgir un ensemble de défis inattendus (négociation des rôles de chacun des partenaires du couple afin de trouver un nouvel équilibre dans les rapports autrefois dissous dans la drogue, etc.).

Le style de vie de l'usager régulier de cocaïne s'appuyait sur des renforcements rapides qui ne laissaient pas de place à l'attente, à l'indécis. L'ex-consommateur doit maintenant réapprivoiser ces notions pour un jour, peut-être, arriver à y trouver un certain contentement. En effet, la société ne répondra pas immédiatement favorablement aux démarches de l'ex-consommateur; le marché du travail ne l'accueillera souvent qu'avec un emploi mal rémunéré, sans avantages sociaux, en dessous de ses compétences et qui s'effectue dans des conditions difficiles. Dans ces circonstances, il peut sembler beaucoup plus facile de retourner à ces anciennes habitudes[8] et tellement difficile d'arrêter[9]. On ne doit donc pas se surprendre des nombreuses rechutes qui ponctuent la trajectoire de réadaptation.

Cela explique sans doute pourquoi l'abstinence ou le contrôle de la consommation n'apparaissent pas, dans le discours des personnes qui affirment vouloir métamorphoser définitivement leur mode de vie, constituer le défi le plus important. En effet, les efforts les plus sérieux, pour eux, consistent à prendre du temps de façon à acquérir une meilleure connaissance d'eux-mêmes, à s'estimer tels qu'ils sont, ainsi que pour développer de nouvelles habiletés relationnelles faisant en sorte qu'ils arriveront à créer des liens interpersonnels plus harmonieux et durables. Ainsi, un changement de mode de vie constituerait une transformation personnelle profonde qui s'accompagne de modifications importantes des rapports à soi et aux autres. Des objectifs fort concrets, tels que se réinsérer sur le marché du travail, régulariser sa situation économique ou se trouver un logement, sont également poursuivis et démontrent une volonté de retrouver une structure de vie satisfaisante. D'ailleurs, il faut mentionner que ces éléments qui structurent la vie ont fréquemment été associés à une réadaptation sociale réussie (McLellan, Luborsky, Woody, O'Brien et Druley, 1983; McLellan, Luborsky et O'Brien, 1986). Derrière ces objectifs, on devine l'importance pour ces personnes de poursuivre des buts socialement acceptables afin de se construire un nouveau mode de vie très différent de ce pour quoi ils ont opté dans leur passé.

La réadaptation, ou plutôt la réintégration sociale ou la réinsertion dans un style de vie plus conventionnel, demande d'effectuer un cheminement inverse au parcours emprunté jusque-là: supprimer la drogue, quitter un milieu culturellement orienté vers la cocaïne et les éléments associés, et réorienter sa philosophie d'existence pour investir ses énergies dans la construction d'une charpente de vie s'appuyant sur les normes sociales en vigueur. On comprendra alors que la réadaptation dépasse de beaucoup la désintoxication. Le sevrage à la cocaïne ne consiste pas uniquement à être privé de l'effet stimulant du produit, mais également du mode de vie qui l'entourait. On propose à l'ex-consommateur de troquer son style de vie haut en couleur contre un style qu'il considère comme plus équilibré.

Bref, la réadaptation doit se concevoir comme un processus d'évolution personnelle qui permet à l'individu de reconstruire un nouvel équilibre psychologique et social.

Notes

1. Le consommateur doit apprendre à apprécier les effets des drogues, à utiliser les façons les plus efficaces d'en consommer, à utiliser des drogues de qualité, à connaître les vendeurs les moins fourbes...
2. Graduellement se construit autour du consommateur un réseau de contacts et d'activités en fonction duquel il établit son parcours de consommation.
3. Le terme de carrière nous apparaît néanmoins tout à fait approprié pour décrire certaines formes d'implication dans le commerce des drogues illicites.
4. Nous nous référons ici au processus entamé par l'échec scolaire.
5. Près de la moitié des personnes qui ont participé à notre étude n'ont pas complété leurs études secondaires.
6. Pour les besoins de l'approvisionnement en drogue dans un marché illicite, les usagers et les délinquants se trouvent en interactions régulières. Un trafiquant pourra alors mettre en contact un consommateur qui accumule des dettes avec une occasion criminelle lucrative.
7. Selon Reinarman, Murphy et Waldorf (1994), peu d'usagers de cocaïne quittent cette habitude avec l'aide de traitements spécialisés; ils vont plutôt chercher l'appui nécessaire auprès du conjoint, de la famille, ou encore auprès d'amis.
8. Les anciens usagers peuvent bénéficier d'offres très alléchantes de consommation. De plus, les habitudes liées au style de vie des consommateurs sont perverses et réapparaissent sans que la personne n'en prenne vraiment conscience dans les moments critiques de sa vie.
9. On se réfère ici à l'absence de structures de vie soutenantes, aux difficiles prises de conscience du parcours emprunté et de ses conséquences, au vide relationnel, à l'inactivité...

Références

Addiction Foundation of Manitoba (1997), *1997 AFM Student Survey on Alcohol and Other Drugs,* Winnipeg (Man.), Addiction Foundation of Manitoba.

Alexander, B. (1994), « L'héroïne et la cocaïne provoquent-elles la dépendance? Au carrefour de la science et des dogmes établis », dans P. Brisson (dir.), *L'usage des drogues et la toxicomanie,* vol. 2, Boucherville, Gaëtan Morin, 3-30.

Ball, J.C., Rosen, L., Flueck, J.A. et Nurco, D.N. (1982), « Lifetime Criminality of Heroin Addicts in the United States », *Journal of Drug Issues,* 12(3), 225-239.

Ball, J.C., Rosen, L., Flueck, J.A. et Nurco, D.N. (1983), « Lifetime Criminality of Heroin Addicts », dans E. Gottheil, K.A. Drudley, T.E. Skoloda et H.M. Waxman (dir.), *Alcohol, Drug Abuse and Aggression,* Springfield (Ill.), Charles C. Thomas, 26-40.

Barbeau, D., Brabant, M. et Lauzon, P. (2000), « Les mécanismes biopsychologiques intervenant dans la dépendance et ses traitements pharmacologiques », dans P. Brisson (dir.), *L'usage des drogues et la toxicomanie,* vol. 3, Boucherville, Gaëtan Morin, 175-200.

Beauchesne, L. (1991), « Consommation : le débat sur la légalisation », dans G. Delbrel (dir.), *Géopolitique de la drogue,* Paris, Découverte/Campagne européenne d'information sur les drogues, 253-270.

Beck, F. et Peretti-Watel, P. (2000), *Europe 99 : enquête sur les représentations, opinions et perceptions relatives aux psychotropes,* Paris, Observatoire français des drogues et de la toxicomanie.

Beck, S., Legleye, S. et Peretti-Watel, P. (2000a), *Les usages de substances psychoactives à la fin de l'adolescence : mise en place d'une enquête annuelle,* Paris, Observatoire français des drogues et des toxicomanies.

Beck, S., Legleye, S. et Peretti-Watel, P. (2000b), *Regard sur la fin de l'adolescence : Consommation de produits psychoactifs dans l'enquête ESCAPAD 2000,* Paris, Observatoire français des drogues et des toxicomanies.

Becker, H.S. (1963), *Outsiders : Studies in the Sociology of Deviance,* New York, Free Press.

Bennett, T. (1998), « Drug Testing Arrestees », *Research Findings,* 70, Londres, Home Office Research, Development and Statistics Directorate.

Bennett, T. et Sibbitt, R. (2000), « Drug Use Among Arrestees », *Research Findings,* 119, Londres, Home Office Research, Development and Statistics Directorate.

Bennett, T., Holloway, K. et Williams, T. (2001), « Drug Use and Offending: Summary Results From the First Year of the NEW-ADAM Research Programme », *Research Findings,* 148, Londres, Home Office Research, Development and Statistics Directorate.

Bergeron, J., Landry, M., Brochu, S. et Guyon, L. (1998), « Les études psychométriques autour de l'ASI/IGT: 31-46 », dans L. Guyon, M. Landry, S. Brochu et J. Bergeron (dir.), *L'évaluation des clientèles alcooliques et toxicomanes, l'ASI/IGT,* Québec, Presses de l'Université Laval.

Beschner, G.M. et Friedman, A.S. (1979), *Youth Drug Abuse : Problems, Issues, and Treatment,* Toronto, Lexington.

Billings, A.G. et Moos, R.H. (1983), « Psychosocial Processes of Recovery Among Alcoholics and Their Families: Implications for Clinicians and Their Program Evaluators », *Addictive Behaviors,* 8, 205-218.

Biron, L., Brochu, S. et Desjardins, L. (1995), « The Issue of Drugs and Crime Among a Sample of Incarcerated Women », *Deviant Behavior,* 16(1), 25-44.

Blankervoort, V., Landreville, P. et Pires, A. (1980), « Les coûts sociaux du système pénal: notes méthodologiques », *Crime et justice,* 8, 80-89.

Blumberg, L. (1977), « The Ideology of a Therapeutic Social Movement: Alcoholics Anonymous, *Journal of Studies on Alcohol,* 38(11), 2122-2143.

Bonnardeaux, J.L. (1983), *Drogues et dépendances,* Montréal, Presses de l'Université de Montréal.

Boudreau, A. (1972), *Connaissance de la drogue,* Montréal, Éditions du Jour.

Bourgois, P. (1989), « Crack in Spanish Harlem: Culture and Economy in the Inner City », *Anthropology Today,* 5(4), 6-11.

Boutot, B. (1982), *Les drogues. Extases et dangers,* Montréal, Éditions du Jour.

Boys, A., Marsden, J., Griffith, P. et Strang, J. (2000), « Drug Use Function Predict Cocaine-Related Problems in Young People », *Drug and Alcohol Review,* 19, 181-190.

Brain, K., Parker, H. et Bottomley, T. (1998), « Evolving Crack Cocaine Careers », *Research Findings,* 85, Londres, Home Office Research, Development and Statistics Directorate.

Brochu, S. (1994), *Drogue et criminalité : mythe ou réalité?* Montréal, Centre international de criminologie comparée.

Brochu, S. (1995), *Drogue et criminalité : une relation complexe,* Montréal, Presses de l'Université de Montréal.

Brochu, S. (1997), « Drogues et criminalité : point de vue critique sur les idées véhiculées », *Déviance et Société*, 21(3), 303-314.

Brochu, S. et Brunelle, N. (1997), « Toxicomanie et délinquance. Une question de style de vie? », *Psychotropes : Revue internationale des toxicomanies*, 3(4), 107-125.

Brochu, S. et Douyon, A. (1995), « La consommation de drogues chez les jeunes : un échantillon d'adolescents admis en centre de réadaptation », *Bulletin de liaison du CNDT*, 20, 189-195.

Brochu, S. et Guyon, L. (1995), « An Addiction Severity Index for Inmates », *International Medical Journal*, 2(1), 54-58.

Brochu, S., Cournoyer, L.G., Motiuk, L. et Pernanen, K. (1999), « Drugs, Alcohol and Crime : Patterns Among Canadian Federal Inmates », *Bulletin on Narcotics*, 51(1-2), 57-73.

Brochu, S., Desjardins, L., Douyon, A. et Forget, C. (1992), « Drug Use Prevalence Among Offenders », dans F. Losel, D. Bender et T. Bliesner (dir.), *Psychology and Law : International Perspectives*, Berlin, Walter de Gruyter, 105-110.

Brody, S.L. (1990), « Violence Associated With Acute Cocaine Use in Patients Admitted to a Medical Emergency Department », dans NIDA Research Monograph Series, *Drugs and Violence : Causes, Correlates, and Consequences*, vol. 103, Rockville (Md.), National Institute on Drug Abuse, 44-59.

Brownstein, H.H. et Goldstein, P.J. (1990), « A Typology of Drug-Related Homicides », dans R.A. Weisheit (dir.), *Drugs, Crime and the Criminal Justice System*, Cincinnati (Ohio), Anderson Publishing, 171-192.

Brunelle, N., Brochu, S. et Cousineau, M.M. (2000), « The Drug-Crime Relation Among Drug Consuming Juvenile Delinquents », *Contemporary Drug Problems*, 27, 835-866.

Brunelle, N., Cousineau, M.M. et Brochu, S. (2002), « Trajectoires types de la déviance juvénile : un regard qualitatif », *Revue canadienne de criminologie*, 44(1), 1-32.

Burrows, J., Clarcke, A., Davidson, T., Tarling, R. et Webb, S. (2000), « The Nature and Effectiveness of Drugs Throughcare for Released Prisoners », *Research Findings*, 109, Londres, Home Office Research, Development and Statistics Directorate.

Caiata, M. (2002), « Le consommateur intégré : entre adaptation à la réalité et production de la réalité », dans C. Faugeron et M. Kokoreff (dir.), *Société et drogues : enjeux et limites*, Paris, Érès.

Carlson, R.G. et Siegal, H.A. (1991), « The Crack Life : An Ethnographic Overview of Crack Use and Sexual Behavior Among African Americans in a Midwest Metropolitan City », *Journal of Psychoactive Drugs*, 23(1), 11-20.

Carpenter, C., Glassner, B., Johnson, B.D. et Loughlin, J. (1988), *Kids, Drugs, and Crime*, Toronto, Lexington.

Centre canadien de lutte à la toxicomanie (1999), *Profil canadien. L'alcool, le tabac et les autres drogues,* Ottawa, Centre canadien de lutte à la toxicomanie.

Centre for Addiction and Mental Health (1999), *Executive Summary OSDUS 1999,* Toronto, Centre for Addiction and Mental Health.

Champagne, D. (1994), « Drogues, sexualité et problèmes sociaux », dans P. Brisson (dir.), *L'usage des drogues et la toxicomanie,* vol. 2, Boucherville, Gaëtan Morin, 31-56.

Chartrand, E. (1999), *Initiation, maintien, progression et interruption d'une trajectoire dans le commerce de cocaïne : la perspective du trafiquant,* mémoire de maîtrise, Université de Montréal.

Chevalier, S. et Laurin, I. (1999), *La toxicomanie à Montréal-Centre. Faits et méfaits 1999,* Montréal, Régie régionale de la santé et des services sociaux, Direction de la santé publique et Direction de la programmation et coordination.

Chitwood, D.D. et Morningstar, P. (1985), « Factors Which Differentiate Cocaine Users in Treatment From Nontreatment Users », *International Journal of the Addictions,* 20, 449-459.

Clark, T.A. (1996), « Prevalence of Drugs and Alcohol in Autopsied Homicide Cases in St. John Parish, Louisiana », *Journal of the Louisiana State Medical Society,* 148(6), 257-259.

Cohen, P.S. et Sas, A. (1994), « Cocaine Use in Amsterdam in Non Deviant Subcultures », *Addiction Research,* 2, 71-94.

Cohen, P.S. et Sas, A. (1996), « Usages de cocaïne chez les consommateurs insérés à Amsterdam », dans A. Ehrenberg (dir.), *Vivre avec les drogues. Régulation, politiques, marchés, usages,* Paris, Éditions du Seuil, 195-221.

Collins, J.J., Hubbard, R. et Rachal, V. (1985), « Expensive Drug Use and Illegal Income : A Test of Explanatory Hypotheses », *Criminology,* 23(4), 743-764.

Compton, W.M., Cottler, L.B., Shillington, A.M. et Price, R.K. (1995), « Is Antisocial Personality Disorder Associated With Increased HIV Risk Behaviors in Cocaine Users? », *Drug and Alcohol Dependence,* 37, 37-43.

Coombs, R.H. (1981), « Drug Abuse as Career », *Journal of Drug Issues,* 11, 369-387.

Cormier, C. (1984), *Toxicomanie : style de vie,* Chicoutimi, Gaëtan Morin.

Cormier, D., Brochu, S. et Bergevin, J.P. (1991), *Prévention primaire et secondaire de la toxicomanie,* Montréal, Éditions du Méridien.

Da Agra, C. (1986), *Sciences, maladie mentale et dispositifs de l'enfance. Du paradigme biologique au paradigme systémique,* Lisbonne, Instituto Nacional de Investigaçao Cientifica.

Debuyst, C. (1989), *Acteur social et délinquance,* Bruxelles, Pierre Mardaga.

Decorte, T. (2002), « Mécanismes d'autorégulation chez les consommateurs de drogues illégales : étude ethnographique sur des consommateurs de cocaïne et de crack à Anvers (Belgique) », dans C. Faugeron et M. Kokoreff (dir.), *Société et drogues : enjeux et limites,* Paris, Érès.

Dembo, R., Blount, W., Schmeidler, J. et Burgos, W. (1986), « Perceived Environmental Drug Use Risk and the Correlates of Early Drug Use or Nonuse Among Inner-City Youths : The Motivated Actor », *International Journal of the Addictions,* 21, 977-1000.

Dembo, R., Williams, L. et Schmeidler, J. (1992), « Drug Abuse Among Juvenile Detainees », *Annals of the American Academy,* 521, 28-41.

Denison, M.E., Paredes, A. et Booth, J.B. (1997), « Alcohol and Cocaine Interactions and Aggressive Behaviors », *Recent Developments in Alcoholism,* 13, 283-303.

Ditton, J. et coll. (1991), « Scottish Cocaine Users : Wealthy Snorters or Delinquent Smokers? », *Drug and Alcohol Dependence,* 28(3), 269-276.

Dobinson, I. (1989), « Making Sense of the Heroin-Crime Link », *Australian and New Zealand Journal of Criminology,* 22, 259-275.

Domic, Z. (1996), « Historique de la coca et la cocaïne », dans S. Domic, D.R. Senon, J.L. Senon, F.R. Ingold et M. Toussirt (dir.), *La cocaïne,* Paris, Toxibase.

Dorsey, T.L. et Zawitz, M.W. (2000), *Drugs and Crime Facts,* Washington (D.C.), Bureau of Justice Statistics.

Dorsey, T.L., Zawitz, M.W. et Middleton, P. (2001), *Drugs and Crime Facts,* Washington (D.C.), Bureau of Justice Statistics.

Eliany, M., Giesbrecht, N., Nelson, M. et Wortley, S. (1992), *Usage d'alcool et d'autres drogues par les Canadiens,* Ottawa, Santé et Bien-être social Canada.

Émond, S. et Trottier, C. (2000), *Hépatite C sans frontière. Cahier du participant,* Longueuil, Association des intervenants en toxicomanie du Québec.

Erickson, P. et Cheung, Y.W. (1999), « Harm Reduction Among Cocaine Users : Reflections on Individual Intervention and Community Social Capital », *International Journal of Drug Policy,* 10(3), 235-246.

Erickson, P.E., Adlaf, E., Murray, G. et Smart, R. (1987), *The Steel Drug : Cocaine in Perspective,* Toronto, Lexington.

Erickson, P.E. et Weber, T.R. (1994), « Cocaine Careers, Control and Consequences : Results From a Canadian Study », *Addiction Research,* 2, 37-50.

Fagan, J. et Chin, K.L. (1990), « Violence as Regulation and Social Control in the Distribution of Crack », dans NIDA Research Monograph Series, *Drugs and Violence : Causes, Correlates, and Consequences,* vol. 103, Rockville (Md.), National Institute on Drug Abuse, 8-43.

Fagan, J. et Chin, K.L. (1991), « Social Processes of Initiation Into Crack », *Journal of Drug Issues,* 21(2), 313-343.

Fagan, J., Weis, J.G. et Cheng, Y.T. (1990), « Delinquency and Substance Use Among Inner-City Students », *Journal of Drug Issues,* 20(3), 351-402.

Favazza, A.R. et Thomson-Jackson, J. (1984), « Social Networks of Alcoholics », *Alcoholism : Clinical and Experimental Research,* 8(1), 9-15.

Forget, C. (1994), « A Contribution to the Knowledge of Regular Cocaine Use Among Acquisitive Crime Offenders », *The Fourth European Conference on Law and Psychology.*

Fouquet, P. (1951), « Réflexions critiques et thérapeutiques sur l'alcoolisme », *Évolution psychiatrique,* 11, 231-251.

Fréchette, M. et LeBlanc, M. (1987), *Délinquances et délinquants,* Chicoutimi, Gaëtan Morin.

Friedman, S.R., Lipton, D.S. et Stimmel, B. (1991), *Cocaine, AIDS, and Intravenous Drug Use,* New York, Haworth Press.

Gendarmerie royale du Canada (1994), *Rapport annuel national sur les drogues 1994 et indicateurs de tendances d'ici 1996,* Ottawa, Ministère des Approvisionnements et Services Canada.

Giannini, A.J., Miller, N.S., Loiselle, R.H. et Turner, C.E. (1993), « Cocaine-Associated Violence and Relationship to Route of Administration », *Journal of Substance Abuse Treatment,* 10(1), 67-69.

Giroux, C. (1994), « Cocaïne, crack et free-base : pour y voir un peu plus clair », *L'intervenant,* 10(2), 6.

Gold, M.S. (1984), *800–Cocaine,* Toronto, Bantam.

Goldstein, P.J. (1985), « The Drugs/Violence Nexus : A Tripartite Conceptual Framework », *Journal of Drug Issues,* 15(4), 493-506.

Goldstein, P.J. (1987), « Impact of Drug-Related Violence », *Public Health Report,* 102(6), 625-627.

Goldstein, P.J. (1998), « Drug Abuse and Violence », *Inaugural Symposium on Crime and Punishment in the United States,* Washington (D.C.), United States Sentencing Commission.

Goldstein, P.J., Bellucci, P.A., Spunt, B.J. et Miller, T. (1991), « Volume of Cocaine Use and Violence : A Comparison Between Men and Women », *Journal of Drug Issues,* 21(2), 345-367.

Goldstein, P.J., Brownstein, H.H. et Ryan, P.J. (1992), « Drug-Related Homicide in New York : 1984 and 1988 », *Crime and Delinquency,* 38(4), 459-476.

Goldstein, P.J., Brownstein, H.H., Ryan, P.J. et Bellucci, P.A. (1989), « Crack and Homicide in New York City, 1988 : A Conceptually Based Event Analysis », *Contemporary Drug Problems,* 16(2), 651-687.

Golub, A. et Johnson, B.D. (1999), « Cohort Changes in Illegal Drug Use Among Arrestees in Manhattan : From the Heroin Injection Generation to Blunts Generation », *Substance Use and Misuse,* 34, 1733-1763.

Golub, A. et Johnson, B.D. (2001), *The Rise of Marijuana as the Drug of Choice Among Youthful Adult Arrestees,* Research in Brief, National Institute of Justice.

Goulden, C. et Sondhi, A. (2001), *At the Margins : Drug Use by Vulnerable Young People in the 1998/99 Youth Lifestyles Survey,* Home Office Research Study 228, Londres, Home Office.

Grapendaal, M. (1992), « Cutting Their Coat According to Their Cloth : Economic Behavior of Amsterdam Opiate Users », *International Journal of the Addictions,* 27(4), 487-501.

Grapendaal, M., Leuw, E. et Nelen, H. (1995), *A World of Opportunities : Lifestyle and Economic Behavior of Heroin Addicts in Amsterdam,* Albany (N.Y.), State University of New York.

Guyon, L. et Landry, M. (1993), *Analyse descriptive de la population en traitement de Domrémy-Montréal, à partir de l'IGT 1991-1992. Résultats généraux,* Montréal, Cahiers de recherche du RISQ.

Guyon, L. et Landry, M. (1996), « L'abus de substances psychoactives : un problème parmi d'autres? Portrait d'une population en traitement », *Psychotropes,* 1(2) : 61-79.

Guyon, L., Landry, M., Brochu, S. et Bergeron, J. (1998), *L'évaluation des clientèles alcooliques et toxicomanes. L'indice de gravité d'une toxicomanie (ASI/IGT),* Québec, Presses de l'Université Laval, coll. « Toxicomanies ».

Haley, N. et Roy, E. (2001), *Les jeunes de la rue : profils et trajectoires de toxicomanies,* Montréal, Quatrième journée des partenaires RISQ-CIRASST.

Hamel, D., Cloutier, R. et Roberge, P. (2001), *Perceptions de la population québécoise en lien avec les programmes de prévention de la toxicomanie et du virus du VIH,* Montréal, Institut national de santé publique du Québec.

Hammersley, R. et Ditton, J. (1994), « Cocaine Careers in a Sample of Scottish Users », *Addiction Research,* 2, 51-69.

Hankins, C. (1999), « La guerre contre la drogue : réflexions sur une campagne perdue », *Actes du Congrès Drogues par injection : Enjeux pour la société,* Montréal, 12-14 mars.

Harlow, C.W. (1991), « Drugs and Jail Inmates, 1989 », *The Narc Officer,* 37-51.

Harrison, L.D. (1994), « Cocaine Using Careers in Perspective », *Addiction Research,* 2, 1-20.

Hays, R.D. et Ellickson, P.L. (1996), Associations Between Drug Use and Deviant Behavior in Teenagers », *Addictive Behaviors,* 21(3), 291-302.

Hearnden, I. et Harocopos, A. (2000), « Problem Drug Use and Probation in London », *Research Findings,* 112, Londres, Home Office Research, Development and Statistics Directorate.

Hser, Y.I., Anglin, M.D., Grella, C., Longshore, D. et Prendergast, M.L. (1997), « Drug Treatment Careers : A Conceptual Framework and Existing Research Findings », *Journal of Substance Abuse Treatment,* 14, (6), 543-558.

Huizinga, D.H., Menard, S. et Elliott, D.S. (1989), « Delinquency and Drug Use : Temporal and Developmental Patterns », *Justice Quarterly,* 6(3), 419-455.

Hunt, D. (1991), « Stealing and Dealing : Cocaine and Property Crimes », dans NIDA Research Monograph Series, *The Epidemiology of Cocaine Use and Abuse,* vol. 110, Rockville (Md.), National Institute on Drug Abuse, 139-150.

Inciardi, J.A. (1987), « Beyond Cocaine : Basuco, Crack, and Other Coca Products », *Contemporary Drug Problems,* 461-492.

Inciardi, J.A. (1990), « The Crack Violence Connection Within a Population of Hard Core Adolescent Offenders », dans NIDA Research Monograph Series, *Drugs and Violence : Causes, Correlates, and Consequences,* vol. 103, Rockville (Md.), National Institute on Drug Abuse, 92-111.

Inciardi, J.A., Lockwood, D. et Quinlan, J.A. (1993), « Drug Use in Prison : Patterns, Processes, and Implications for Treatment », *Journal of Drug Issues,* 23(1), 119-129.

Inciardi, J.A., Pottieger, A.E., Forney, M.A., Chitwood, D.D. et McBride, D.C. (1991), « Prostitution, IV Drug Use, and Sex for Crack Exchanges Among Serious Delinquents : Risks for HIV Infection », *Criminology,* 29(2), 221-235.

Ingold, F.R. (1992), *Approche ethnographique de la consommation de cocaïne à Paris,* Paris, Institut de recherche en épidémiologie de la pharmacodépendance.

Ingold, F.R. et Toussirt, M. (1996), « Consommation et économie de la cocaïne et du crack », dans S. Domic, D.R. Senon, J.L. Senon, F.R. Ingold et M. Toussirt (dir.), *La cocaïne,* Paris, Toxibase.

Ingold, F.R., Toussirt, M. et Goldfarb, M. (1995), *Étude sur l'économie souterraine de la drogue : le cas de Paris,* Paris, Institut de recherche en épidémiologie de la pharmacodépendance.

Institut de la statistique du Québec (2000), *Enquête sociale et de santé 1998,* Québec, Gouvernement du Québec, coll. « La santé et le bien-être ».

Jacobs, A.M. et Ghodse, A.H. (1988), « Delinquency and Regular Solvent Abuse : An Unfavourable Combination ? », *British Journal of Addiction,* 83(8), 965-968.

James, W. (1902), *The Varieties of Religious Experience. A Study in Human Nature,* New York, Londres et Bombay, Modern Library.

Jellinek, E.M. (1946), « Phases in the Drinking History of Alcoholics. Analyses of a Survey Conducted by the Official Organ of Alcoholics Anonymous », *Quarterly Journal of Studies on Alcohol,* 7, 1-88.

Jobard, F. et Fillieule, O. (1999), « Action publique sous dépendance : conditions et effets du changement de paradigme dans la lutte contre la délinquance associée à la drogue en Europe », *Revue française de sciences politiques,* 49 (6), 803-834.

Johnson, B.D., Dunlap, E. et Maher, L. (1998), « Nurturing for Careers in Drug Use and Crime : Conduct Norms for Children and Juveniles in Crack Using Households », *Substance Use and Misuse,* 33(7), 1511-1546.

Johnson, B.D., Golub, A. et Fagan, J. (1995), «Careers in Crack, Drug Use, Drug Distribution, and Nondrug Criminality», *Crime and Delinquency,* 41(3), 275-295.

Johnson, D. (2001), «Age of Illicit Drug Initiation», *Trends and Issues in Crime and Criminal Justice,* Canberra, Australian Institute of Criminology.

Kandel, D.B. (1973), «Adolescent Marijuana Use: Role of Parents and Peers», *Science,* 181, 1067-1070.

Khalsa, H.K., Anglin, M.D. et Paredes, A. (1991), «Pre-treatment Natural History of Cocaine Addiction», dans NIDA Research Monograph Series, *Problems of Drug Dependence,* vol. 105, Rockville (Md.), National Institute on Drug Abuse.

Khalsa, H.K., Kowalewski, M.R., Anglin, M.D. et Wang, J. (1992), «HIV-Related Risk Behaviors Among Cocaine Users», *AIDS Education and Prevention,* 4(1), 71-83.

Klein, M.W., Maxson, C.L. et Cunningham, L.C. (1991), «Crack, Street Gangs, and Violence», *Criminology,* 29(4), 623-650.

Kurtz, E. (1982), «Why A.A. Works: The Intellectual Significance of Alcoholics Anonymous», *Journal of Studies on Alcohol,* 43(1), 38-80.

Laflamme-Cusson, S., Guyon, L. et Landry, M. (1993), *Analyse comparée de la clientèle de trois centres de réadaptation pour personnes alcooliques et toxicomanes à partir de l'IGT,* Montréal, Cahiers de recherche du RISQ.

Landry, M., Guyon, L. et Brochu, S. (2001), *Impact du traitement en alcoolisme et toxicomanie. Études québécoises,* Québec, Presses de l'Université Laval.

LeBlanc, M. (1986), *Drogue et délinquance chez les adolescents et les pupilles du tribunal de Montréal. Épidémiologie et politique sociale,* Centre international de criminologie comparée, Université de Montréal.

Lecavalier, M. (1992), «L'abus de drogues licites et de cocaïne chez les femmes en traitement. Les différences et similitudes dans les stratégies d'approvisionnement et dans les conséquences qui s'y rattachent ainsi que dans les antécédents personnels», mémoire de maîtrise, Université de Montréal.

Lennings, C. et Pritchard, M. (1999), «Prevalence of Drug Use Prior to Detention Among Residents of Youth Detention Centres in Queensland», *Drug and Alcohol Review,* 18(2), 145-152.

Léonard, L. et Ben Amar, M. (2000), «Classification, caractéristiques et effets généraux des substances psychotropes», dans P. Brisson (dir.), *L'usage des drogues et la toxicomanie,* vol. 3, Boucherville, Gaëtan Morin, 121-174.

Levine, H. (1978), «The Discovery of Addiction: Changing Conceptions of Habitual Drunkenness in American History, *Journal of Studies on Alcohol,* 39(1), 143-174.

Loonis, E. (1999), *Théorie générale de l'addiction. Du système d'actions à l'écologie de l'action et la psychologie des états,* Toulouse, Chez l'auteur.

McBride, D.C. et Inciardi, J.A. (1993), « The Focused Offender Disposition Program : Philosophy, Procedures, and Preliminary Findings », *Journal of Drug Issues,* 23(1), 143-160.

McBride, D.C. et McCoy, C.B. (1981), « Crime and Drug Using Behavior », *Criminology,* 19(2), 281-302.

MacDonald, P.T., Waldorf, D., Reinarman, C. et Murphy, S. (1988), « Heavy Cocaine Use and Sexual Behavior », *Journal of Drug Issues,* 18, 281-290.

McLellan, A.T., Luborsky, L. et O'Brien, C.P. (1986), « Alcohol and Drug Abuse Treatment in Three Different Populations : Is There Improvement and Is It Predictable? », *American Journal on Drug and Alcohol Abuse,* 12, 101-120.

McLellan, A.T., Luborsky, L., Woody, G.E., O'Brien, C.P. et Druley, K.A. (1983), « Predicting Response to Alcohol and Drug Abuse Treatments. Role of Psychiatric Severity », *Archives of General Psychiatry,* 40, 620-625.

McLellan, A.T., Luborsky, L., Woody, G.E. et O'Brien, C.P. (1980), « An Improved Diagnostic Evaluation Instrument for Substance Abuse Patients », *Journal of Nervous and Mental Disease,* 168, 26-33.

Mailloux, N. (1971), *Jeunes sans dialogues : criminologie pédagogique,* Paris, Éditions Fleurus.

Martineau, H. et Gomart, E. (2001), *Les coffee-shops aux Pays-Bas : la tolérance à la néerlandaise,* Paris, Observatoire français des drogues et des toxicomanies.

Matza, D. (1964), *Delinquency and Drift,* New York, John Wiley and Sons.

Matza, D. (1969), *Becoming Deviant,* Englewood Cliffs (N.J.), Prentice Hall.

Merlo, G. (1989), « Norme, légalité et criminalité chez les toxicodépendants », dans *Renaissance urbaine en Europe.* Vol. 35 : *Stratégies locales pour la réduction de l'insécurité urbaine en Europe,* Strasbourg, Conseil de l'Europe, 336-340.

Mieczkowski, T. (1990), « Crack Distribution in Detroit », *Contemporary Drug Problems,* 17(1), 9-30.

Miller, M.M. et Potter-Efron, R.T. (1989), « Aggression and Violence Associated With Substance Abuse », *Journal of Chemical Dependency Treatment,* 3(1), 1-36.

Ministère de l'Intérieur (1997), *Usage et trafic de stupéfiants. Statistiques 1997,* France, Office central pour la répression du trafic illicite des stupéfiants.

Mugford, S.K. (1994), « Studies in the Natural History of Cocaine Use. Theoretical Afterword », *Addiction Research,* 2, 127-133.

Musto, D.F. (1992), « Cocaine's History, Especially the American Experience », dans Ciba Foundation (dir.), *Cocaine : Scientific and Social Dimensions,* Toronto, Wiley, 7-19.

Nadeau, L. (1990), *Vivre avec l'alcool : la consommation, les effets, les abus,* Montréal, Éditions de l'Homme.

Nadelmann, E.A. (1988), « Shooting Up : Crime and the Drug Laws », *New Republic,* juin, 16-17.

National Institute of Justice (2000), *1999 Annual Report on Drug Use Among Adult and Juvenile Arrestees,* Washington (D.C.), U. S. Department of Justice.

National Institute on Drug Abuse (1999), *Cocaine Abuse and Addiction,* National Institute on Drug Abuse Research Report Series, Washington (D.C.), National Institute on Health.

Negrete, J.C. (1992), « Cocaine Problem in the Coca-Growing Countries of South America », dans Ciba Foundation (dir.), *Cocaine: Scientific and Social Dimensions,* Toronto, Wiley, 40-56.

Nobert, Y. (1998), « La propriété résidentielle et l'automobile », dans *D'une génération à l'autre: évolution des conditions de vie,* vol. II, chap. 13, Sainte-Foy, Institut de la statistique du Québec.

Norton, G.R., Weinrath, M. et Bonin, M. (2001), *L'usage de la cocaïne. Recommandations en matière de traitement et de réadaptation,* Ottawa, Santé Canada.

O'Brien, R., Cohen, S., Evans, G. et Fine, J. (1992), *The Encyclopedia of Drug Abuse,* New York, Greenspring.

Observatoire européen des drogues et des toxicomanies (1998), *Rapport annuel sur l'état du phénomène de la drogue dans l'Union européenne,* Lisbonne, Observatoire européen des drogues et des toxicomanies.

Observatoire européen des drogues et des toxicomanies (1999), *Rapport annuel sur l'état du phénomène de la drogue dans l'Union européenne,* Lisbonne, Observatoire européen des drogues et des toxicomanies.

Observatoire européen des drogues et des toxicomanies (2000), *Rapport annuel sur l'état du phénomène de la drogue dans l'Union européenne,* Lisbonne, Observatoire européen des drogues et des toxicomanies.

Observatoire européen des drogues et des toxicomanies (2001), *Rapport annuel sur l'état du phénomène de la drogue dans l'Union européenne,* Lisbonne, Observatoire européen des drogues et des toxicomanies.

Observatoire français des drogues et des toxicomanies (2000), *Consommation de substances psychoactives chez les 14-18 ans scolarisés: premiers résultats de l'enquête ESPAD 1999. Évolution 1993-1999,* Paris, Observatoire français des drogues et des toxicomanies.

Observatoire français des drogues et des toxicomanies (2002), *Drogues et dépendances. Indicateurs et tendances 2002,* Paris, Observatoire français des drogues et des toxicomanies.

O'Connor, J. (1998), « La dette de consommation au Québec et au Canada », *Ecostat,* juin.

Office of National Drug Control Policy (1999), *Drug Data Summary,* Washington (D.C.), White House.

Office of National Drug Control Policy (2001), *The National Drug Control Strategy: 2001 Annual Report,* Washington (D.C.), White House.

Peele, S. (1989), « Does Addiction Excuse Thieves and Killers From Criminal Responsibility? », dans A.S. Trebach et K.B. Zeese (dir.), *Drug Policy 1989-1990. A Reformers's Catalogue,* Washington (D.C.), The Drug Policy Foundation, 201-207.

Pennors, E.J. et Therrien, A. (2000), *Drogues de synthèse,* Montréal, Cumulus.

Pernanen, K., Cousineau, M.M., Brochu, S. et Sun, F. (2002), *Proportions des crimes associés à l'alcool et aux autres drogues au Canada,* Ottawa, Centre canadien de lutte contre l'alcoolisme et les toxicomanies.

Platt, J.J. (1997), *Cocaine Addiction: Theory, Research and Treatment,* Londres, Harvard University Press.

Plourde, C. (2001), *Consommation de substances psychoactives dans les pénitenciers québécois,* thèse de doctorat, École de criminologie, Université de Montréal.

Ramsay, M., Baker, P., Goulden, C., Sharp, C. et Sondhi, A. (2001), *Drug Misuse Declared in 2000: Results From the British Crime Survey,* Londres, Home Office.

Ramsay, M. et Partridge, S. (1999), *Drug Misuse Declared in 1998: Results From the British Crime Survey,* Londres, Home office.

Reinarman, C. (1979), « Moral Entrepreneurs and Political Economy: History and Ethnographic Notes on the Construction of the Cocaine Menace », *Contemporary Crises,* 3, 225-254.

Reinarman, C., Murphy, S. et Waldorf, D. (1994), « Pharmacology Is Not Destiny: The Contingent Character of Cocaine Abuse and Addiction », *Addiction Research,* 2, 21-36.

Richard, D. et Senon, J.L. (1996), « Aspects pharmacologiques et cliniques », dans S. Domic, D.R. Senon, J.L. Senon, F.R. Ingold et M. Toussirt (dir.), *La cocaïne,* Paris, Toxibase.

Rosenzweig. M. (1998), *Les drogues dans l'histoire. Entre remède et poison,* Bruxelles, De Boeck.

Roth, J.A. (1994), *Psychoactive Substances and Violence,* Rockville (Md.), National Institute of Justice, Research in Brief, U.S. Department of Justice.

Rubington, E. (1967), « Drug Addiction as a Deviant Career », *International Journal of the Addictions,* 2(1), 3-20.

Rush, B. (1934), « An Inquiry Into the Effects of Ardent Spirits Upon the Body and Mind », dans Y. Henderson (dir.), *A New Deal in Liquor: A Plea for Dilution,* New York, Doubleday, Doran & Co.

Santé Québec (1995), *Et la santé, ça va en 1992-1993?,* Montréal, Gouvernement du Québec.

Schneeberger, P. (2000), *Portrait des consommateurs de cocaïne contemporains au Québec,* Montréal, Comité permanent de lutte à la toxicomanie.

Siegel, R.K. (1982), « History of Cocaine Smoking », *Journal of Psychoactive Drugs,* 14(4), 270-341.

Single, E., Glicksman, L. et Lecavalier, J. (2000), *Towards a Canadian Health Research Institute on Addictions,* Ottawa, Centre canadien de lutte contre l'alcoolisme et les toxicomanies.

Slaby, R.G., Barham, J.E., Eron, L.D. et Wilcox, B.L. (1994), « Policy Recommendations : Prevention and Treatment of Youth Violence », dans L.D. Eron, J.H. Gentry et P. Schlegel (dir.), *Reason to Hope : A Psychosocial Perspective on Violence and Youth*, Washington (D.C.), American Psychological Association, 447-456.

Stephens. R.C. (1987), *Mind-Altering Drugs : Use, Abuse and Treatment*, Londres, Sage.

Sterk, C.E. et Elifson, K.W. (1990), « Drug-Related Violence and Street Prostitution », dans NIDA Research Monograph Series, *Drugs and Violence : Causes, Correlates, and Consequences*, vol. 103, Rockville (Md.), National Institute on Drug Abuse.

Substance Abuse and Mental Health Service Administration (2000), « 1999 National Household Survey on Drug Abuse ». Récupéré le 16-09-2000 sur <http://www.samsa.gov/oas/NHSDA/1999/Chapter2.htm>.

Sueur, C. (1993), « L'infection par le VIH liée à l'usager de drogue par voie intraveineuse en milieu carcéral », *Dossier Sida, toxicomanie : une lecture documentaire*, novembre, 33-47.

Tonry, M. (1996), « The Effects of American Drug Policy on Black Americans, 1980-1996 », *European Journal of Drug Policy and Research*, 4(2), 36-62.

Turnbull, P.J. (1999), « Drug Treatment and Testing Orders Interim Evaluation », *Research Findings*, 106, Londres, Home Office Research, Development and Statistics Directorate.

Tuteleers, P. et Hebberecht, P. (1998), *Parcours transfrontaliers en matière de drogues*, Paris, Forum européen pour la sécurité urbaine.

United Nations International Drug Control Program (1997), *World Drug Report*, Vienne, UNDCP.

United Nations Office for Drug Control and Crime Prevention (2000), *Global Illicit Drug Trends 2000*, Vienne, ODCCP.

Van Hoeven, K.H., Stoneburner, R.L. et Rooney, W.C. (1991), « Drug Use Among New York City Prison Inmates : A Demographic Study With Temporal Trends », *International Journal of the Addictions*, 26(10), 1089-1105.

Waldorf, D., Reinarman, C. et Murphy, S. (1991), *Cocaine Changes : The Experience of Using and Quitting*, Philadelphie (Penn.), Temple University Press.

Weatherby, N.L. et coll. (1992), « Crack Cocaine Use and Sexual Activity in Miami, Florida », *Journal of Psychoactive Drugs*, 24(4), 373-380.

Weiss, R.D., Mirin, S.M. et Bartel, R.L. (1994), *Cocaine*, 2e édition, Washington (D.C.), American Psychiatric Association Press.

Wellisch, J., Anglin, M.D. et Prendergast, M.L. (1993), « Numbers and Characteristics of Drug-Using Women in the Criminal Justice System : Implications for Treatment », *Journal of Drug Issues*, 23(1), 7-30.

White, H.R. (1990), « The Drug Use-Delinquency Connection in Adolescence », dans R.A. Weisheit (dir.), *Drugs, Crime and the Criminal Justice System,* Cincinnati (Ohio), Anderson Publishing, 215-256.

White, H.R. et Bates, M.E. (1993), « Self-Attributed Consequences of Cocaine Use », *International Journal of the Addictions,* 28, 187-209.

Wish, E.D. (1991), « U.S. Drug Policy in the 1990s: Insights From New Data From Arrestees », *International Journal of the Addictions,* 25(3A), 377-409.

Wish, E.D. et Johnson, B.D. (1986), « The Impact of Substance Abuse on Criminal Careers », dans A. Blumstein, J. Cohen, J.A. Roth et C.A. Visher (dir.), *Criminal Careers and « Career criminals »,* vol. 2, Washington (D.C.), National Academy Press, 52-88.

Wisotsky, S. (1986), *Breaking the Impasse in the War on Drugs,* Westport (Conn.), Greenwood Press.

Zauberman, R. (1982), « Grandes enquêtes en matière pénale et difficultés de réalisation : réflexions complémentaires à propos des enquêtes de victimisation », *Déviance et société,* 6(3) : 281-309.

Zinberg, N.E. (1984), *Drug, Set and Setting: The Basis of Controlled Intoxicant Use,* New Haven (Conn.), Yale University Press.